JN444741

시스템 3D 수술교정

저자 조 헌 제
박 인 출
황 종 민

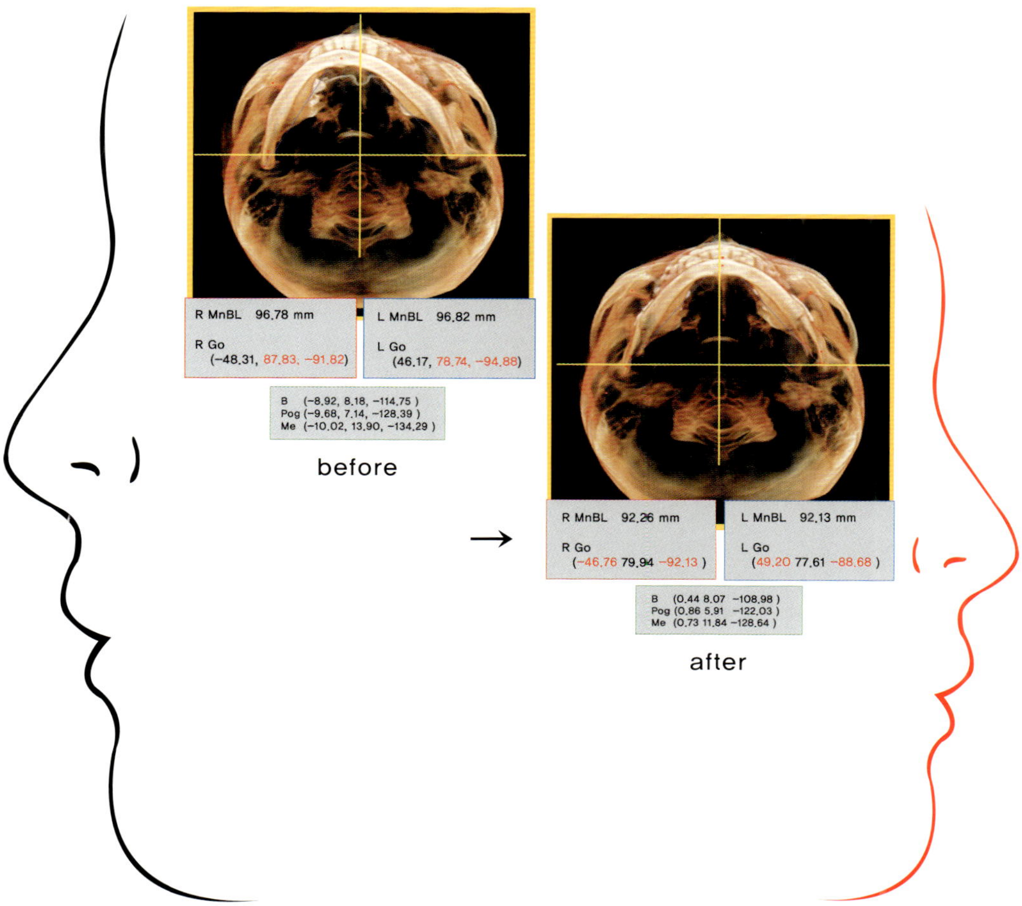

명문출판사

인 사 말

수술교정(일명 '양악수술')에 대한 사람들의 욕구가 예전에 비해 매우 높아졌으며 앞으로 더욱 높아질 것으로 예상됩니다. 예전에는 안면기형이나 현저한 기능이상이 있는 경우 수술을 선택했으나, 요즘엔 성형미용 목적으로 수술교정을 찾는 사람이 크게 늘어났습니다. 수술교정이 늘어나는 것과 함께 부작용과 후유증 사례들도 크게 늘고 있어서 수술교정에 관심 있는 사람들에게 우려와 불안감을 주고 있습니다.

우리나라 수술교정의 역사는 50년 정도 되었습니다. 1950년대 서울대학교 치과대학 구강외과에서 주걱턱 수술 첫 사례가 발표된 후 50년간 수술교정은 커다란 발전을 하였습니다. 초기에는 치과의 구강외과에서 수술만 단독으로 시행하였으나, 점차로 세계표준에 맞게 발전하여 치아교정과 외과수술의 협진으로 진화하였습니다. 그리하여 턱뼈 이상은 물론 교합(위,아래 치아의 맞물림)도 바로 잡을 수 있게 되었습니다. 수술에 의해 턱뼈 교정효과를 극대화하고, 수술 후 턱이 삐뚤어지는 현상과 교합이상 등 부작용을 최소화하기 위해 수술 전에 치아 교정을 하는 것이 그 동안 수술교정 진화발전의 가장 큰 부분을 차지하고 있습니다.

이 책의 가장 큰 특징은 다음의 2가지 입니다. 첫째, 시스템적 접근에 의해 수술교정의 전 과정이 좀더 수월하게 이루어 지도록 하였다는 것이고 둘째, 3D 수술교정을 기본 토대를 하였다는 점 입니다.

현재, 수술교정에서는 전통적으로 치아교정에 사용하는 부정교합 분류법인 Angle 분류 Ⅰ, Ⅱ, Ⅲ 의 3가지 분류법을 사용하고 있는데 이 분류법은 턱뼈의 전,후방적 구조관계만 알 수 있습니다. 이 분류법으로는 턱뼈의 상하,좌우 회전 등 비대칭은 분석할 수 없습니다. 그래서 이 책에서는 수술교정을 위한 턱뼈 구조 분석을 위한 새로운 분류법인 CP분류법을 제시하였습니다. 기존의 3가지 분류가 아닌 9가지 분류법을 통해 거의 모든 종류의 턱뼈이상을 찾아낼 수 있습니다. 그렇기 때문에 훨씬 정교한 수술계획을 세워 수술할 수 있게 되었습니다.

그리고 일단 턱뼈이상을 분류만하면 각 분류에 따른 치아의 보상현상을 파악할 수 있고, 수술을 위해 필요한 수술 전 탈보상 교정치료에 의한 치아이동 방향을 알 수 있고, 이후 수술과 수술 후 교정까지 전 과정이 일목요연하게 연결되는 시스템적 접근이 가능하도록 되어있습니다.

현재, 수술교정은 2D에서 3D로 전환되는 시점에 있습니다. 종래의 평면 흑백 방사선(Cephalometrics) 영상에서 벗어나 3차원 입체 컬러 영상에서 치아와 뼈의 위치와 경사도를 0.01mm 단위로 분석하고, 수술을 계획하고, 수술하고, 수술에 대한 평가를 하는 3D 시스템으로 전환되고 있는 아주 초기단계 입니다. 3D 수술교정은 2D 수술교정에 비해 훨씬 정확하고, 훨씬 안전하고, 훨씬 통증이 덜한 신개념의 치료술 입니다. 3D 수술교정은 아직 전세계적으로 시작된 지 얼마 되지 않은 전인미답의 새로운 분야입니다.

이 책은 3D 수술교정을 기본 토대로 하여 만들어 졌습니다. 이 책을 통하여 현재의 수술교정이 향후 어떠한 방향으로 발전되어 갈지 조망해볼 수 있을 것이라 믿습니다. 이 책의 주요한 목적은 3D 수술교정 노하우를 통해 우리나라가 세계적인 수술교정 강국이 되어, 의료관광시대에 우리나라가 수술교정 분야의 아시아허브로 발돋움 하는데 기여하는 것입니다.

수술교정은 수술 받는 분의 영혼을 터치하는 치료입니다. 이 책이 개인의 일생에 한번 하는 수술교정 치료를 받고 나서 후회나 아쉬움이 없고, 이후의 인생이 훨씬 밝은 모습으로 바뀌지는데 기여할 수 있다면 더 없는 보람이라고 생각합니다.

이 책을 집필하는데 많은 분들의 도움을 받았습니다. 앵글치과의 석자경 선생님, 신혜정 선생님과 독자의 이해를 돕기 위해 훌륭한 그림을 그려주신 장봉규 원장님, 앵글치의학연구소의 모든 직원들, 그리고 직접 책을 만드는데 수고하신 명문출판사 관계자 분들에게 감사를 표합니다.

조헌제, 박인출, 황종민

- 앵글치과 3D 수술 교정팀-

추 천 사

'수술 교정' 이라고 알려져 있는 턱교정 수술은 서양에서는 100년이 넘고, 우리나라에서는 50년이 넘는 오랜 역사를 가지고 있습니다. 그 오랜 기간 동안 많은 훌륭하신 치과계 선학들의 연구와 노력으로 학문은 나날이 발전하였고, 치료법도 더욱 정확해지고 안전해져 왔습니다.

특히, 이러한 발전에는 당대의 과학 기술의 발전이 큰 힘을 주었습니다. 계측화된 두부 방사선 사진의 개발을 통하여 환자 개개인의 문제를 정량화하여 분석하고 치료 계획을 세우는 일들이 가능해졌고, 다양한 모형수술을 위한 특수 장비들은 턱교정 수술을 정확하게 시행하는데 도움을 주었습니다.

현 시대의 가장 두드러지는 과학 발전은 단연 '3D technology' 입니다. 3D 영상 기술을 이용한 영화는 우리 눈앞에서 만져질 듯 사실적인 영상을 제공하고 집에서도 3D TV를 통하여 입체감있는 실감나는 영상을 접할 수가 있습니다. 3D 프린터는 컴퓨터 상에서 고안한 제품을 바로 생산해냅니다. 3D를 통하여 우리가 그 동안 경험하지 못한 새로운 세계가 열리고 있습니다.

턱수술을 동반한 교정 치료인 수술 교정은 '3D' 의 역할이 중요한 분야입니다. 우리가 치료하는 환자의 얼굴이 3D이기 때문입니다. 기존의 2D 방식은 그 간의 노력에도 불구하고 입체적인 환자를 평면적으로 분석한다는 점에서 원론적인 한계를 가지고 있습니다. 그 동안에도 3D 기술을 수술 교정에 적용하고자 하는 노력은 있었지만, 수술 교정의 전 분야에서 적용되지는 못하였습니다.

그런 점에서 이 책은 수술 교정의 전 분야에서 3D 기술을 적용한 유용한 지침서가 될 수 있을 것 입니다. 조헌제 원장을 비롯한 저자들이 미국과 한국에서 쌓아온 노력들은 그 동안 치과계가 쌓아온 턱교정 수술의 기술 수준을 높이는데 크게 기여할 것이라 믿으며 '시스템 3D 수술 교정' 책 발간을 축하드립니다.

2013년 10월 **김 명 진**
서울대학교 치의학대학원 구강악안면외과 교수
전, 서울대학교 치과병원 병원장
전, 대한 악안면외과학회 이사장

CONTENTS

Ⅰ. 수술교정 치료의 전체과정

1. 수술교정의 과정
2. 검사 진단 및 치료계획 수립
3. 왜 교정치과의사가 중심역할을 담당해야 하는가?

Ⅰ. 수술교정 치료의 전체과정

1. 수술 교정의 과정

수술 교정은 다음 6단계의 과정을 거치게 된다.

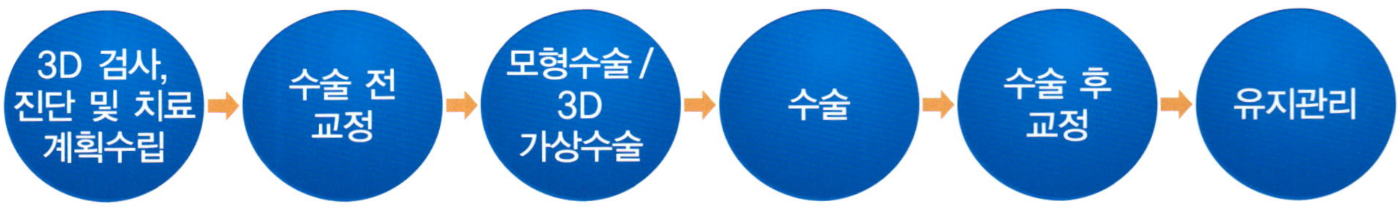

2. 검사 진단 및 치료계획수립

수술교정치료의 전 과정에서 가장 중요한 과정은 첫 단계인 안면골(위턱-아래턱)구조, 턱관절, 치아교합에 대한 정밀한 분석및 진단의 과정이다.

이 단계에서는 이 분야의 전문가인 교정치과의사가 중심적인 역할을 담당하는 것이 필요하다. 교정치과의사는 안면골의 성장발육에 대한 깊이있는 지식을 갖고 있으며, 두경부방사진사진 계측학을 체계적으로 공부하여 두경부 골격의 부조화를 정확히 진단할수있는 전문지식을 갖고 있기 때문이다. 환자의 진단시, 얼굴검사와 구강검사 우선 실시하고 치아모형및 안면골 방사선사진등의 진단자료를 종합하여 진단을 내리고 치료계획을 수립하게된다. 최근 사용되기 시작한 3D 두경부 X-ray(3차원입체 두경부방사선사진)을 사용하면 0.01mm 단위의 정밀한 진단과 치료계획의 수립이 가능하다.

진단과 수술계획을 수립하는 과정에서 교정치과의사와 수술을 담당할 외과의사간에 긴밀한 의사소통이 매우 중요하다. 이 과정이 전체 수술교정치료의 결과를 결정하는 매우 중요한 단계이다.

이후 수립된 치료계획을 환자와 보호자에게 설명하고 치료계획의 동의를 받는다. 수술 전 교정, 모형수술/3D가상수술, 수술, 수술 후 교정 및 유지관리는 4장부터 8장에 자세히 설명되어 있다.

3. 왜 교정치과의사가 중심역할을 담당해야 하는가?

수술교정이 체계화 되기 이전인 1970년까지는 수술 전 교정을 하지않고 수술만 하는것이 일반적이었다. 치아교정을 하지않고 수술을 하면 위, 아래치아들이 맞지 않아 교합이상이 발생하고, 이를 해결하기위해 수술 후 치아삭제를 통한 교합조정을 하거나 전면적인 보철치료를 할 수밖에 없었다. 덧붙여 교합이상에의한 아래턱의 비대칭이 발생하였다. 즉, 씹기위해 위, 아래치아들이 최대한 맞물릴수 있는 방향으로 턱이 돌아가는 것이다. 또한, 위턱과 아래턱간에 골격적 부조화가 있으면, 위, 아래치아들이 골격의 부조화를 줄이는 쪽으로 3차원적인 보상작용이 발생한다. 앞서 언급한 대로 수술 전 보상현상을 없애는 교정치료없이 수술을 하면 골격의 부조화를 제대로 고칠 수 없다.

지난 30-40년간 수술교정치료는 비약적으로 발전하였다. 특히, 수술 전 교정치료에 대한 필요성을 이해하게 됐고 수술교정 치료기법이 크게 발전하였다. 수술교정치료가 좋은결과를 만들어 내기 위해서는 정확한 진단과 이를 근거한 올바른 치료계획이 필수적이다. 특히, 최근에 발전하고 있는 3차원 영상을 사용하면 안면골의 부조화를 매우 정밀하게 진단할 수 있게 되었다. 올바른 치료계획은 수술계획과 이에 기반한 수술 전 교정치료계획을 포함한다. 수술교정분야를 전공한 교정치과의사는 진단과정에서부터, 치료계획수립, 수술 전 교정치료, 최종수술계획 수립, 수술 고정장치제작, 수술 후 교정치료, 치료결과의 분석, 치료결과의 유지관리까지 일련의 치료과정에서 중심적인 역할을 수행한다. 경험많고 유능한 교정치과의사의 역할이 안정적이고 만족스러운 수술교정치료의 결과를 만들어 내는데 꼭 필요하다.

II. 수술교정을 위한 턱뼈구조의 분류 시스템 (CP Classification)

II. 수술교정을 위한 턱뼈구조의 분류 시스템 (CP Classification)

수술교정을 필요로 하는 턱얼굴뼈의 부조화는 매우 다양한 형태로 나타난다. 턱얼굴뼈의 부조화를 정확히 진단하는 것이 그 환자를 위한 최선의 치료계획을 수립하기 위해 필수 불가결한 과정이다. 저자는 동양인에 많이 나타나는 주걱턱의 분류를 만들어 발표한 바 있다(Oral Surgery 2008년)[1].

이 분류법을 바탕으로 다양한 턱얼굴 골격의 부조화를 망라한 분류법을 새롭게 개발하여 이 책에 제시하게 되었다. CP1부터 CP6까지는 기존의 하악전돌분류법과 동일하며 CP7과 CP8은 골격성 2급 부정교합에 대한 분류이며, CP9은 상하악골의 수평면상에서의 회전비대칭이 있는 경우이다. CP9은 3차원영상의 활용 후에 진단이 가능해진 분류법이다. 새롭게 제시된 분류법의 활용은 다양한 안면골격부조화 환자들의 치료에 크게 기여하기라 확신한다. 이분류법의 활용으로 턱얼굴 골격의 부조화를 가진 많은 환자들이 좋은 치료를 받기를 기대한다.

다음 그림은 정상적인 안면골과 얼굴의 정면 그리고 측면의 모식도이다.

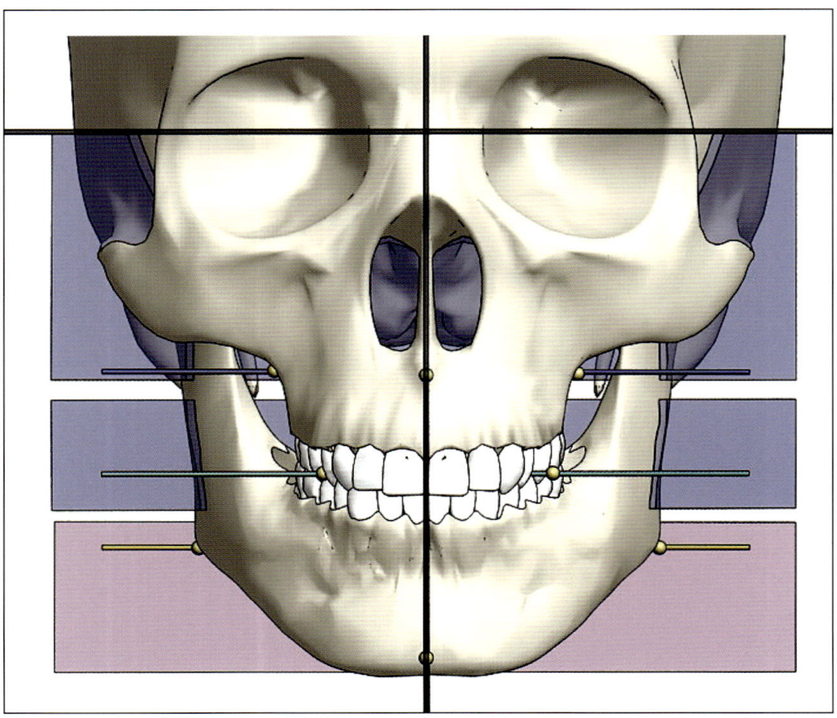

정면에서 바라본 정상 턱얼굴 골격 구조

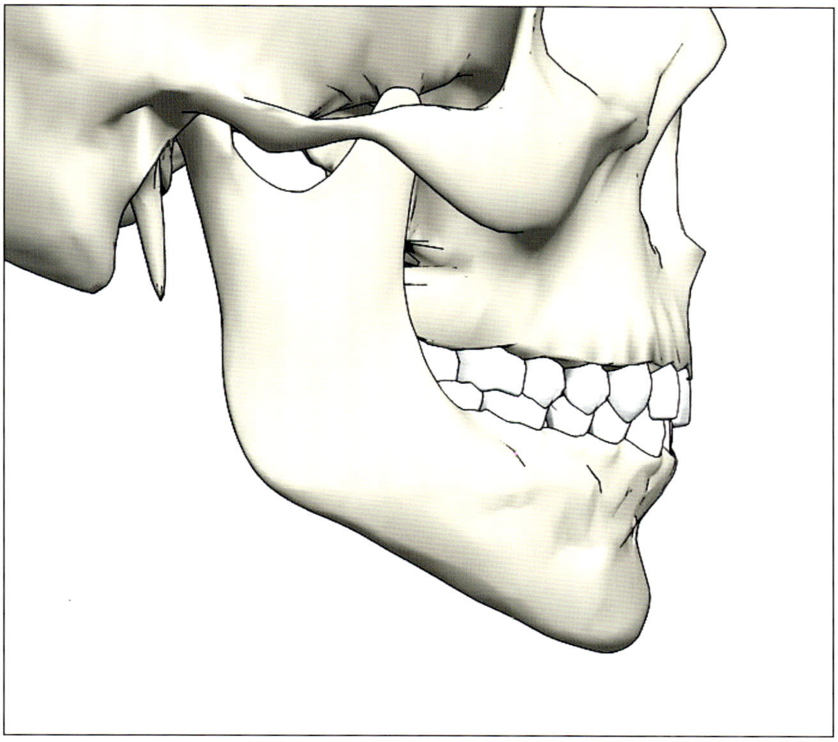

측면에서 바라본 정상 턱얼굴 골격 구조

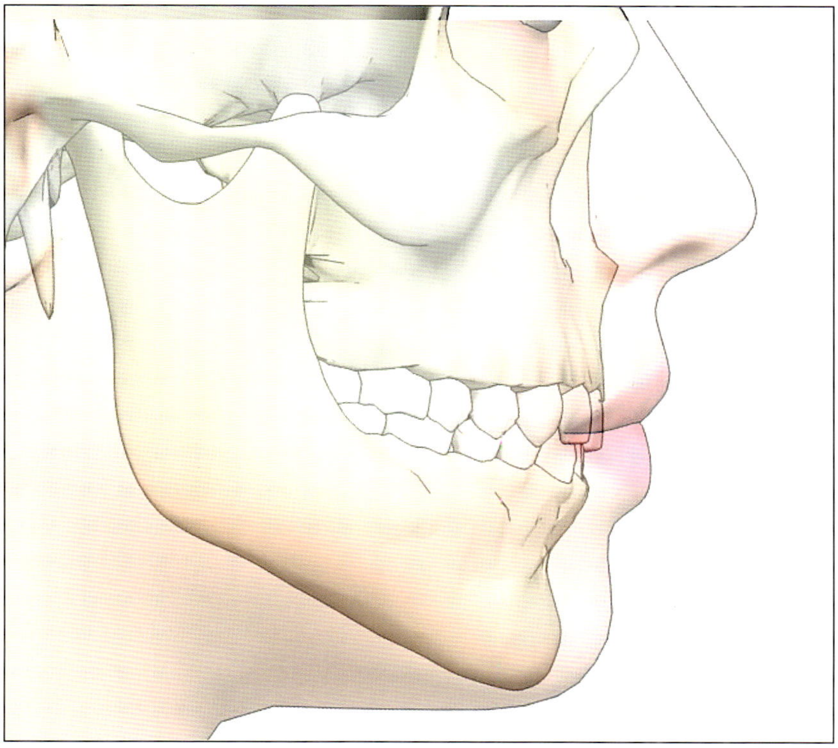

연조직과 함께 측면에서 바라본 정상 턱얼굴 골격 구조

CP Class 1 아래턱 대칭적 돌출

아래턱이 과다성장으로 인하여 돌출되어 소위 '주걱턱' 인상을 갖게 된다. 아래턱이 돌출 되어 있지만 대칭적이고 위턱뼈(상악골)은 정상적이다.

어금니, 앞니 교합이 맞지 않아 음식 씹는 기능, 발음 기능이 취약하다.

골격성 부정교합이 있을 때 치아 보상 현상이 발생한다. 아래앞니는 안쪽으로 경사지게되고 위앞니는 앞쪽으로 경사지게 된다. 위어금니는 바깥쪽으로 경사지게 되고, 아래어금니는 안쪽으로 경사지게 된다.

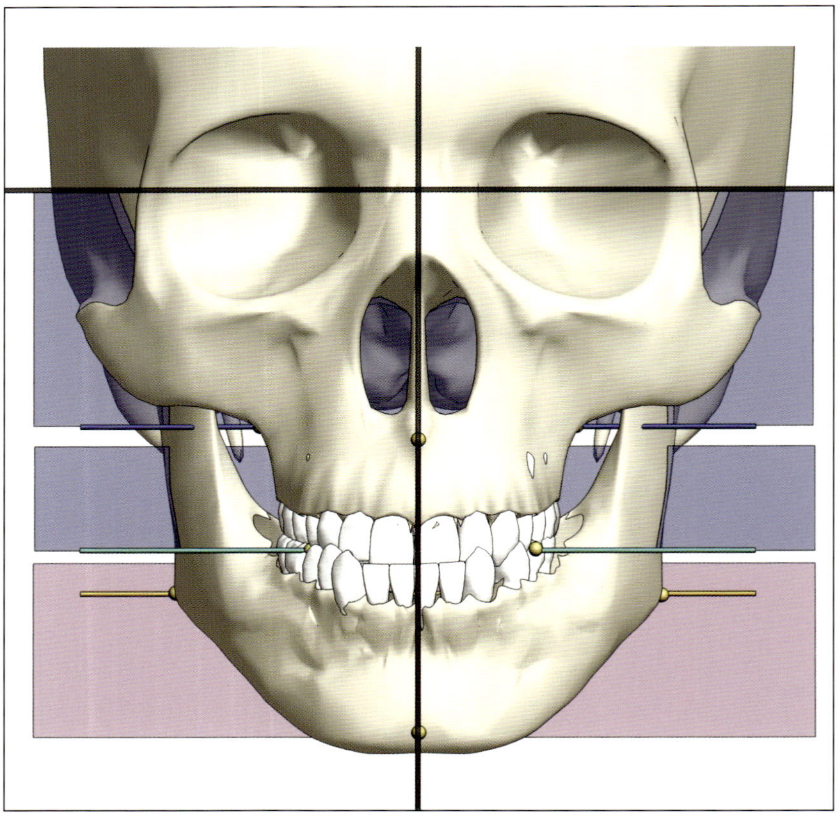

정면에서 바라본 CP Class 1 턱얼굴 골격 구조. 좌우 대칭적으로 아래턱이 돌출되어 있다.

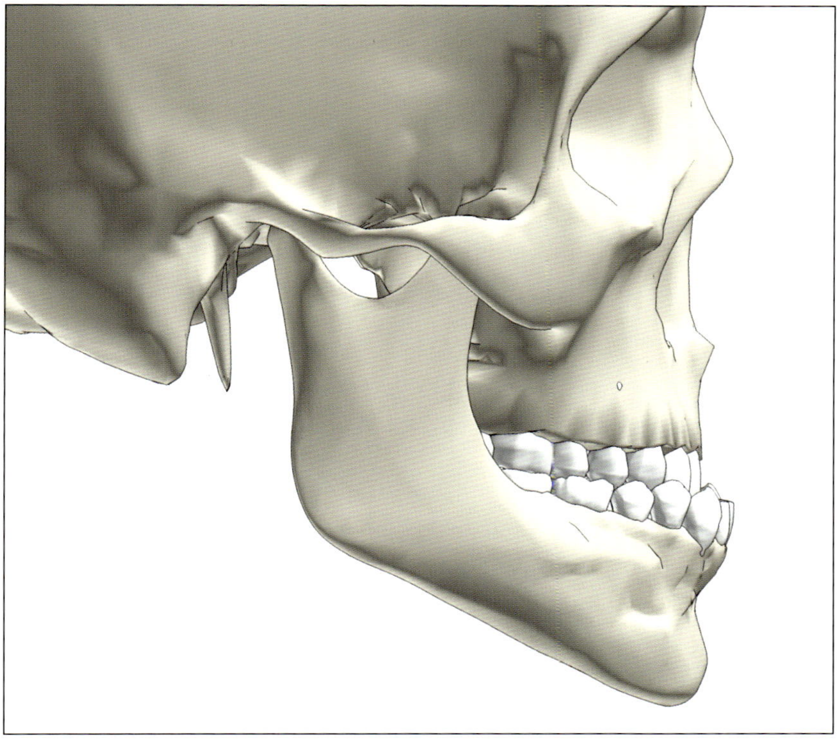

측면에서 바라본 CP Class 1 턱얼굴 골격 구조. 아래턱이 돌출되어 있지만, 위턱뼈는 정상이다.

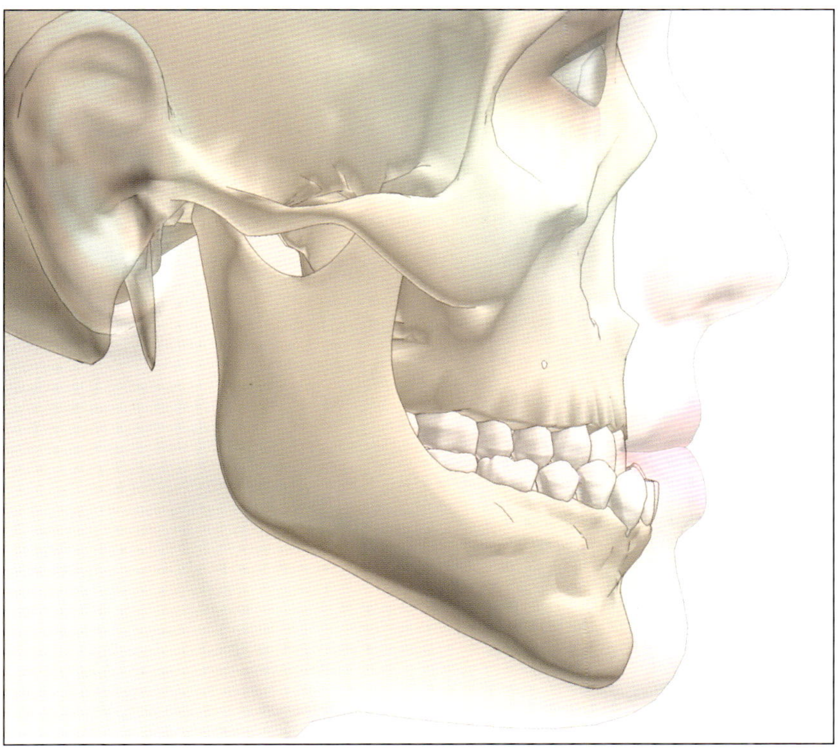

연조직과 함께 측면에서 바라본 CP Class 1 턱얼굴 골격 구조

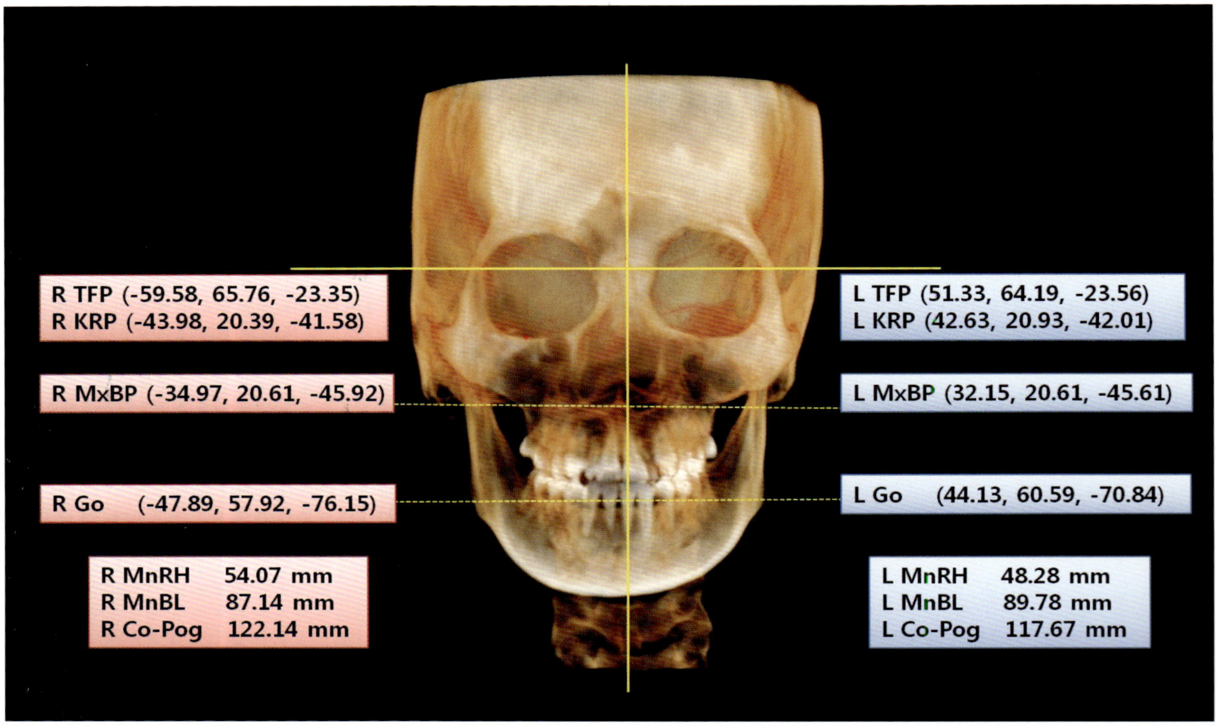

CP Class 1 환자 사례 : 정면 이미지

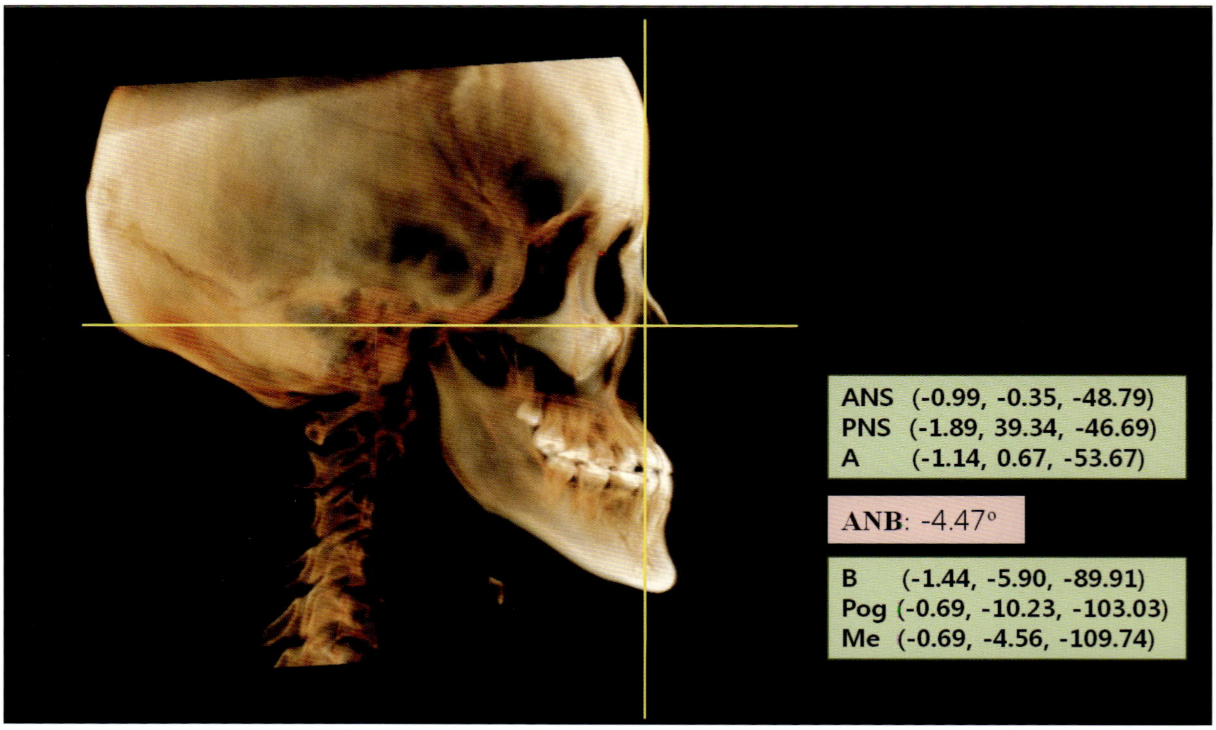

CP Class 1 환자 사례 : 측면 이미지

CP Class 2 아래턱 비대칭 돌출

돌출된 아래턱이 좌, 우 불균형 성장으로 인하여 수평면상에서 한쪽으로 비대칭이 발생한 상태로 위, 아래 어금니는 골격부조화를 상쇄하기 위한 보상작용(compensation)이 크게 일어난다. 아래 치열의 중심이 위 치열 중심과 맞지 않으며, 씹는 기능도 한쪽으로 치우치게 되어 저작근 부조화로 인하여 턱이 더욱 삐뚤어지게 보이는 경우가 많다. 턱이 삐뚤어지면 척추, 골반 등 전신자세 이상이 발생하는 경우도 있다. 아래턱 비대칭돌출도 대칭돌출과 유사한 치아보상 현상이 발생하며, 아래턱이 오른쪽으로 돌아가 있는 비대칭의 경우 위 치아들은 전체적으로 오른쪽으로, 아래 치아들은 왼쪽으로 기울어지는 보상현상이 추가적으로 발생한다.

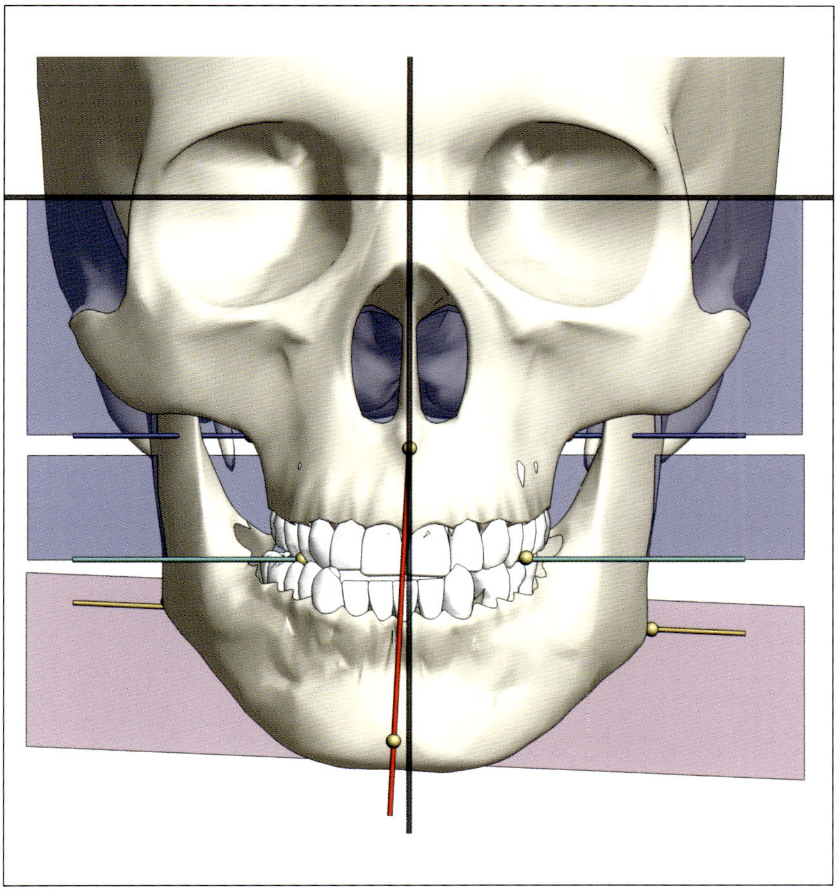

정면에서 바라본 CP Class 2 턱얼굴 골격 구조. 돌출된 아래턱이 수평면 상에서 한쪽으로 비대칭이 발생한 상태로, 위, 아래 치아의 보상작용이 일어나 위, 아래 치열 중심이 어긋나는 경우가 많다.

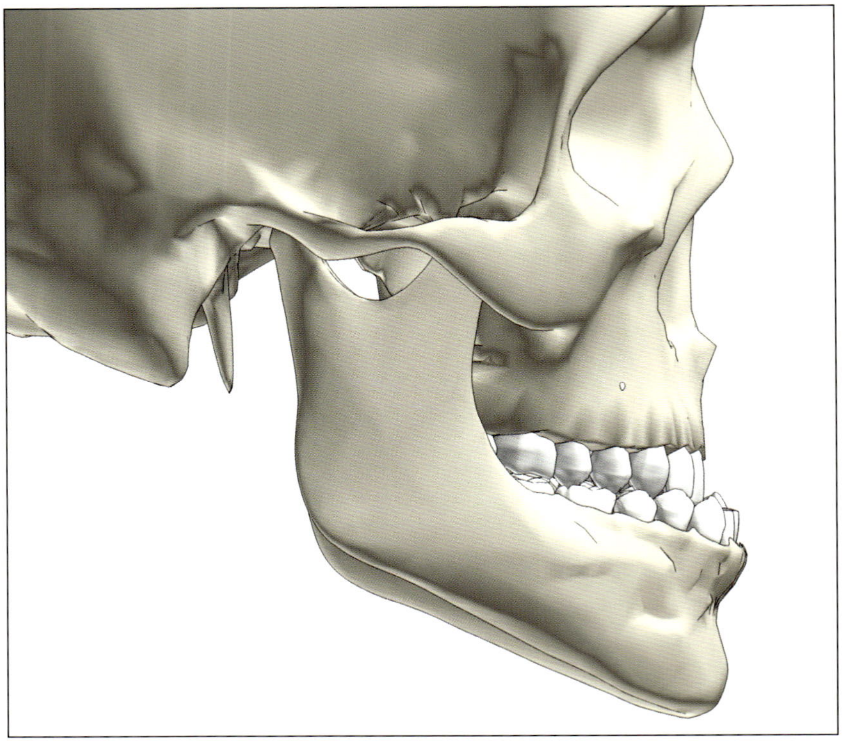

측면에서 바라본 CP Class 2 턱얼굴 골격 구조
아래턱의 비대칭적인 돌출로 인해 아래턱 하연의 높이차를 보이기도 한다.

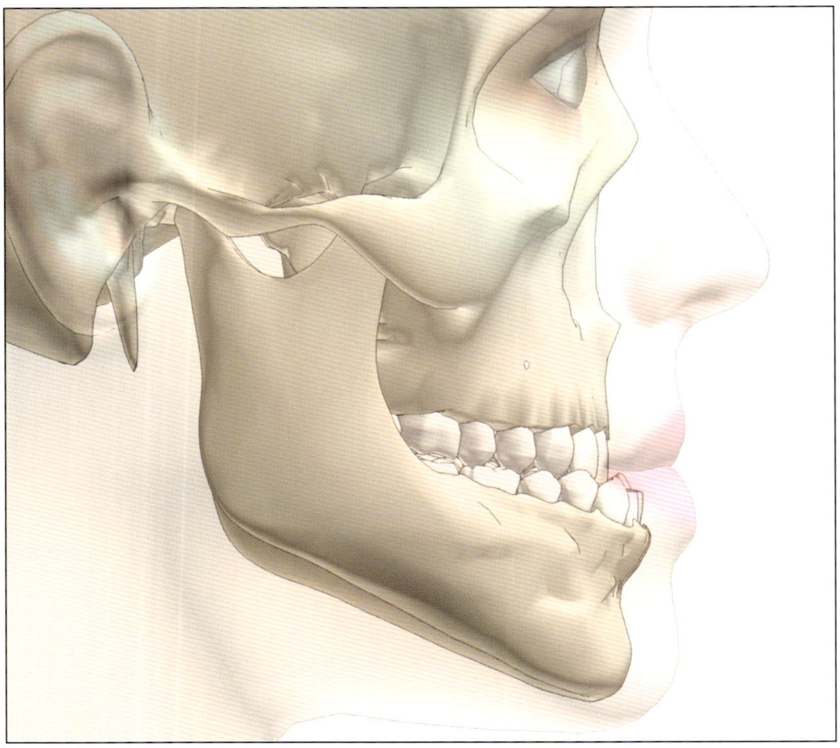

연조직과 함께 측면에서 바라본 CP Class 2 턱얼굴 골격 구조

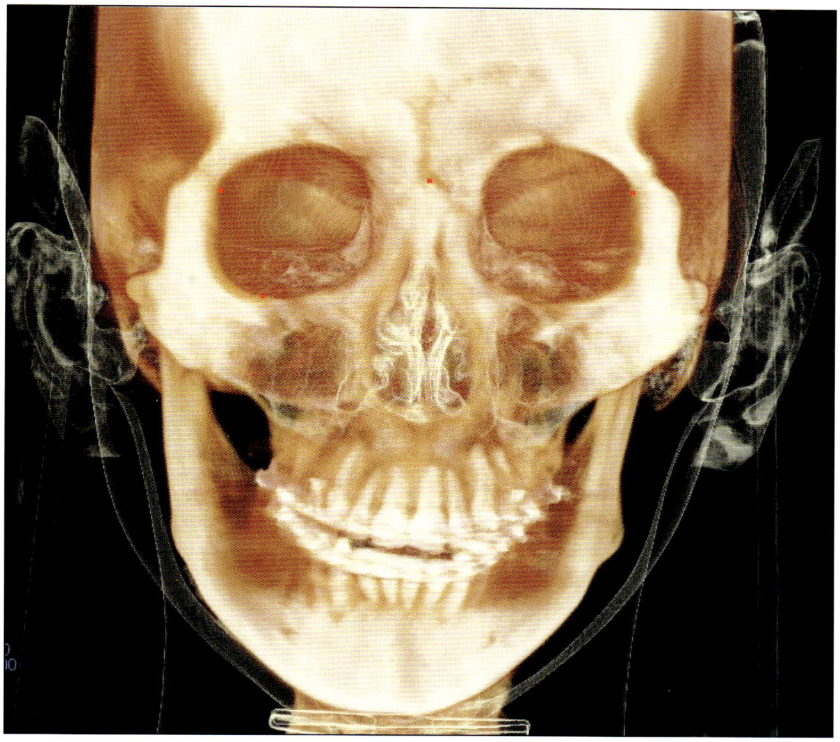

CP Class 2 환자 사례 : 연조직과 함께 본 정면 이미지

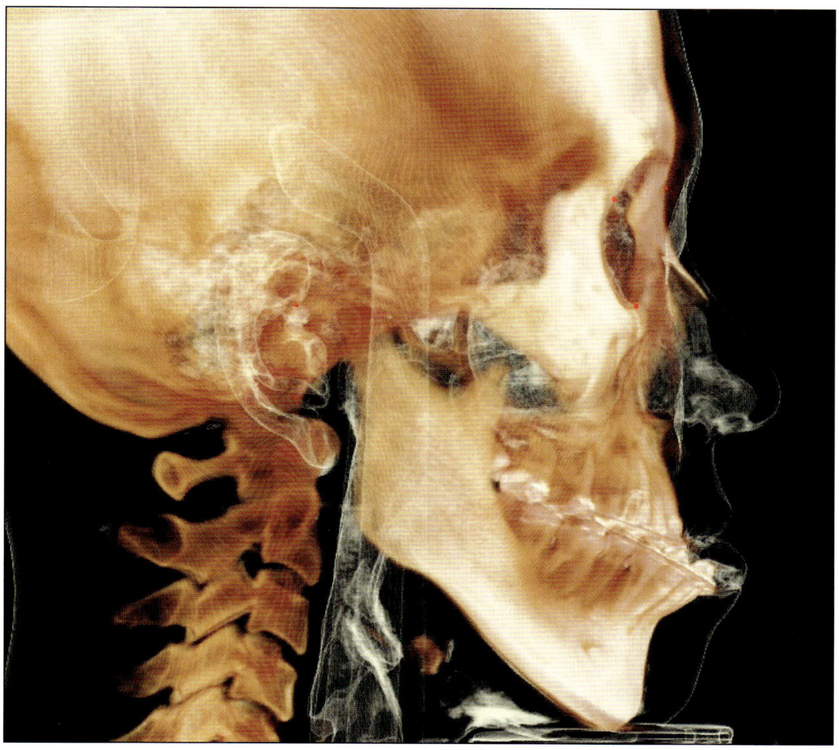

CP Class 2 환자 사례 : 연조직과 함께 본 측면 이미지

CP Class 3 위턱의 수직경사를 수반한 아래턱 돌출

위턱의 좌 · 우측 수직 성장의 불균형으로 인하여 중안모 (얼굴 중앙부)가 삐뚤어진 경우이며 아래턱은 돌출에 비대칭도 같이 발생하는 것이 일반적이다. 위턱의 왼쪽이 아래쪽으로 내려온 비대칭의 경우 아래 오른쪽 어금니는 아래 왼쪽 어금니보다 더 위쪽으로 올라오는 수직적 보상현상이 발생한다.

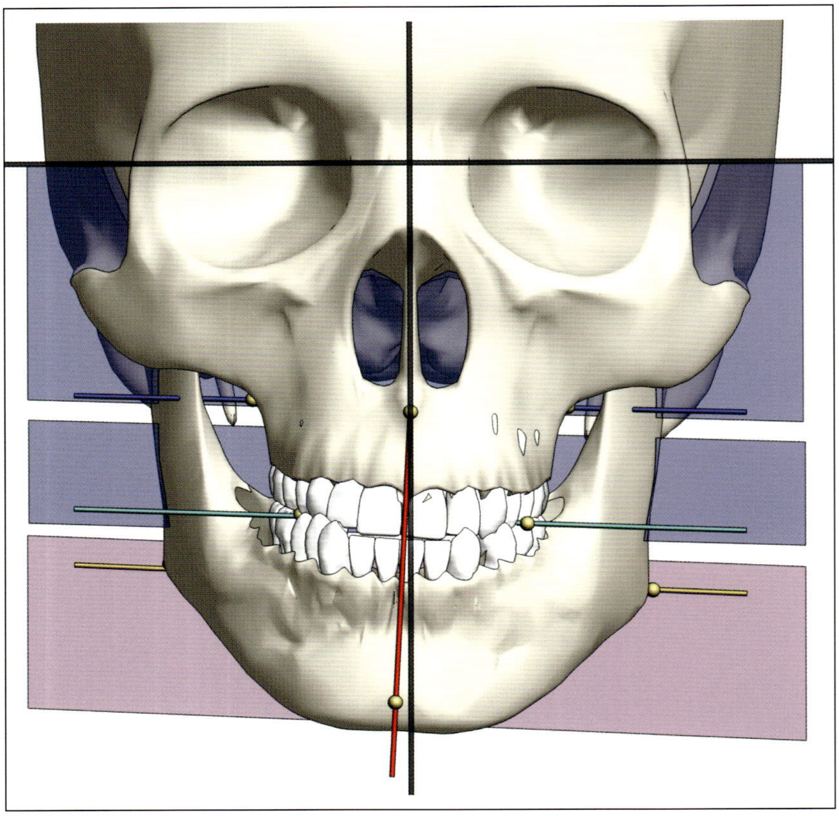

정면에서 바라본 CP Class 3 턱얼굴 골격 구조
위턱의 수직성장 불균형으로 위턱의 좌우 높이차가 생기게 되어 얼굴 중앙부가 삐뚤어지게 된다.

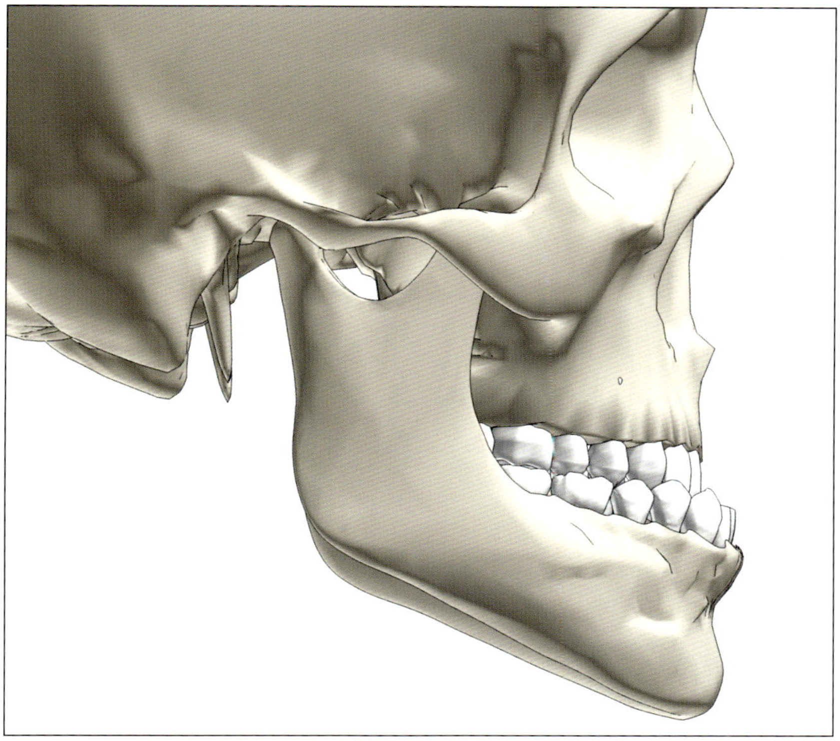

측면에서 바라본 CP Class 3 턱얼굴 골격 구조
위턱의 비대칭과 함께 아래턱은 돌출과 비대칭이 같이 발생하게 된다.

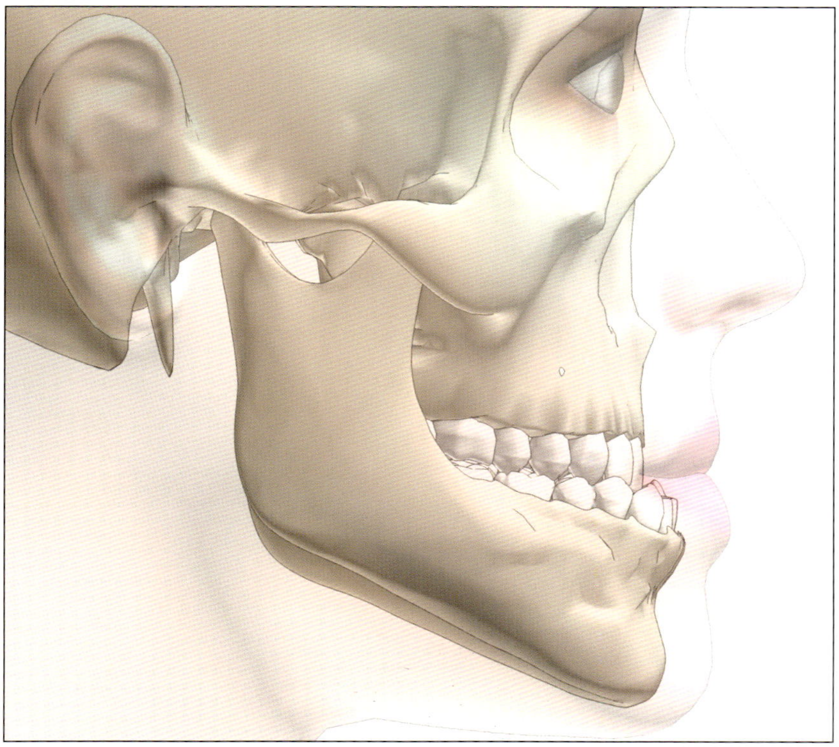

연조직과 함께 측면에서 바라본 CP Class 3 턱얼굴 골격 구조

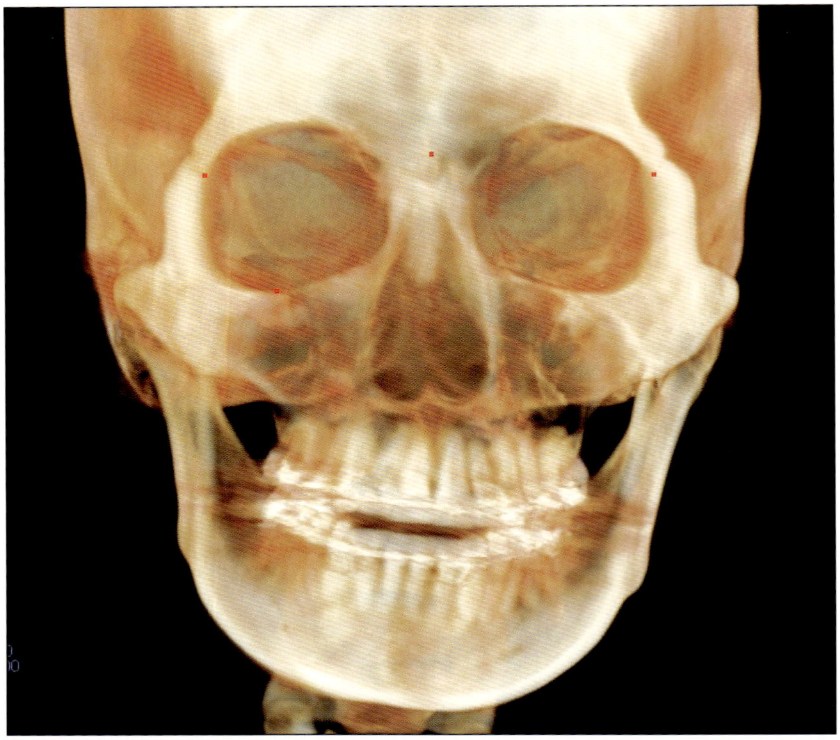

CP Class 3 환자 사례 : 정면 이미지

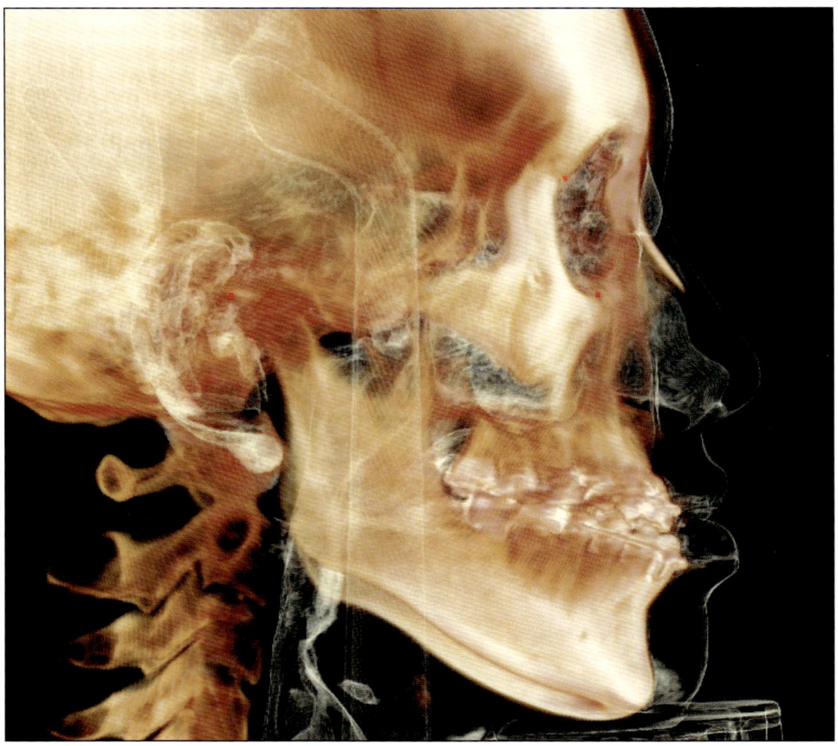

CP Class 3 환자 사례 : 연조직과 함께 본 측면 이미지

CP Class 4 위턱 후퇴를 동반하는 아래턱 돌출

아래턱은 대칭적 돌출이 있으며, 위턱은 저성장으로 인하여 후방으로 후퇴된 상태로 중안모(얼굴 중앙부)가 뒤로 꺼져 보이는 소위 '합죽이' 인상을 갖게 된다. 이런 얼굴은 실제보다 나이들어 보이는 인상을 갖는다. 위,아래 치아 교합이 잘 맞지않는데 특히, 앞니는 반대 교합이거나 겨우 맞닿는 절단 교합을 이루기 때문에 음식 씹는 기능이 취약하고 발음이 부정확하다. 위 앞니는 앞으로 , 아래 앞니는 뒤로 경사지는 보상현상이 발생한다. 어금니부위에서는 위 어금니는 바깥쪽으로, 아래어금니는 안쪽으로 경사지는 보상현상이 발생한다.

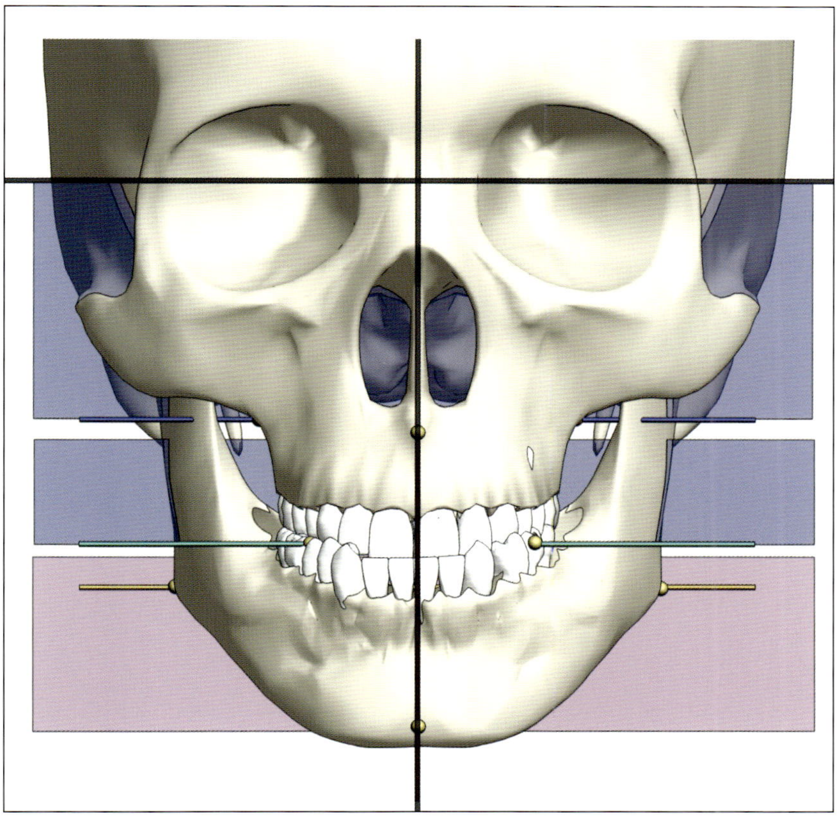

정면에서 바라본 CP Class 4 턱얼굴 골격 구조
위턱은 후방으로 후퇴되고, 아래턱은 대칭적으로 돌출된 상태이다.

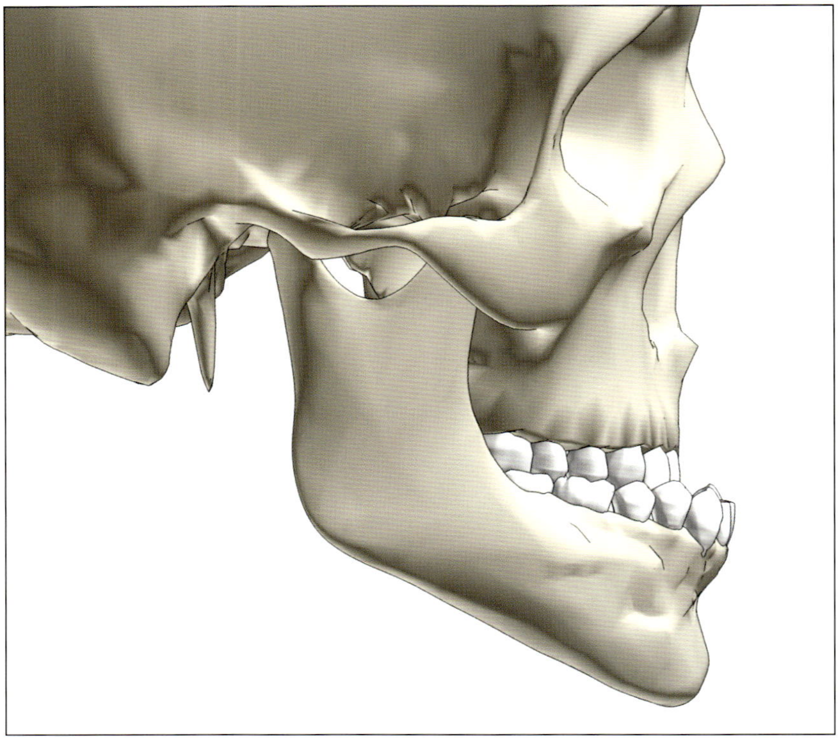

측면에서 바라본 CP Class 4 턱얼굴 골격 구조
위턱 저성장과 아래턱 돌출로 얼굴 중앙부가 뒤로 꺼져 보이는 합죽이 인상을 갖게 된다.

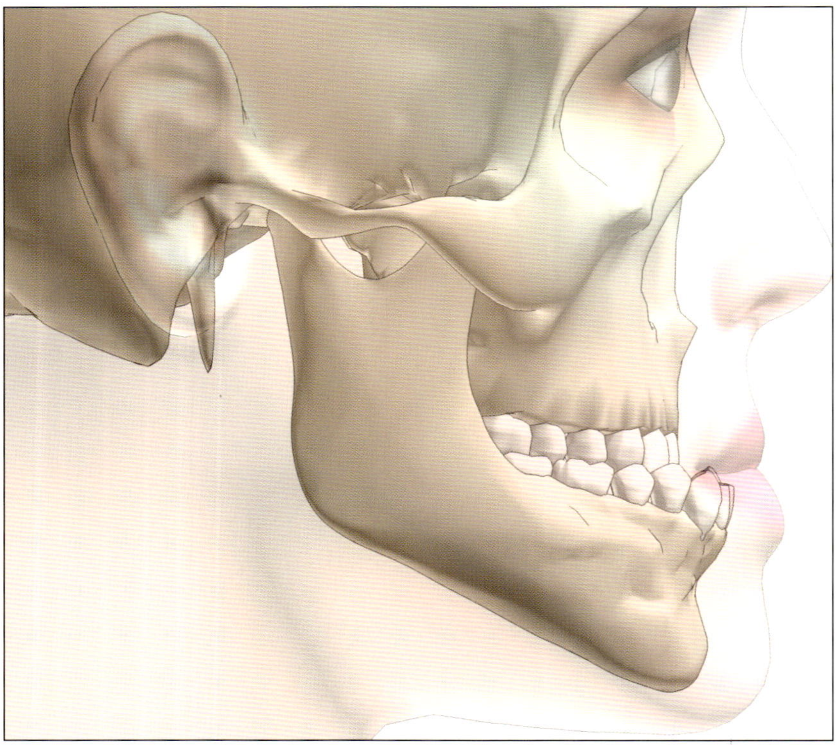

연조직과 함께 측면에서 바라본 CP Class 4 턱얼굴 골격 구조

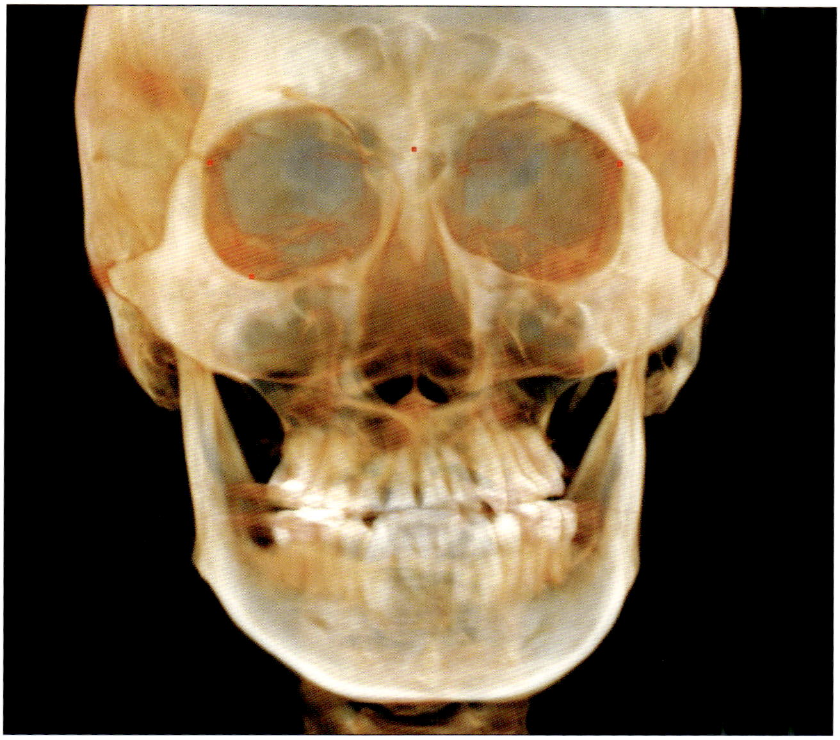

CP Class 4 환자 사례 : 정면 이미지

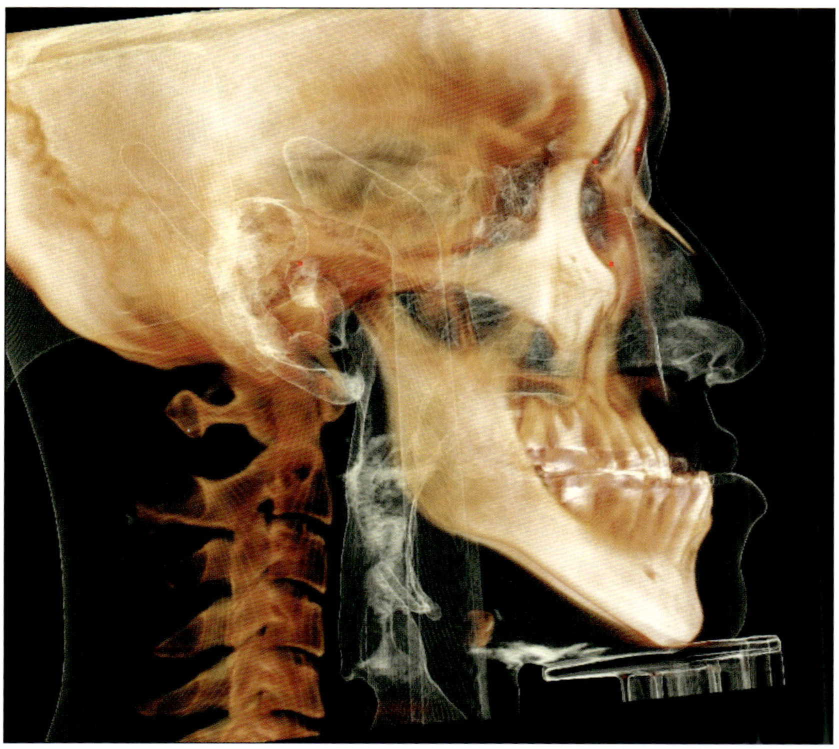

CP Class 4 환자 사례 : 연조직과 함께 본 측면 이미지

CP Class 5 위턱 수직적 과다성장을 수반한 아래턱돌출

아래턱의 대칭적 돌출이 있으면서, 위턱이 수직적으로 과다 성장하여 얼굴이 길어 보이며 웃을 때 윗잇몸이 과다 노출되는 등 얼굴의 매력도가 크게 떨어진다. 위 치아는 아래쪽으로, 아래 앞니는 위쪽으로 보상현상이 발생한다.

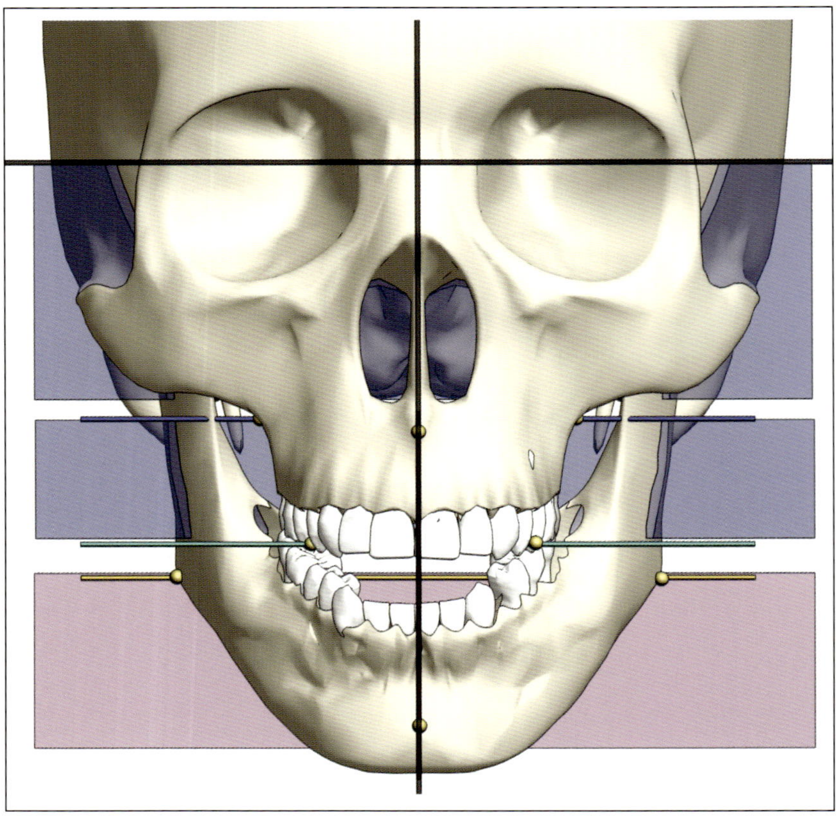

정면에서 바라본 CP Class 5 턱얼굴 골격 구조
위턱의 수직적 과다 성장과 아래턱의 대칭적 돌출이 보인다.

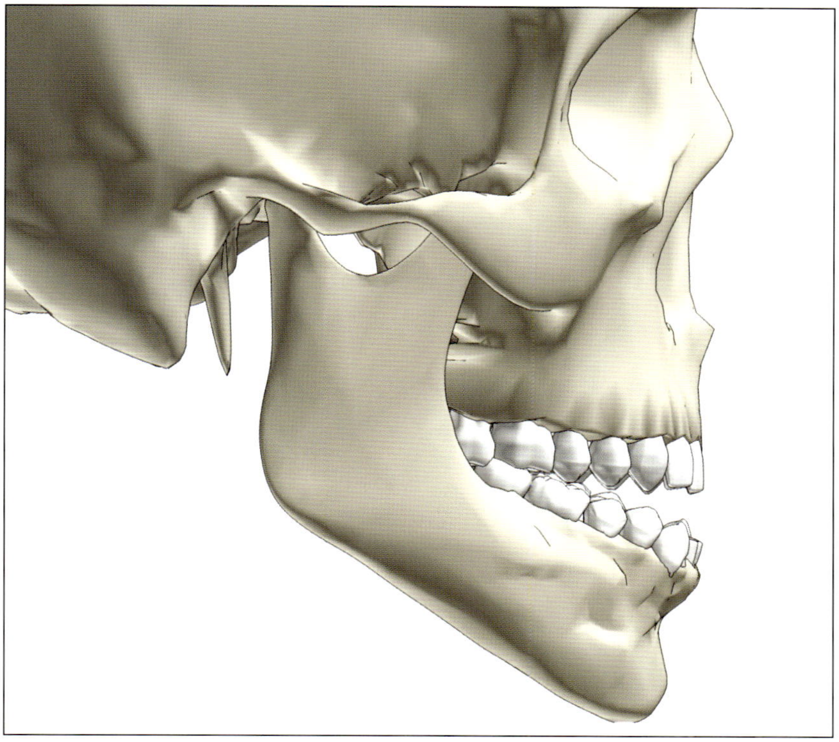

측면에서 바라본 CP Class 5 턱얼굴 골격 구조
위턱의 과다 성장으로 얼굴이 길어보인다.

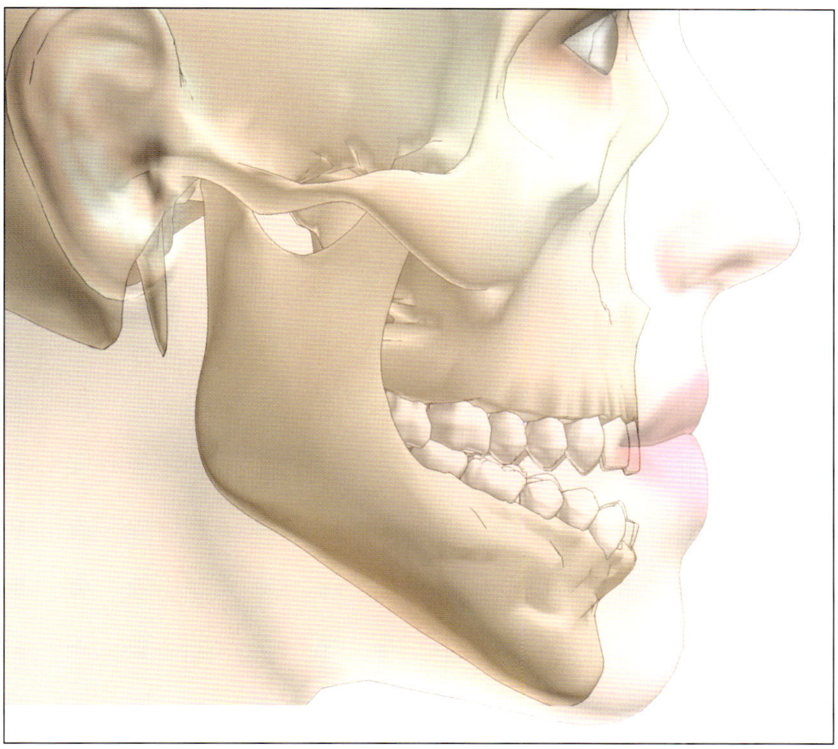

연조직과 함께 측면에서 바라본 CP Class 5 턱얼굴 골격 구조

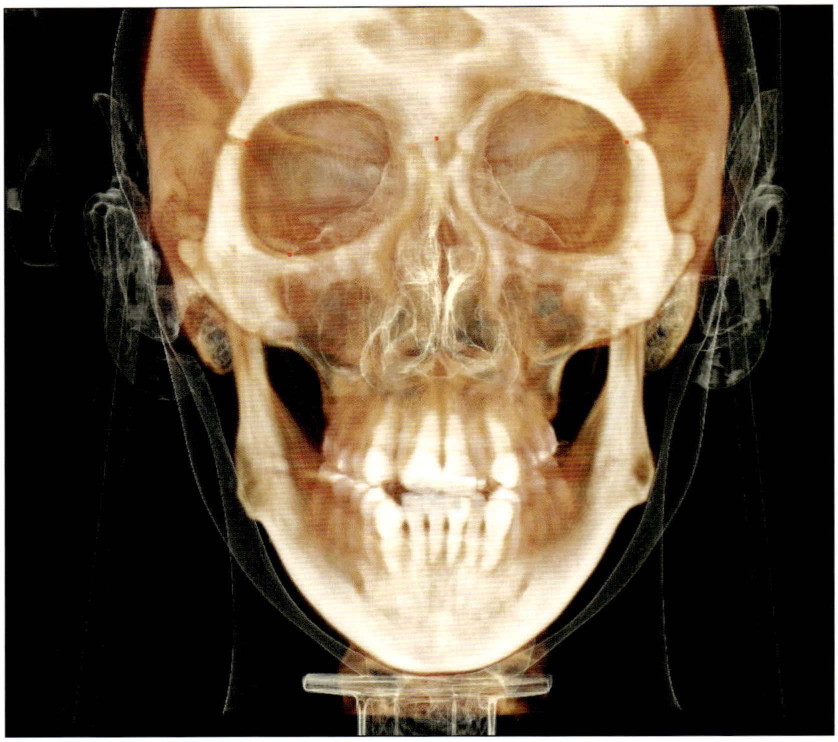

CP Class 5 환자 사례 : 연조직과 함께 본 정면 이미지

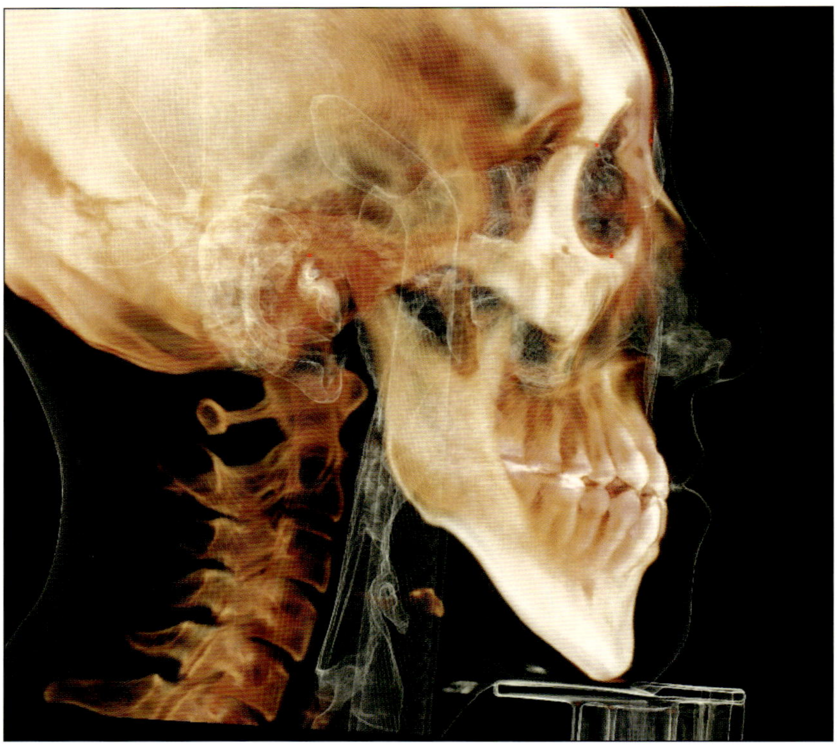

CP Class 5 환자 사례 : 연조직과 함께 본 측면 이미지

CP Class 6 복합형 아래턱돌출

CP2에서 CP5까지의 아래턱돌출 형태가 2가지 이상 동시에 한 환자에게서 나타나는 경우이다.
2008년 발표한 저자의 논문에 의하면, 한국인의 하악전돌증(아래턱돌출)의 발생빈도는 다음과 같다.

Classification	# of patients	% Total
CP1	2	8.7
CP2	7	30.5
CP3	2	8.7
CP4	3	13.0
CP5	3	13.0
CP6	6	26.0
Total	23	99.9

위 연구에 의하면 CP2와 CP6이 가장 높은 빈도로 나타나며, 아래턱만 수술이 필요한 CP1과 CP2는 합쳐서 약 40%정도이며, 양악수술이 필요한 CP3에서 CP6까지를 합한 경우의 발생빈도는 약 60%정도이다. 향후 표본의 크기를 증가시킨 연구가 필요 할것이다.

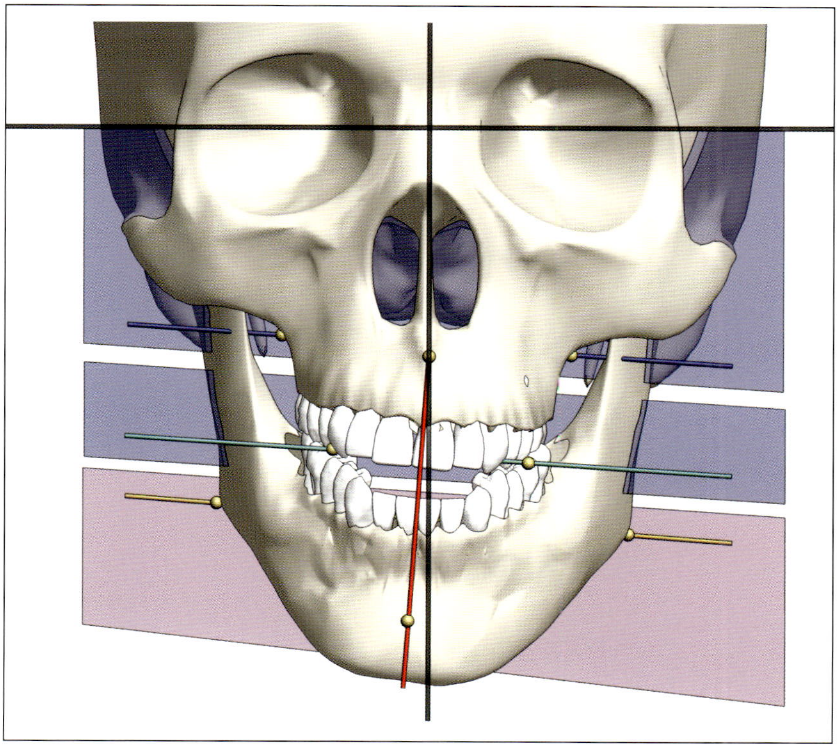

정면에서 바라본 CP Class 6 턱얼굴 골격 구조
CP Class 2에서 CP Class 5까지의 아래턱돌출형태가 2가지 이상 동시에 나타난다.

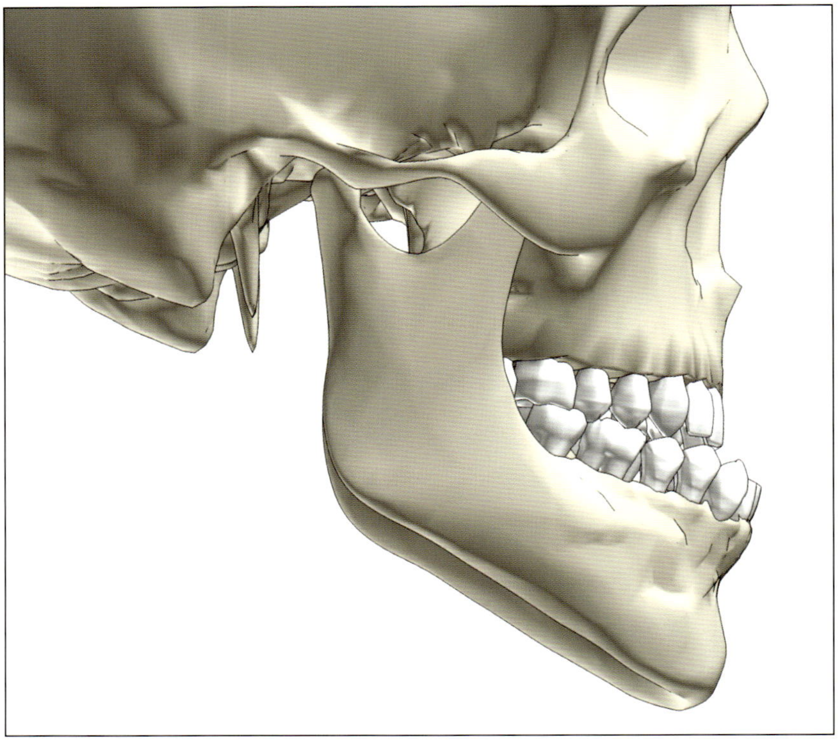

측면에서 바라본 CP Class 6 턱얼굴 골격 구조

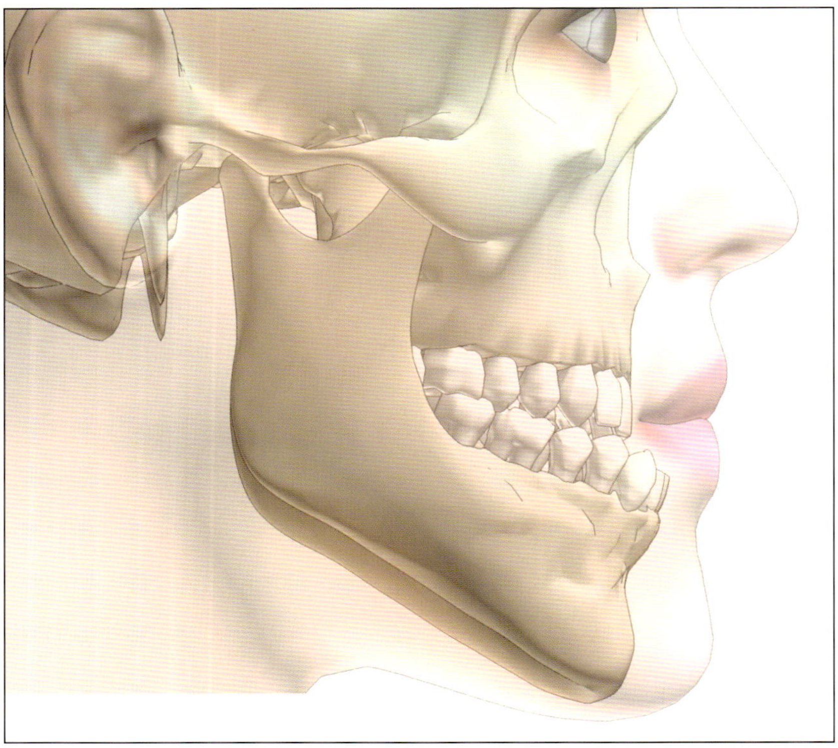

연조직과 함께 측면에서 바라본 CP Class 6 턱얼굴 골격 구조

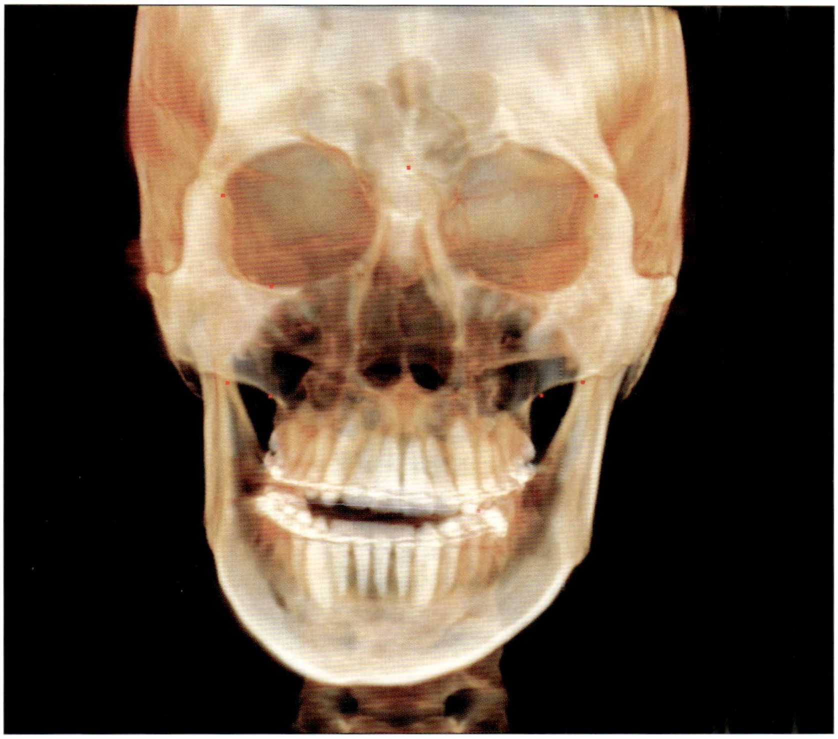

CP Class 6 환자 사례 : 정면 이미지

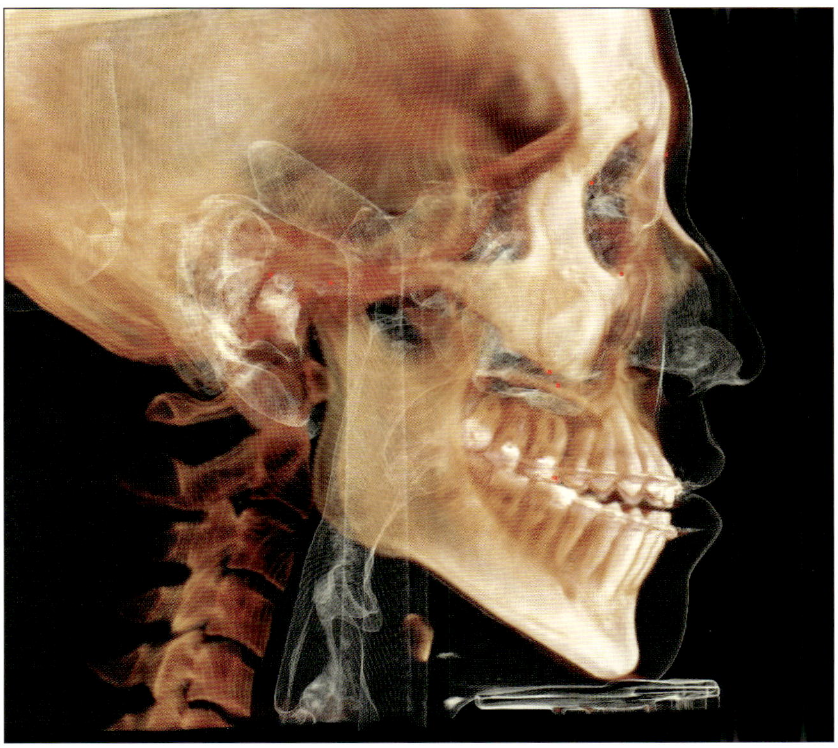

CP Class 6 환자 사례 : 연조직과 함께 본 측면 이미지

CP Class 7 아래턱 후퇴증 (무턱)

아래턱의 저성장으로 인하여 정상적으로 성장하지 못한 상태로 '무턱' (bird face) 인상을 갖게 된다. 유약하게 보이는 인상으로 특히, 남자에게는 매우 불리한 인상이다. 위, 아래 교합이 맞지 않고 아랫 입술이 위, 아래 앞니 사이로 말려 들어가는 현상이 발생한다. 위 앞니는 뒤로, 아래 앞니는 앞으로 그리고 위 어금니는 안쪽으로, 아래 어금니는 바깥쪽으로 보상 현상이 발생한다.

아래턱 후퇴증의 경우, 일반적으로 위턱의 수직 성장 과다로 인하여 위 앞니가 입술보다 밑으로 위치하여 웃을 때 잇몸이 많이 보이는 경우가 흔히 있다. 위턱의 수직적 과다 성장은 좌우가 비대칭적으로 나타나는 경우도 있다. 위턱의 앞니는 뒤쪽으로 아래쪽 앞니는 앞쪽으로 기울어지는 보상현상이 발생한다.

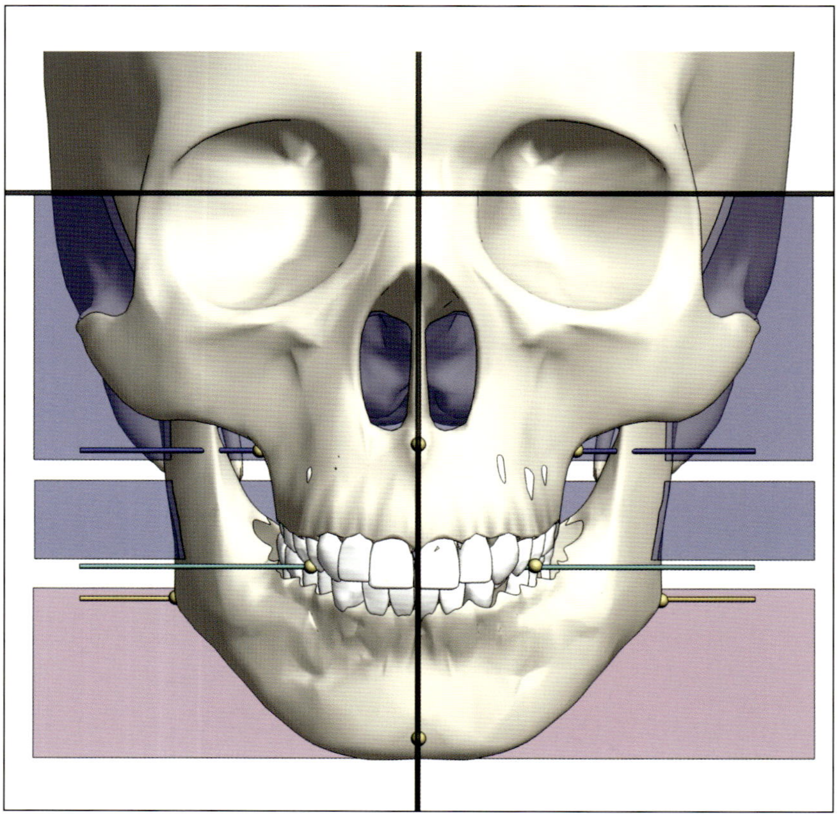

정면에서 바라본 CP Class 7 턱얼굴 골격 구조
위턱의 수직 성장 과다로 인해 웃을 때 잇몸이 많이 보이는 경우가 흔하다.

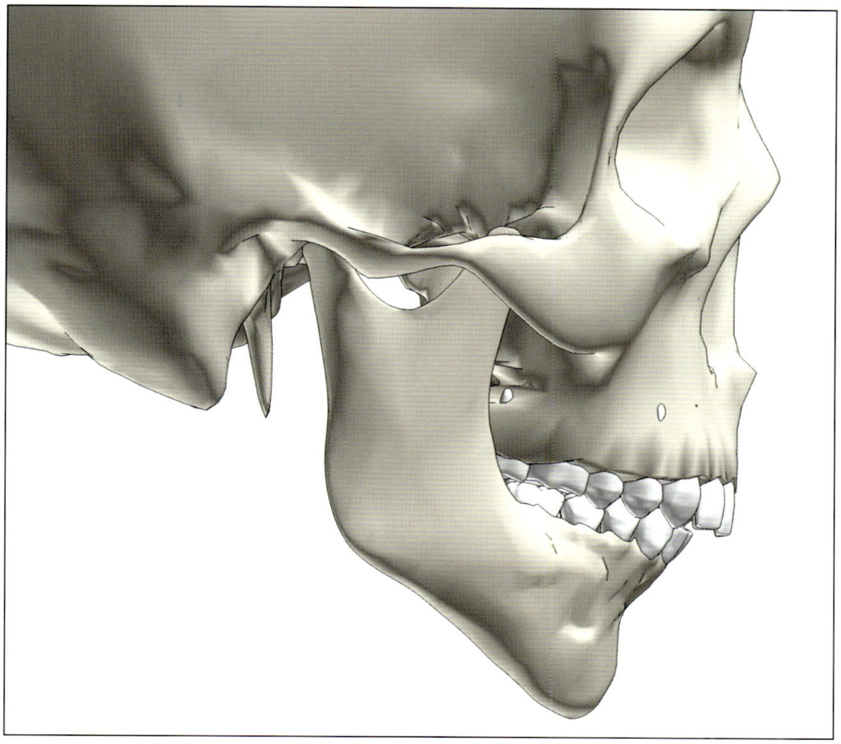

측면에서 바라본 CP Class 7 턱얼굴 골격 구조
아래턱 저성장으로 무턱 인상을 갖게 된다.

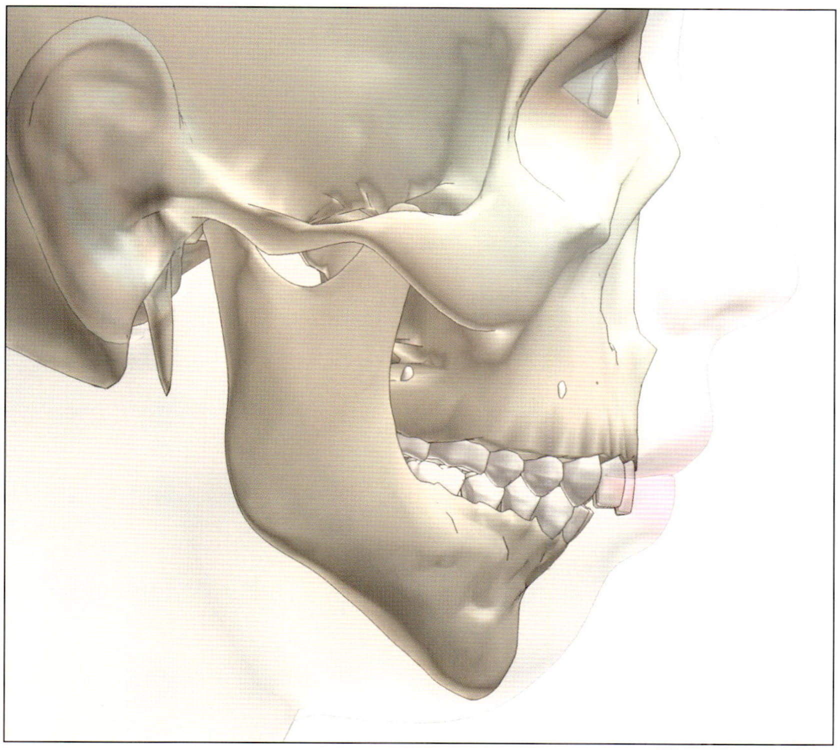

연조직과 함께 측면에서 바라본 CP Class 7 턱얼굴 골격 구조

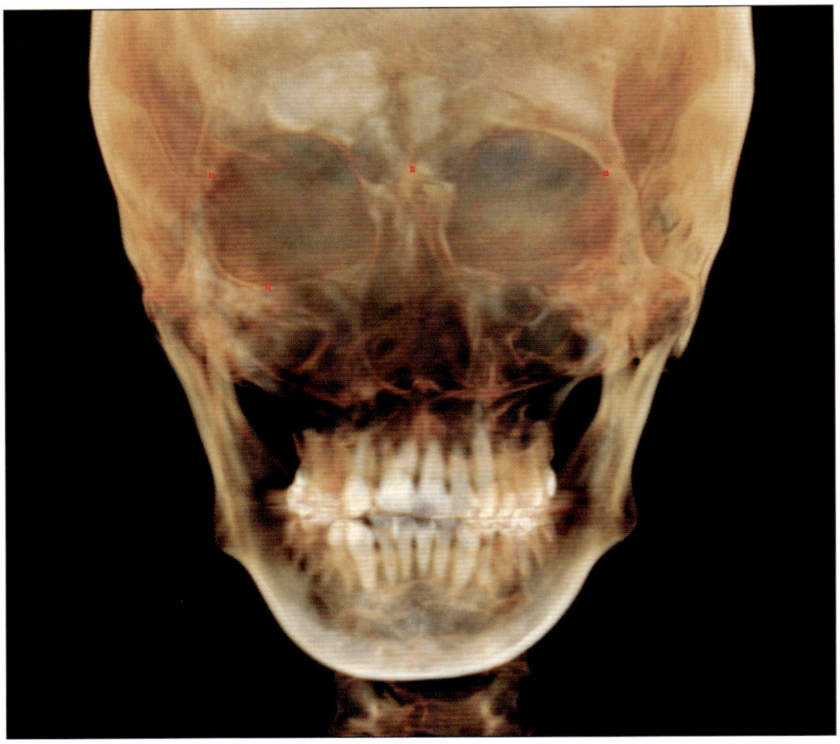

CP Class 7 환자 사례 : 정면 이미지

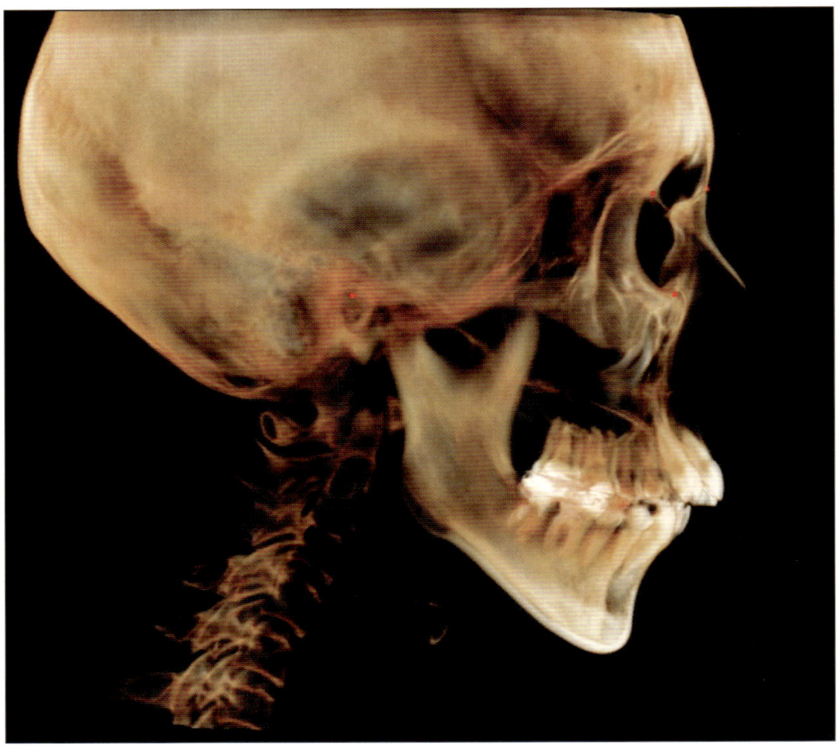

CP Class 7 환자 사례 : 측면 이미지

CP Class 8 위턱 돌출을 수반한 아래턱 후퇴증

위턱이 전방으로 과다하게 성장하여 돌출된 상태로 입이 튀어나와 보이는 인상을 갖게 된다. 위, 아래 치아 교합이 잘 맞지 않고 특히, 위 앞니가 이마와 턱에 비해 많이 전방에 위치 하게 된다. 위턱과 아래턱의 부조화 때문에 위,아래 치아의 맞물림(교합)에 이상이 생기고 씹는 기능이 취약하다.

씹는 기능의 유지를 위한 자연의 생리에 의해 위,아래 치아들이 서로 최대한 맞닿기 위한 현상이 발생하는데 위 앞니는 뒤쪽으로, 아래 앞니는 앞쪽으로 경사지게 된다. 그리고 위 어금니는 안쪽으로, 아래 어금니는 바깥쪽으로 보상 현상이 발생한다. 이를 치아의 보상현상(compensation)이라고 한다. 수술 전에 교정치료에 의해 이러한 치아의 보상현상을 없애주는 탈보상 치아이동이 좋은 수술 결과를 얻는데 필수적이다.

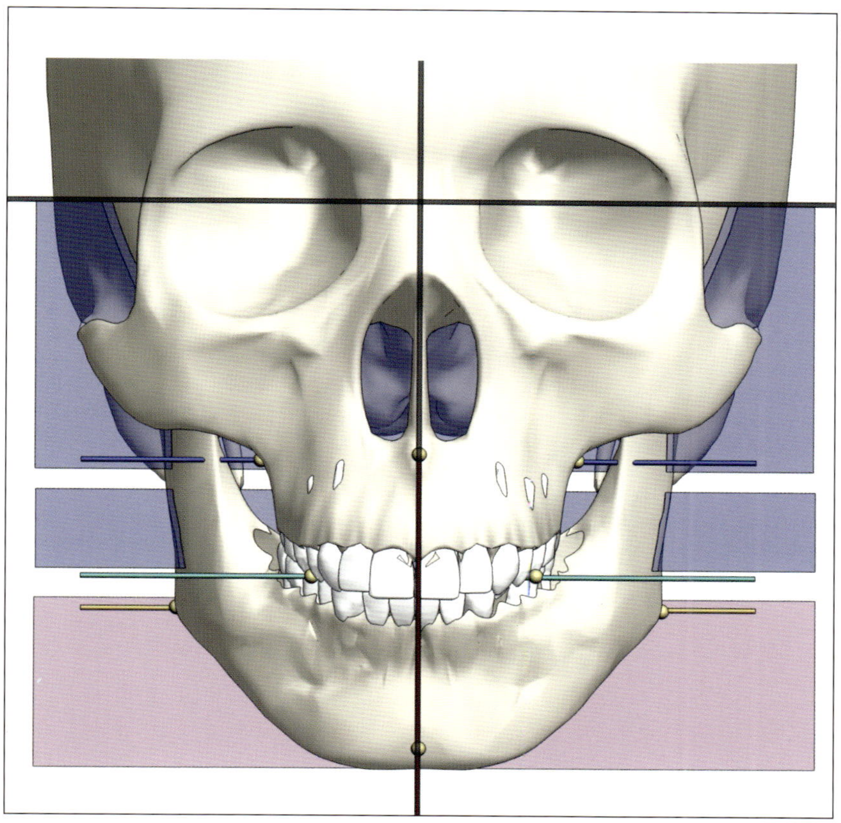

정면에서 바라본 CP Class 8 턱얼굴 골격 구조
위턱이 전방으로 과다성장하여 돌출된 상태로 입이 튀어나와 보인다.

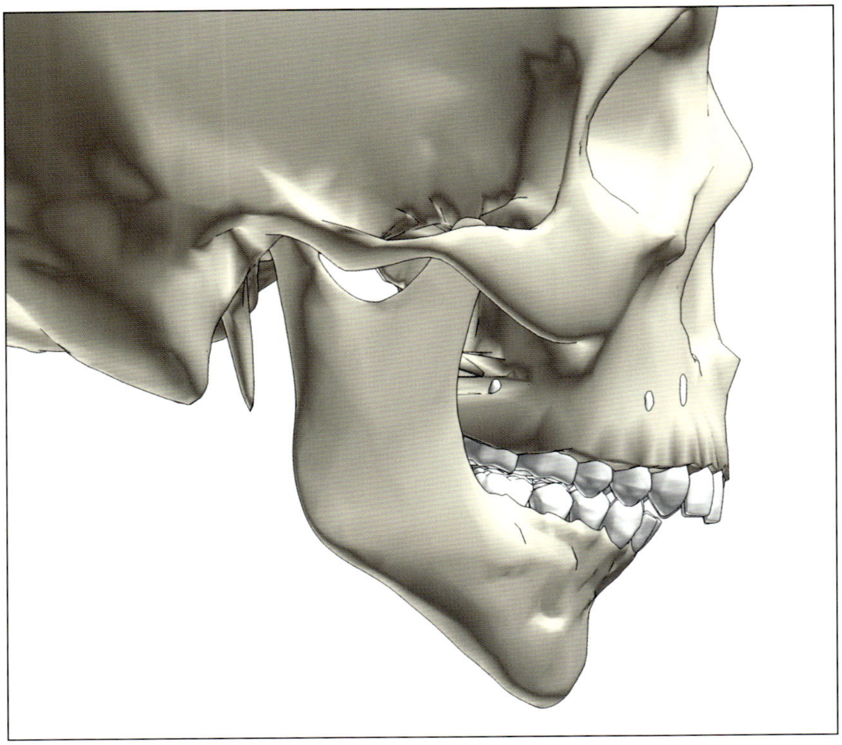

측면에서 바라본 CP Class 8 턱얼굴 골격 구조
위 앞니가 이마와 턱에 비해 많이 전방에 위치 하게 된다.

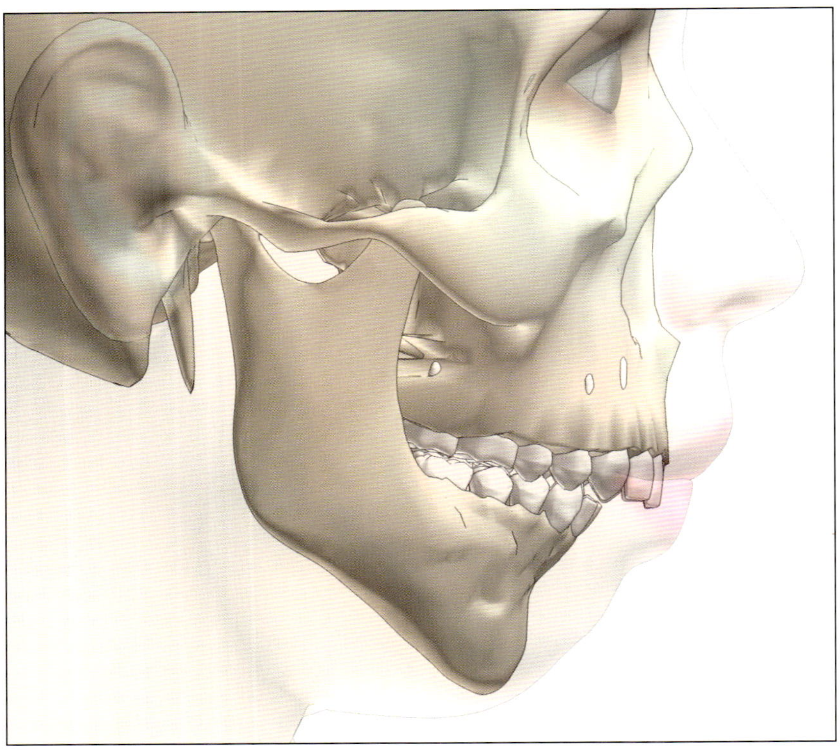

연조직과 함께 측면에서 바라본 CP Class 8 턱얼굴 골격 구조

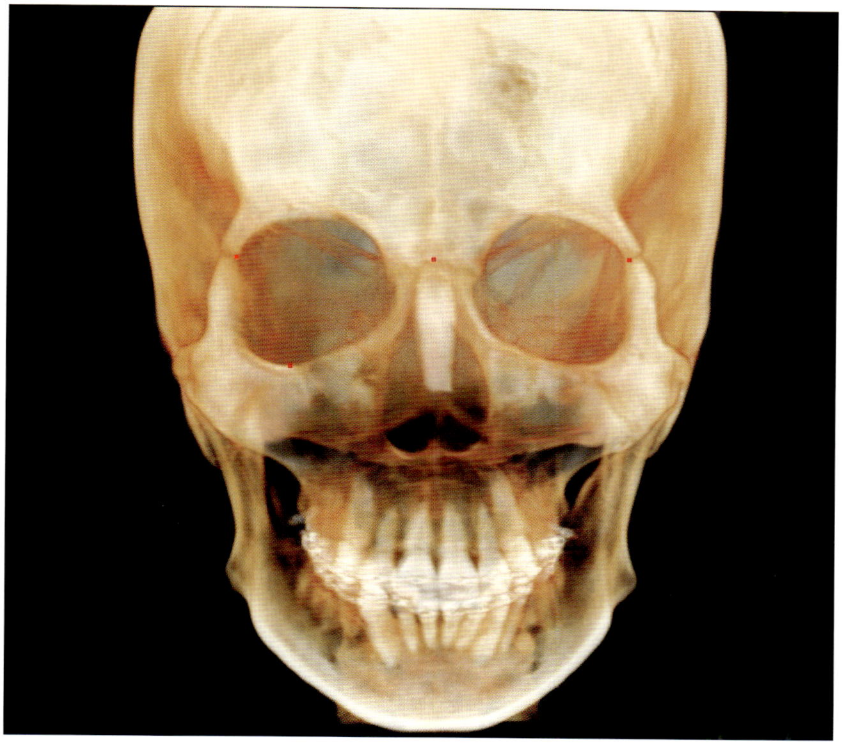

CP Class 8 환자 사례 : 정면 이미지

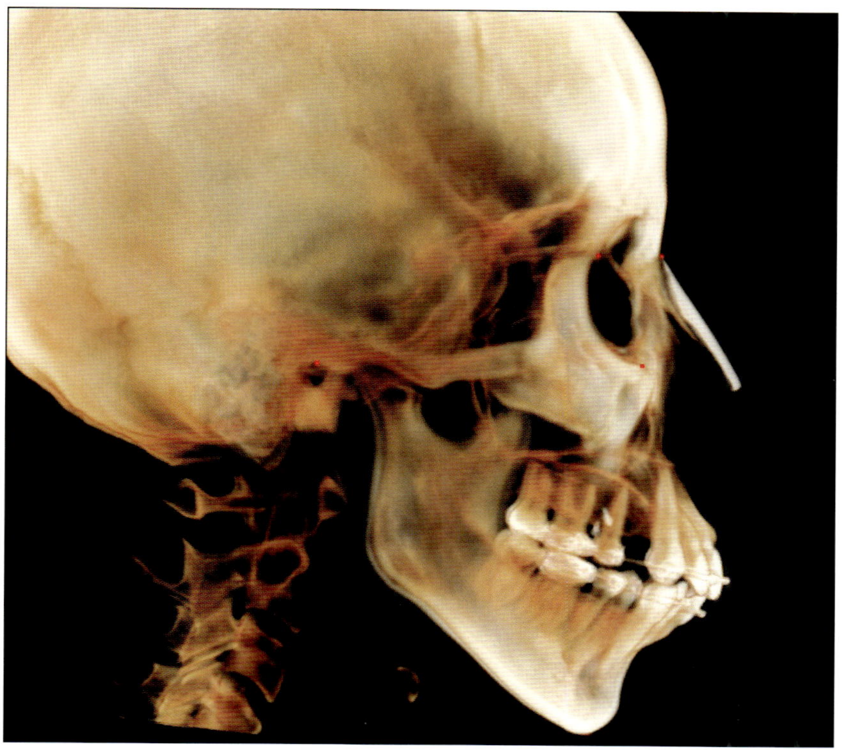

CP Class 8 환자 사례 : 측면 이미지

CP Class 9 위턱, 아래턱 회전비대칭

위턱과 아래턱이 동시에 수평면상에서 좌우로 회전되어 있는 경우 위치열의 중심이 왼쪽이나 오른쪽으로 변이되기 때문에 얼굴의 균형이 깨지게 된다. 이런 경우 아래턱의 비대칭은 위턱의 비대칭보다 일반적으로 더 심하게 나타난다. 이 경우 치아의 보상작용은 비교적 적게 일어난다. 위, 아래턱 회전비대칭은 2D 방사선 사진으로는 진단이 매우 어려워서 지금까지 적절한 치료가 시행되지 못하였다. 양악수술 후 가장 흔히 호소하는 수술 후 잔존 비대칭의 상당수가 적절히 진단되지 못한 위,아래 턱 회전 비대칭인 경우가 많다. 3D 영상에서는 매우 정확히 비대칭을 진단할 수 있어서, 정확한 수술계획을 세울 수 있다.

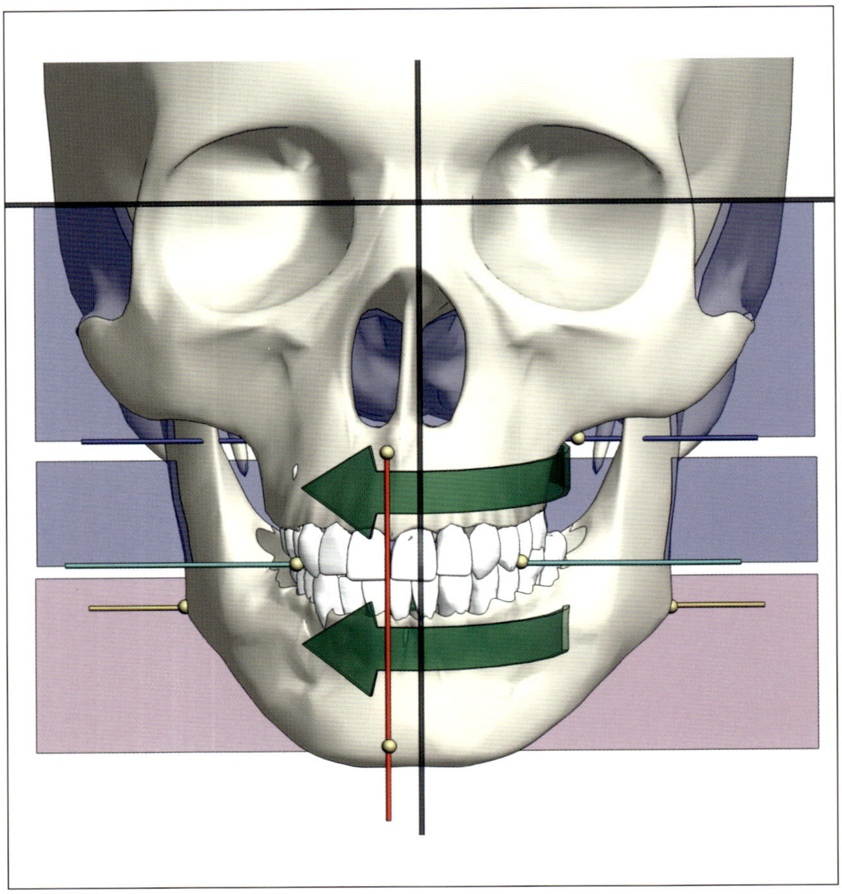

정면에서 바라본 CP Class 9 턱얼굴 골격 구조
위턱과 아래턱이 동시에 수평면상에서 회전되어 있고, 이런 경우 아래턱의 비대칭이 위턱보다 더 심하다.

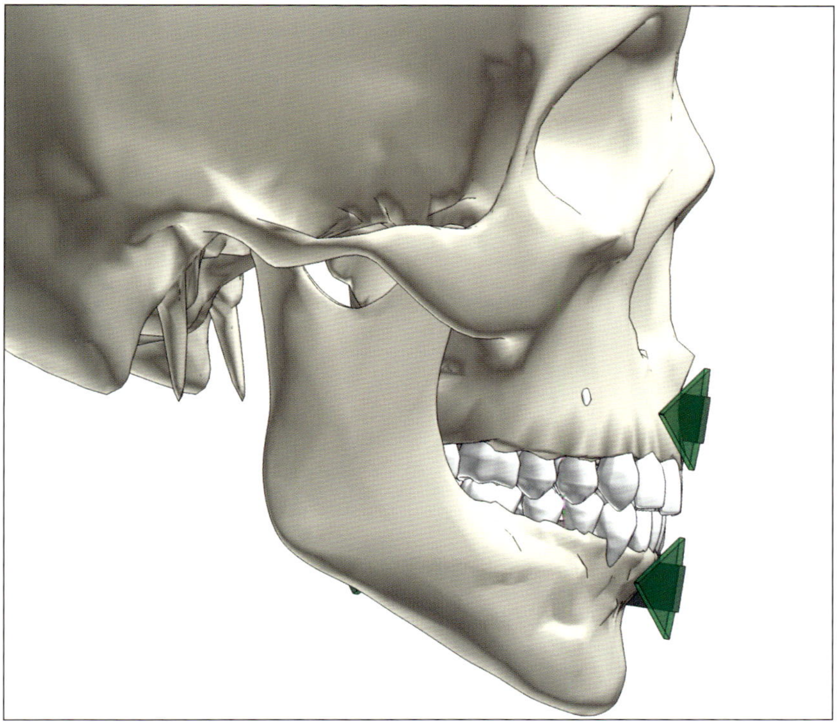

측면에서 바라본 CP Class 9 턱얼굴 골격 구조
2차원 방사선 사진으로는 진단이 매우 어렵지만, 3차원 영상에서는 대우 정확히 비대칭을 진단할 수 있다.

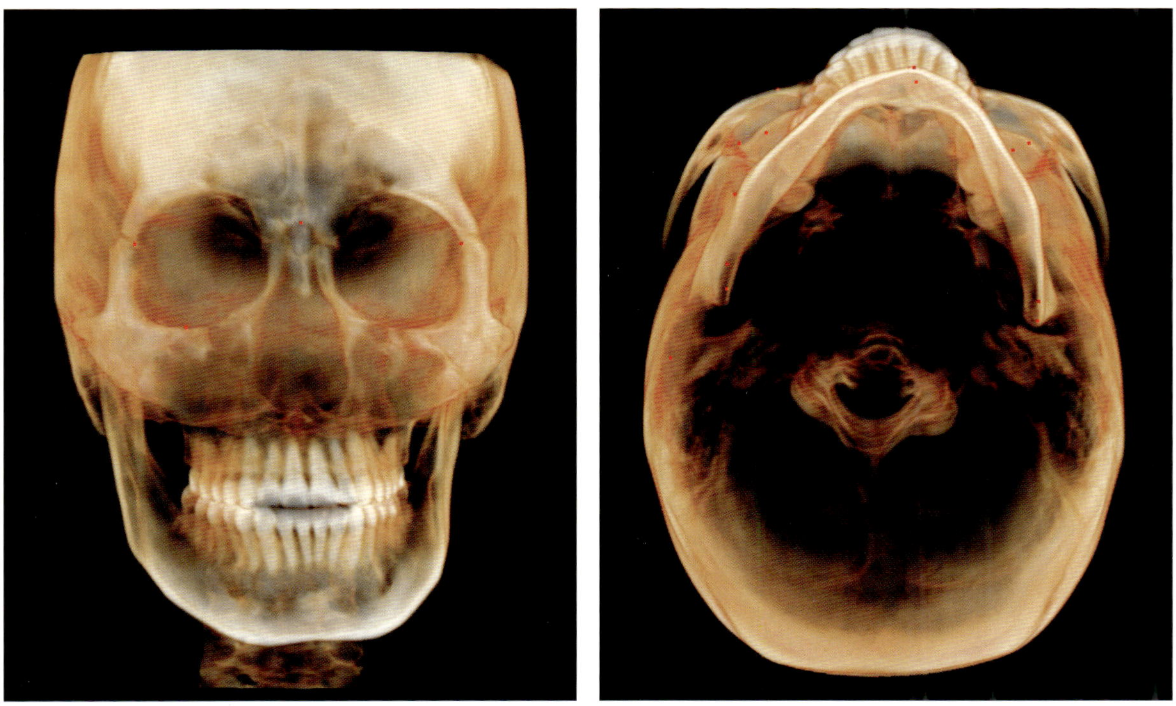

CP Class 9 환자 사례 : 3차원 영상 이미지를 통해서 정면 이미지 뿐만 아니라
수평면 이미지를 얻을 수 있어 위, 아래턱의 좌우 회전되어 있는 정도를 정확히 진단할 수 있다.

Ⅲ. 턱뼈구조의 분류에 따른 해결책

III. 턱뼈구조의 분류에 따른 해결책

CP Class 1 아래턱 대칭적 돌출

아래턱이 과다성장으로 인하여 돌출되어 소위 '주걱턱' 인상을 갖게 된다. 아래턱이 돌출 되어 있지만 대칭적이고 위턱뼈(상악골)은 정상적이다.

어금니, 앞니 교합이 맞지 않아 음식 씹는 기능, 발음 기능이 취약하다.
골격성 부정교합이 있을 때 치아 보상 현상이 발생한다. 아래앞니는 안쪽으로 경사지게되고, 위앞니는 앞쪽으로 경사지게 된다. 위어금니는 바깥쪽으로 경사지게 되고, 아래어금니는 안쪽으로 경사지게 된다.

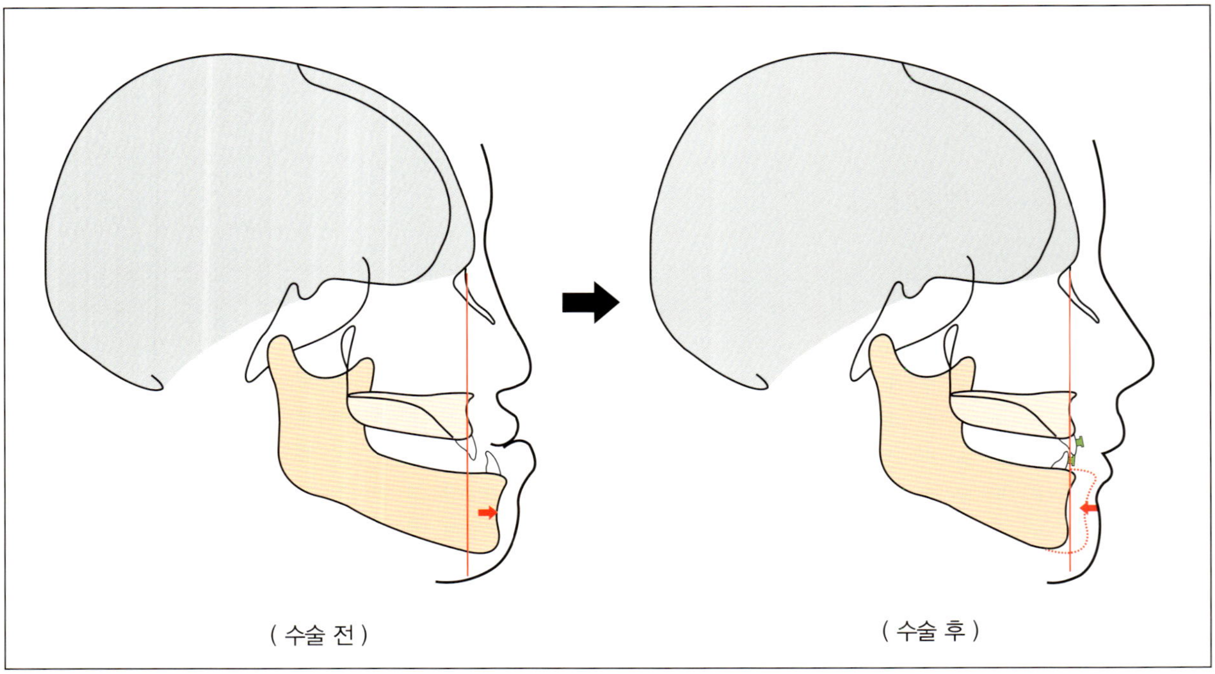

CP Class 1 환자의 수술 전후 턱얼굴 골격 구조 변화
아래턱은 수술에 의해 뒤로 이동시키고, 위턱은 정상이라 수술이 필요하지 않다.

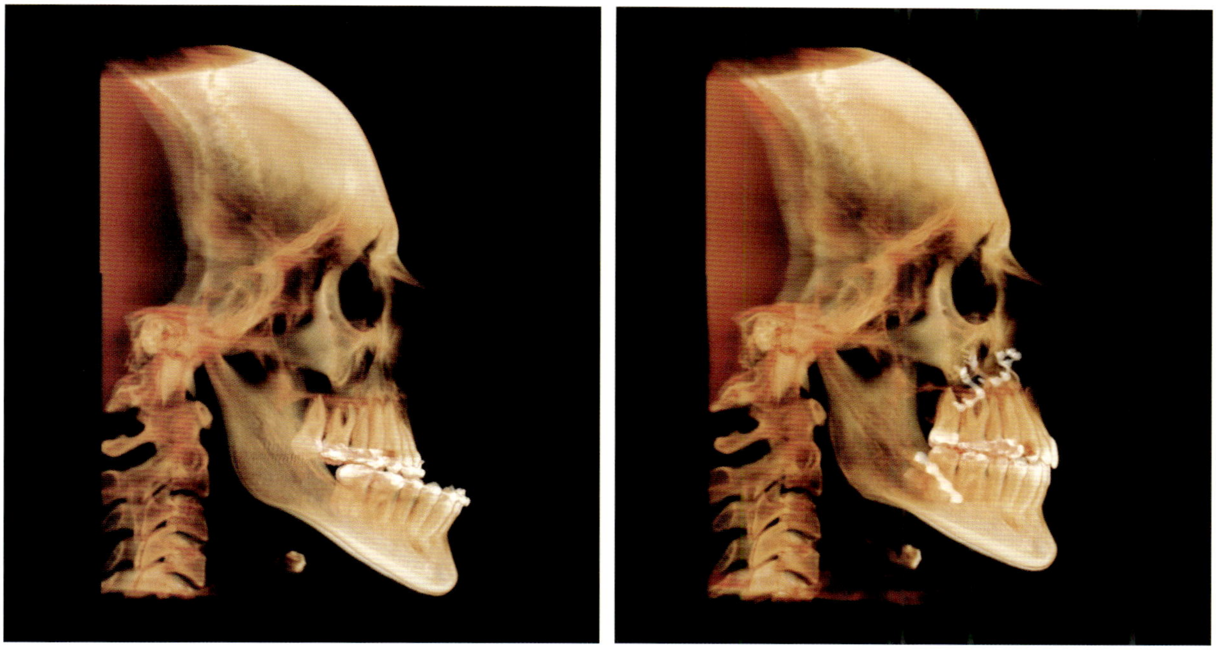

CP Class 1 환자 수술사례 : 아래턱 단악수술이 해결책이나 심한 CP Class 1 환자이므로 아래턱은 20mm후방이동시키고 위턱은 5mm정도 전방이동시켜야 했다. 전체적으로 하악은 15mm후방이동 되었다.

해결책

아래턱 단악 수술

대칭적으로 돌출된 아래턱을 수술에 의해 뒤로 이동시켜 골격적 균형과 치아 교합을 맞춘다. 위턱은 정상이므로 수술이 필요하지 않다.

※ 아래턱 돌출 성장은 유전적인 영향이 강하기 때문에 성장기(7 ~ 10세)에 아래턱 성장을 억제하는 교정치료로는 한계가 있으며, 설사 턱교정에 의해 골격 부조화가 교정되더라도 아래턱 성장이 멈출 때까지는 예의주시해야 한다.

CP Class 2 아래턱 비대칭 돌출

돌출된 아래턱이 좌, 우 불균형 성장으로 인하여 수평면상에서 한쪽으로 비대칭이 발생한 상태로 위, 아래 어금니는 골격부조화를 상쇄하기 위한 보상작용(compensation)이 크게 일어난다. 아래 치열의 중심이 위 치열 중심과 맞지 않으며, 씹는 기능도 한쪽으로 치우치게 되어 저작근 부조화로 인하여 턱이 더욱 삐뚤어지게 보이는 경우가 많다. 턱이 삐뚤어지면 척추, 골반 등 전신자세 이상이 발생하는 경우도 있다. 아래턱 비대칭돌출도 대칭돌출과 유사한 치아보상 현상이 발생하며, 아래턱이 오른쪽으로 돌아가 있는 비대칭의 경우 위 치아들은 전체적으로 오른쪽으로, 아래 치아들은 왼쪽으로 기울어지는 보상현상이 추가적으로 발생한다.

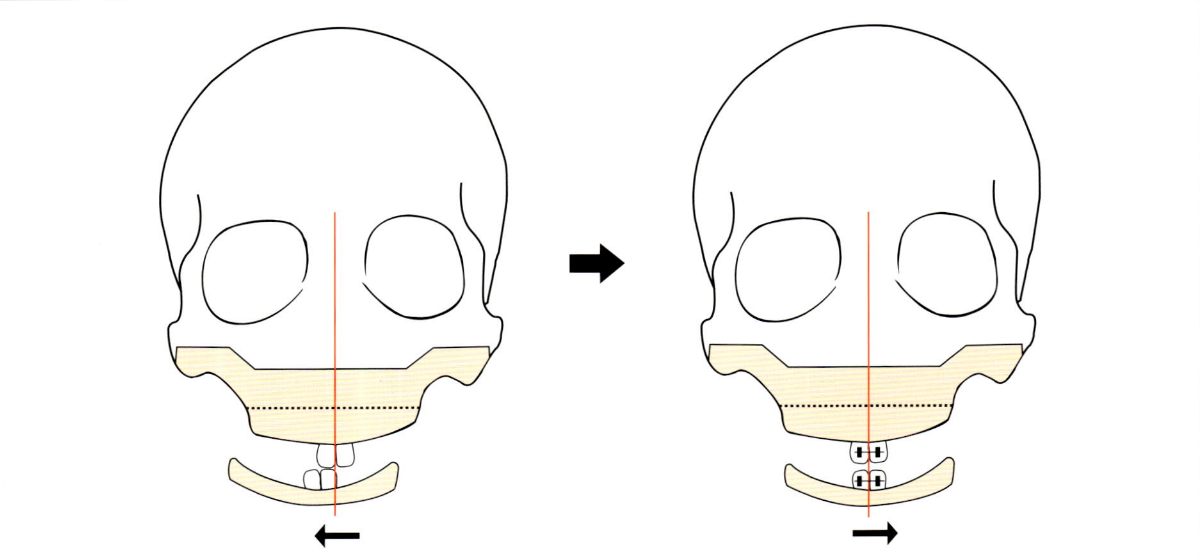

CP Class 2 환자의 수술 전후 턱얼굴 골격 구조 변화
비대칭인 아래턱을 바로잡으면서 후방으로 이동시키고, 정상인 위턱은 수술하지 않는다.

해결책

아래턱 단악 수술

치아의 보상현상을 제거하는 수술 전 교정을 시행한 후 한쪽으로 삐뚤어진 아래턱을 바로잡으면서 아래턱을 후방으로 이동시켜 치열의 중심과 골격의 대칭을 만들어주는 수술. 이경우도 상악골은 정상이므로 아래턱만 수술하면 된다.

CP Class 3 위턱의 수직경사를 수반한 아래턱돌출

위턱의 좌.우측 수직 성장의 불균형으로 인하여 중안모 (얼굴 중앙부)가 삐뚤어진 경우이며 아래턱은 돌출에 비대칭도 같이 발생하는 것이 일반적이다. 위턱의 왼쪽이 아래쪽으로 내려온 비대칭의 경우, 아래 오른쪽 어금니는 아래 왼쪽 어금니보다 더 위쪽으로 올라오는 수직적 보상현상이 발생한다.

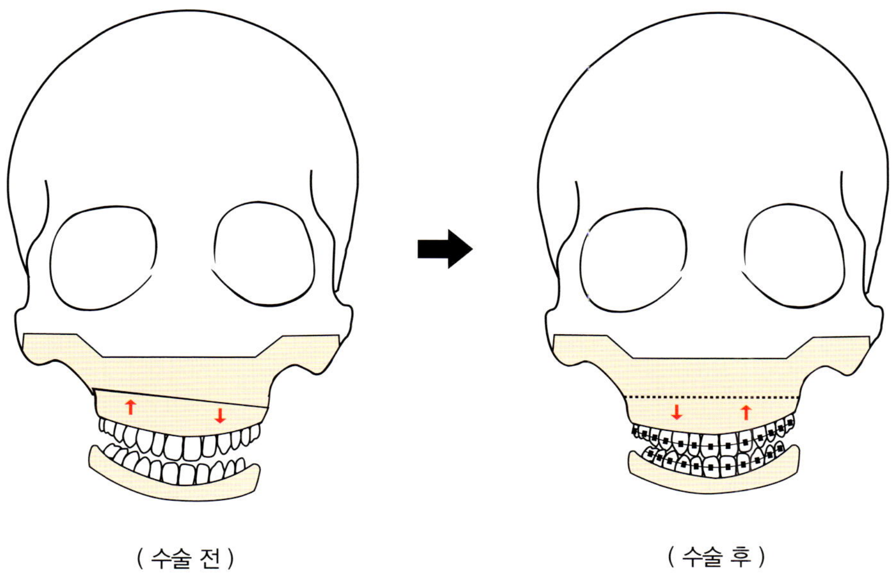

CP Class 3 환자의 수술 전후 턱얼굴 골격 구조 변화
위턱의 수직경사를 바로 잡은 후 아래턱은 위턱과 조화되게 움직인다.

해결책

양악 수술

위턱 : 좌,우측 상, 하 경사를 바로잡는 수술

아래턱: 아래턱도 비대칭이므로 위턱과 조화되고 위, 아래치아교합이 잘 되도록 만드는 수술

CP Class 4 위턱 후퇴를 동반하는 아래턱 돌출

아래턱은 대칭적 돌출이 있으며, 위턱은 저성장으로 후방으로 인하여 후퇴된 상태로 중안모(얼굴 중앙부)가 뒤로 꺼져 보이는 소위 '합죽이' 인상을 갖게 된다. 이런 얼굴은 실제보다 나이들어 보이는 인상을 갖는다. 위,아래 치아 교합이 잘 맞지않는데 특히, 앞니는 반대 교합이거나 겨우 맞닿는 절단 교합을 이루기 때문에 음식 씹는 기능이 취약하고 발음이 부정확하다. 위 앞니는 앞으로 , 아래 앞니는 뒤로 경사지는 보상현상이 발생한다. 어금니부위에서는 위 어금니는 바깥쪽으로, 아래어금니는 안쪽으로 경사지는 보상현상이 발생한다.

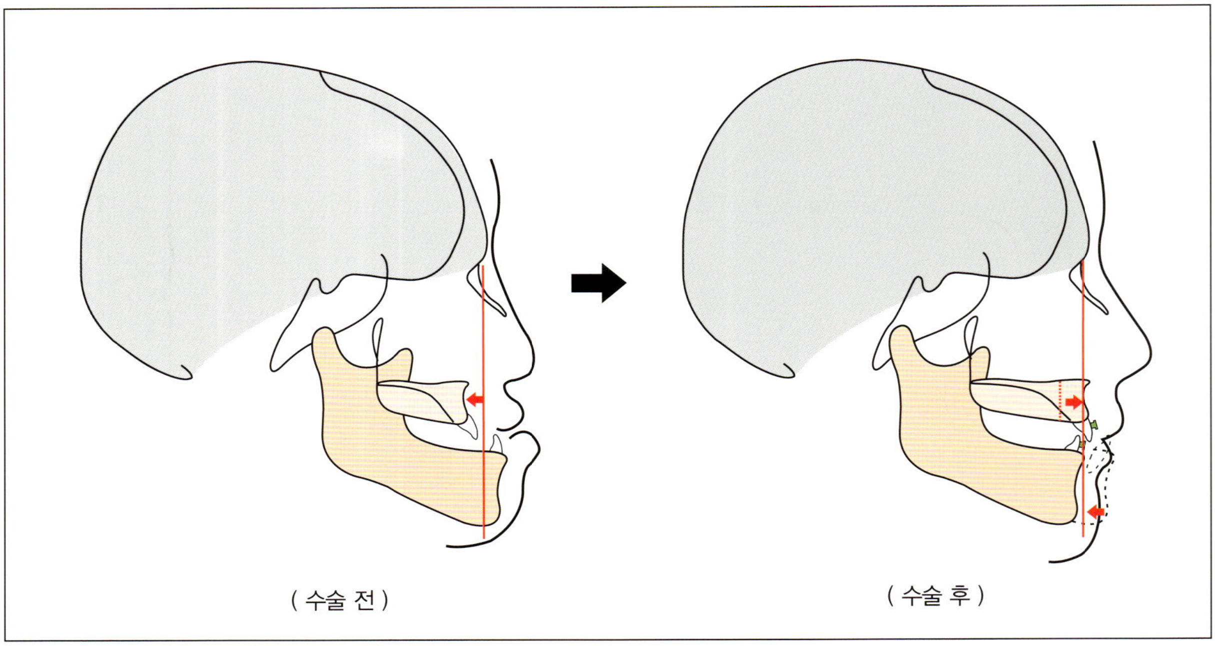

CP Class 4 환자의 수술 전후 턱얼굴 골격 구조 변화
위턱은 앞으로, 아래턱은 뒤로 이동시킨다.

해결책

위턱, 아래턱 양악 수술

후퇴된 위턱을 수술에 의해 앞으로, 돌출된 아래턱을 뒤로 이동시켜서 골격적 균형과 치아 교합을 맞춘다.

※ 성장이 활발한 시기에는 (6 ~ 1 2세) 악골정형 치료에 의해 위턱 성장을 촉진시켜 골격부조화의 해결을 시도해 볼 수 있다.

CP Class 5 위턱 수직적 과다 성장을 수반한 아래턱돌출

아래턱의 대칭적 돌출이 있으면서, 위턱이 수직적으로 과다 성장하여 얼굴이 길어 보이며 웃을 때 윗잇몸이 과다 노출되는 등 얼굴의 매력도가 크게 떨어진다. 위 치아는 아래쪽으로, 아래 앞니는 위쪽으로 보상현상이 발생한다.

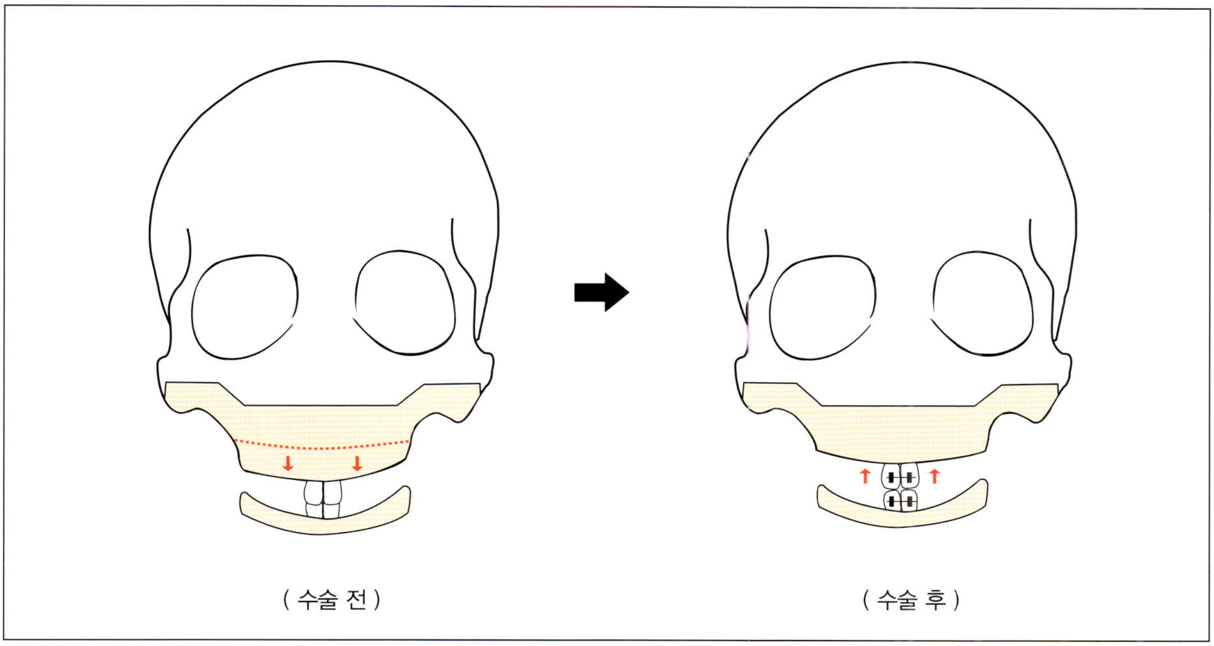

CP Class 5 환자의 수술 전후 턱얼굴 골격 구조 변화
수직적으로 긴 위턱을 줄여주고, 아래턱은 이에 맞도록 이동시킨다.

해결책

양악 수술

위턱: 수직적으로 긴 위턱을 줄여주는 수술

아래턱: 위턱의 새로운 위치와 조화되는 골격 구조와 교합이 맞도록 만드는 아래턱 수술

CP Class 6 복합형 아래턱돌출

CP2에서 CP5까지의 아래턱 돌출형태가 2가지 이상 동시에 한 환자에게서 나타나는 경우이다.

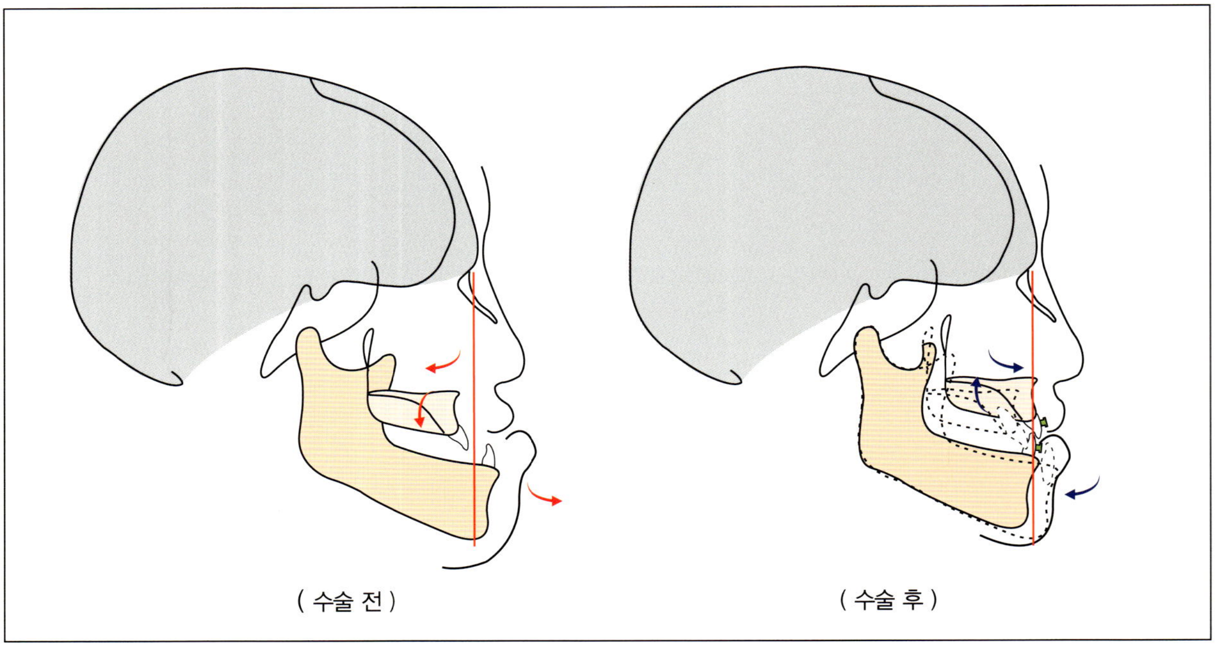

CP Class 6 환자의 수술 전후 턱얼굴 골격 구조 변화
복합적으로 나타나는 위턱의 부조화를 해결한 후 아래턱을 위턱과 조화되도록 이동한다.

해결책

양악 수술

위턱: 위턱의 부조화를 해결하는 위턱수술

아래턱: 위턱의 새로운 위치와 조화되는 골격 구조와 교합이 맞도록 만드는 아래턱 수술

CP Class 7 아래턱 후퇴증 (무턱)

아래턱의 저성장으로 인하여 정상적으로 성장하지 못한 상태로 '무턱'(bird face) 인상을 갖게 된다. 유약하게 보이는 인상으로 특히, 남자에게는 매우 불리한 인상이다. 위, 아래 교합이 맞지 않고 아랫 입술이 위, 아래 앞니 사이로 말려 들어가는 현상이 발생한다. 위 앞니는 뒤로, 아래 앞니는 앞으로 그리고 위 어금니는 안쪽으로, 아래 어금니는 바깥쪽으로 보상 현상이 발생한다. 아래턱 후퇴증의 경우, 일반적으로 위턱의 수직 성장 과다로 인하여 위 앞니가 입술보다 밑으로 위치 하여 웃을 때 잇몸이 많이 보이는 경우가 흔히 있다. 위턱의 수직적 과다 성장은 좌우가 비대칭적으로 나타나는 경우도 있다. 위턱의 앞니는 뒤쪽으로, 아래쪽 앞니는 앞쪽으로 기울어지는 보상현상이 발생한다.

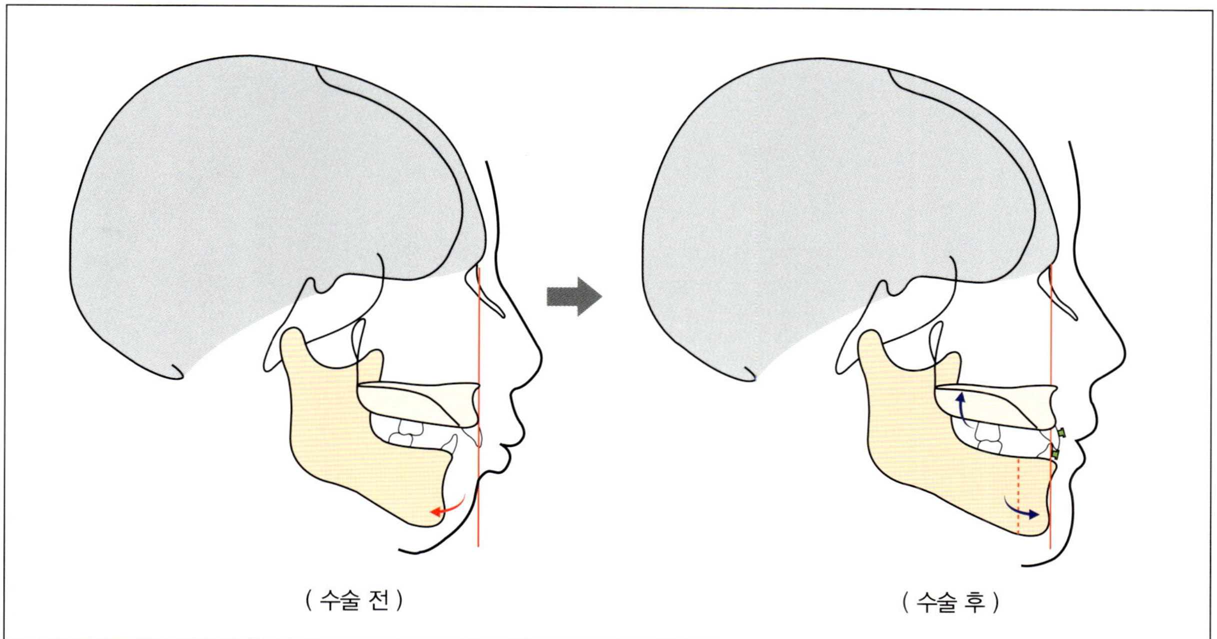

CP Class 7 환자의 수술 전후 턱얼굴 골격 구조 변화
수직적으로 과다성장한 위턱은 상방으로 위치시키고, 아래턱은 전방으로 이동시킨다.

해결책

양악 수술

수직적으로 과다 성장한 위턱을 상방으로 위치시키는 수술이 필요하며, 후퇴된 아래턱도 수술에 의해 전방으로 이동시켜 골격균형과 치아교합을 맞춘다.

※ 성장기에는 특수교정 장치에 의해 아래턱 성장을 촉진시키는 치료를 시도해 볼 수 있다.

CP Class 8 위턱 돌출을 수반한 아래턱 후퇴증

위턱이 전방으로 과다하게 성장하여 돌출된 상태로 입이 튀어나와 보이는 인상을 갖게 된다.

위, 아래 치아 교합이 잘 맞지 않고 특히, 앞니가 이마와 턱에 비해 많이 전방에 위치 하게 된다. 위턱과 아래턱의 부조화 때문에 위,아래 치아의 맞물림(교합)에 이상이 생기고 씹는 기능이 취약하다.

씹는 기능의 유지를 위한 자연의 생리에 의해 위,아래 치아들이 서로 최대한 맞닿기 위한 현상이 발생하는데 위 앞니는 뒤쪽으로, 아래 앞니는 앞쪽으로 경사지게 된다. 그리고 위 어금니는 안쪽으로, 아래 어금니는 바깥쪽으로 보상 현상이 발생한다. 이를 치아의 보상현상 (compensation)이라고 한다. 수술 전에 교정치료에 의해 이러한 치아의 보상현상을 없애주는 탈보상 치아이동이 좋은 수술 결과를 얻는데 필수적이다.

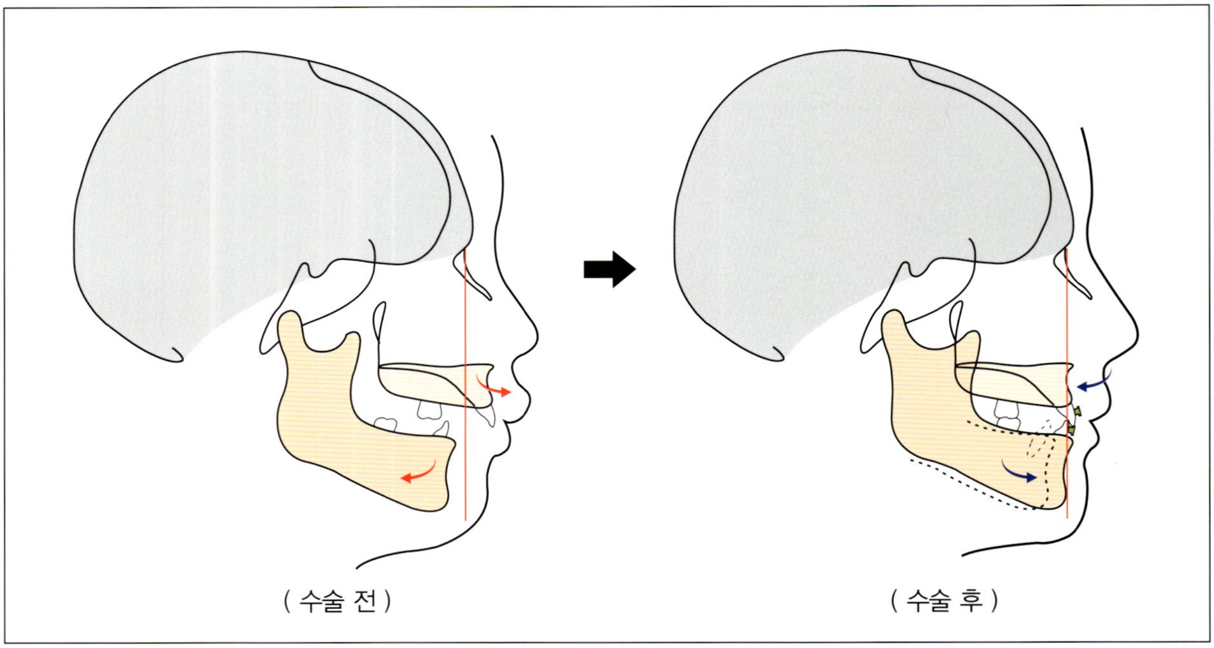

CP Class 8 환자의 수술 전후 턱얼굴 골격 구조 변화
전방으로 과다성장한 위턱을 후방으로 위치시킨 후 아래턱은 이에 맞추어 조화시킨다.

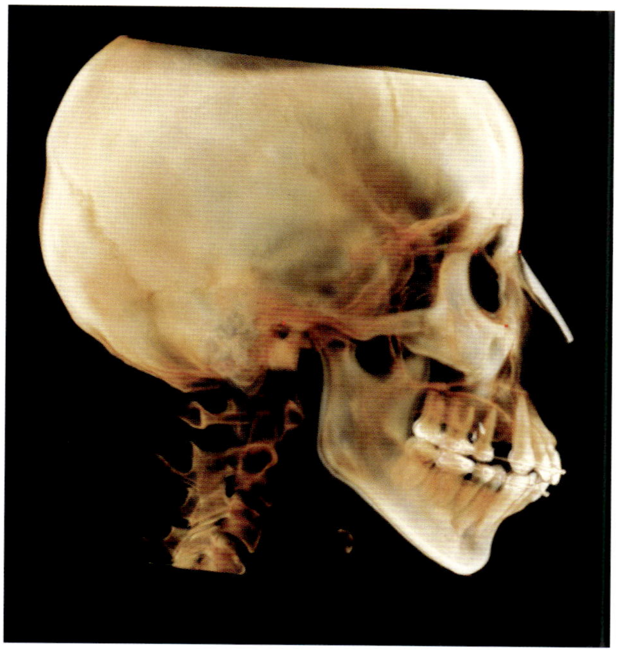

CP Class 8 환자 사례 : 측면 이미지

해결책

양악 수술

전방으로 과다 성장한 위턱을 후방으로 위치시키는 수술이 필요하며, 후퇴된 아래턱도 수술에 의해 전방으로 이동시켜 골격 균형과 치아교합을 맞춘다. 위턱 수술시 CP8의 경우처럼 위턱이 수직적 과다 성장이 있는 경우 위턱의 후방이동시 상방이동도 같이 시행할 필요가 있다.

※ 성장기에는 위턱의 성장을 억제 하는 악골 정형치료를 시도해 볼 수 있다.

CP Class 9 위턱, 아래턱 회전비대칭

위턱과 아래턱이 동시에 수평면상에서 좌우로 회전되어 있는 경우, 위치열의 중심이 왼쪽이나 오른쪽으로 변이되기 때문에 얼굴의 균형이 깨지게 된다. 이런 경우 아래턱의 비대칭은 위턱의 비대칭보다 일반적으로 더 심하게 나타난다. 이 경우 치아의 보상작용은 비교적 적게 일어난다. 위, 아래턱 회전비대칭은 2D 방사선 사진으로는 진단이 매우 어려워서 지금까지 적절한 치료가 시행되지 못하였다. 양악수술 후 가장 흔히 호소하는 수술 후 잔존 비대칭의 상당수가 적절히 진단되지 못한 위, 아래 턱 회전 비대칭인 경우가 많다. 3D 영상에서는 매우 정확히 비대칭을 진단할 수 있어서, 정확한 수술계획을 세울 수 있다.

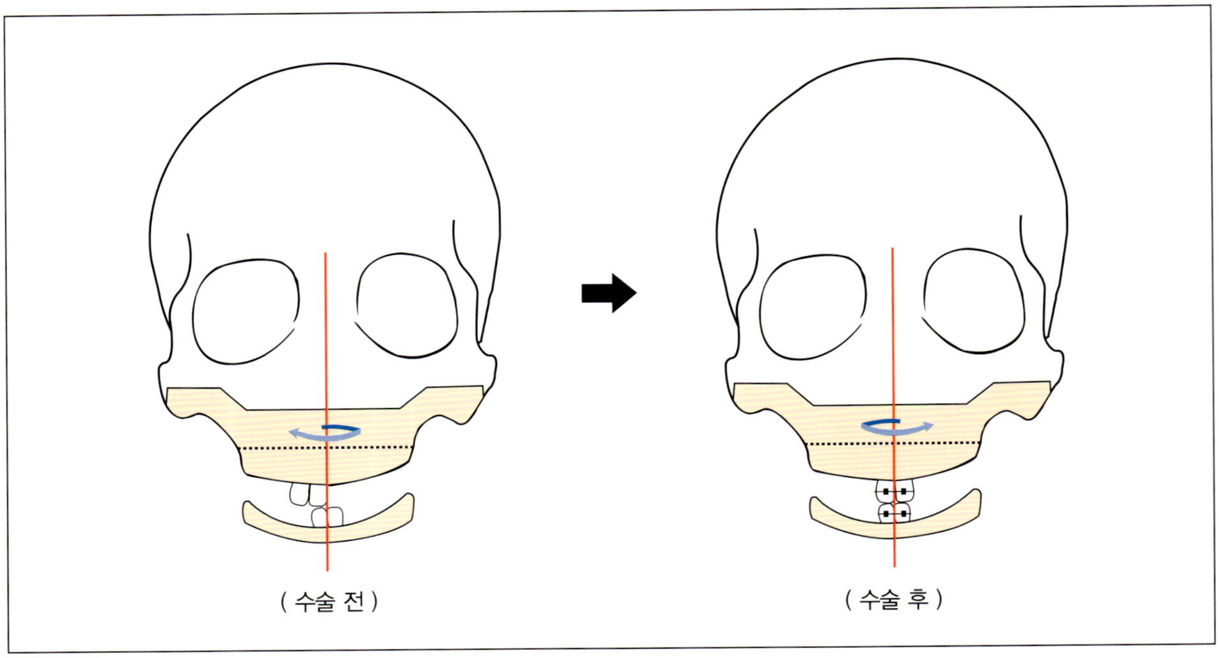

CP Class 9 환자의 수술 전후 턱얼굴 골격 구조 변화
회전되어 있는 위턱을 바로잡은 후 이에 맞추어 아래턱을 조화시킨다.

해결책

양악 수술

위 턱 : 회전되어 있는 위턱을 바로잡게 되면 변이되어 있던 위치열의 중심이 전체얼굴의 중심과 맞으며 골격과 얼굴도 균형을 이루게 된다.

아래턱 : 수술에 의해 교정되어진 위턱의 새로운 위치와 조화되는 골격구조와 교합이 맞도록 만드는 아래턱 수술

Ⅳ. 수술 전 교정

1. 수술 전 교정치료의 목적
2. 선수술의 문제점
3. CP 분류에 따른 수술 전 교정

Ⅳ. 수술 전 교정

1. 수술 전 교정치료의 목적

수립된 치료계획에 따라 교정치과의사가 수술 전 교정치료를 시행한다. 수술 전 교정치료의 목적은 크게 두 가지로 정리할 수 있다.

첫째, 위턱과 아래턱뼈 사이의 구조적 부조화가 있으면 치아는 위, 아래 턱뼈간의 구조적 부조화를 줄이는 방향으로 보상적 위치이동(Dental Compensation)을 하게 된다. 이와같은 보상적 치아위치를 수술 전에 바로잡지 않으면 위, 아래턱뼈사이의 위치적 부조화가 턱뼈수술을 하고서도 충분히 고쳐지지 않는다. 수술 전에 시행하는 탈보상적(Decompensation) 교정치료시의 치아이동방향은 일반적 교정치료시의 치아이동 방향과는 정반대인것이 일반적이다. 수술 전 교정치료는 치열의 배열상태와 보상현상의 정도에 따라 6~12개월정도 소요된다. 치아의 보상현상과 수술 전 탈보상적 교정치료에 대해서는 4-3에서 CP분류별로 상세히 기술되어있다.

둘째, 수술로 턱뼈를 정상적인 위치로 이동시켰을때 위, 아래치아들이 정상적으로 맞물리도록 사전에 위, 아래 치열을 바르게 하고 위, 아래 어금니의 넓이를 조화있게 만드는 과정이다. 일반적으로 수술교정치료를 필요로하는 환자들의 치열은 가지런하지 않아서, 수술 전 교정없이 턱뼈를 수술하여 턱뼈를 정상적인 위치로 이동하면 위, 아래치아가 제대로 맞물리지 않는다. 또한 수술 전에 위, 아래 어금니의 넓이가 맞지 않으면 수술 후 위, 아래 치아들이 안정적으로 맞물리지 않아서 아래턱이 오른쪽이나 왼쪽으로 이동해서 치아가 맞물리게 될 수밖에 없고, 이렇게 한쪽으로 치우친 위치에서 턱뼈가 아물게 되면 턱뼈 비대칭이 영구적으로 남게 된다.

수술 전에 탈보상 교정치료하지 않고 수술 먼저 하면?

첫째, 수술에 의한 아래턱 위치변화가 충분히 이루어지지 않는다.

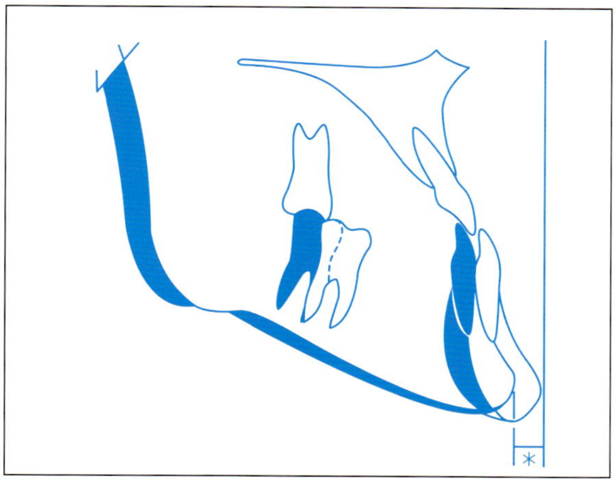

탈보상교정치료 없이 선수술한 경우 아래턱 위치변화 : *
(수술 후 주걱턱 구조가 여전히 많이 남아있고 얼굴에도 주걱턱 인상이 많이 남는다.)

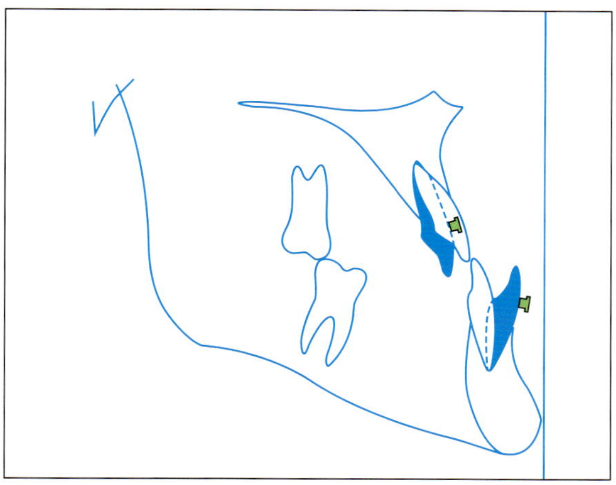

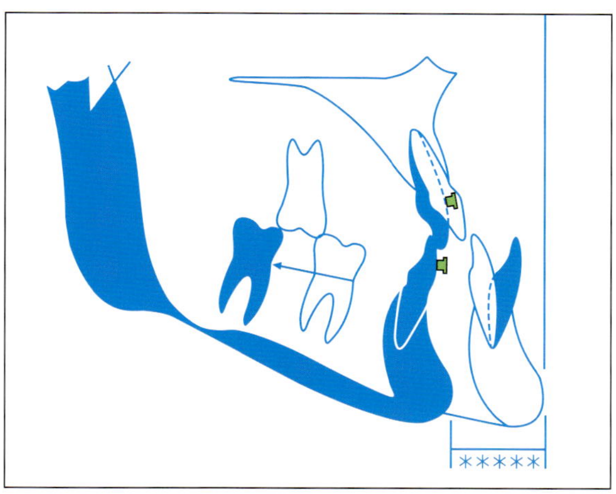

탈보상 교정치료 후 수술한 경우 : 5* 아래턱 위치 변화
(수술 후 주걱턱 구조가 완전히 없어진다.)

둘째, 아래턱의 비대칭이 발생할 가능성이 높다.

2. 선수술의 문제점

성공적인 양악수술을 위해 가장 필요한 과정이 수술 전에 턱뼈부조화 때문에 발생한 치아의 보상현상을 전부 해소하는 것이다. 이 과정을 생략하고 선수술을 하면 수술에 의한 변화가 미흡하고, 수술 후 아래턱이 삐뚤어질 가능성이 높다.

1) 수술 전 삐뚤어진 치열을 가지런히 해야한다.

삐뚤어진 환자의 치열을 수술 전에 가지런히 배열하고 위, 아래 어금니의 넓이를 맞추는 것은 정확한 수술을 시행하는 첫번째 필수 조건이다. 이는 수술 후 회복기간동안 위, 아래 턱뼈가 제위치에서 맞물릴수 있게 하여 정상적인 위치에서 턱뼈가 고정될수 있게한다. 다시말해 수술로 회복한 정상적인 턱뼈의 위치와 얼굴의 모습은 수술직후의 교합(위, 아래 치아의 맞물림)이 안정적이 못하면 그 위치에서 턱뼈가 고정될수 없기 때문에 턱뼈와 얼굴모습이 삐뚤어지게 된다. 최근 소비자 보호원에 신고되는 양악수술의 후유증에 대한 불만중에 안면 비대칭이 감각이상다음으로 많은 이유가 이에 기인한다.

2) 탈보상 교정치료를 수술 전에 해야한다.

턱교정 수술이 필요한 대부분의 골격성 부정교합의 경우 위턱이나 아래턱이 잘 맞지 않으며 앞니와 어금니등 위, 아래치아들이 제대로 물리지 않아(교합이 좋지않아) 씹는 기능이 취약해진다. 위, 아래 턱뼈가 잘 맞지않으면 씹는 기능을 유지하려는 자연의 섭리에 의해 위, 아래 치아들이 서로 최대한 맞닿는 방향으로 치아위치가 변화하는 보상현상이 일어난다. 수술 전에 이와같은 보상현상을 해소해 주는(탈보상) 교정치료 없이 수술을 먼저 시행 (선수술)하면 수술에 의한 턱뼈의 위치변화가 충분히 이루어지지 않고, 위, 아래 치아의 교합이상으로 인해 수술 후에 아래턱의 비대칭이 발생하게 된다. 수술 후에 비대칭이 발생하면 수술 후 교정으로는 이를 해결할수 없다. 물론 부정확한 진단과 치료계획, 부정확한 수술도 치료후의 안면비대칭을 야기할수 있다. 또한, 수술 전에 충분한 탈보상 치아교정치료를 하지않으면 수술 전의 위, 아래 턱뼈의 잘못된 위치와 크기를 턱교정수술(양악수술)을 통해서 충분히 바로 잡을수 없다.

결론적으로, 빠른시일 내에 외모 와 기능을 고치고 싶어하는 환자들의 마음은 이해 하지만 만족스러운 결과와 안정적인 치료결과를 위해 꼭 필요한 수술 전 교정을 시행하고 수술을 해야 평생동안 누릴 좋은 수술 결과를 만들어 낼수 있음을 다시 한번 강조 하고자 한다.

3. CP분류에 따른 수술 전 교정

CP Class 1 아래턱 대칭적 돌출

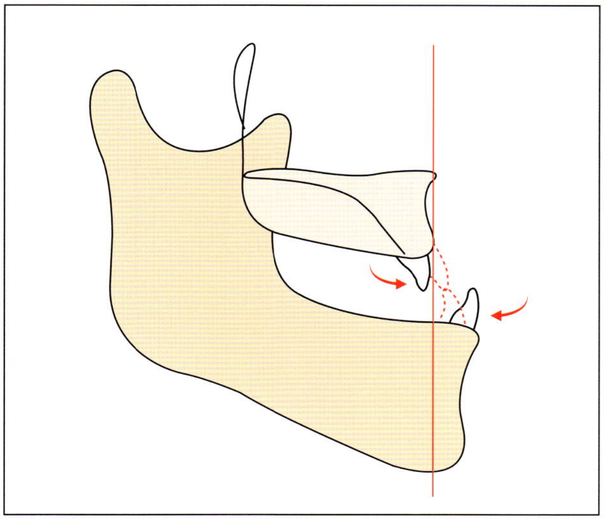

앞니의 보상

위 앞니는 앞쪽으로, 아래 앞니는 뒤쪽으로 경사지는 보상현상 발생

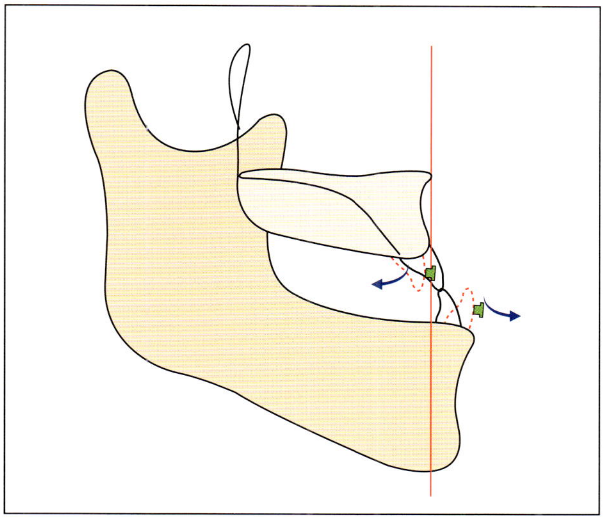

앞니의 탈보상 교정

위 앞니는 뒤쪽으로, 아래 앞니는 앞쪽으로 이동시키는 치아 이동

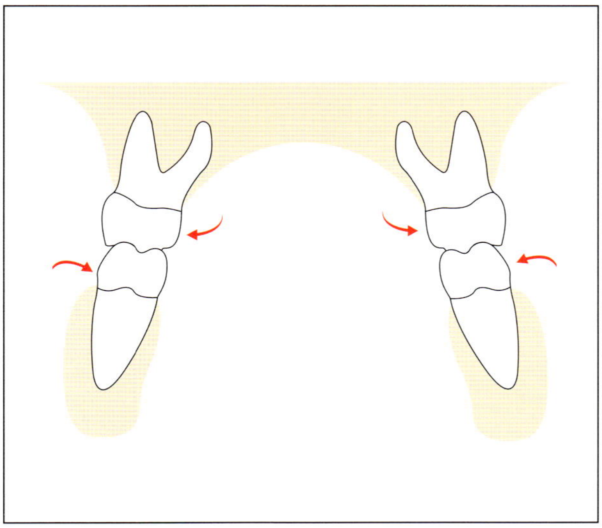

어금니의 보상

위 어금니는 바깥쪽으로, 아래 어금니는 안쪽으로 경사지는 보상 현상 발생

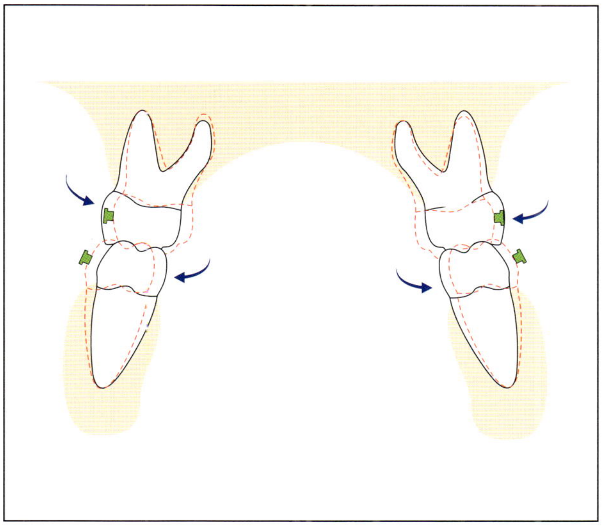

어금니의 탈보상 교정

위 어금니는 안쪽으로, 아래 어금니는 바깥쪽으로 이동시키는 치아 이동

CP Class 2 아래턱 비대칭 돌출

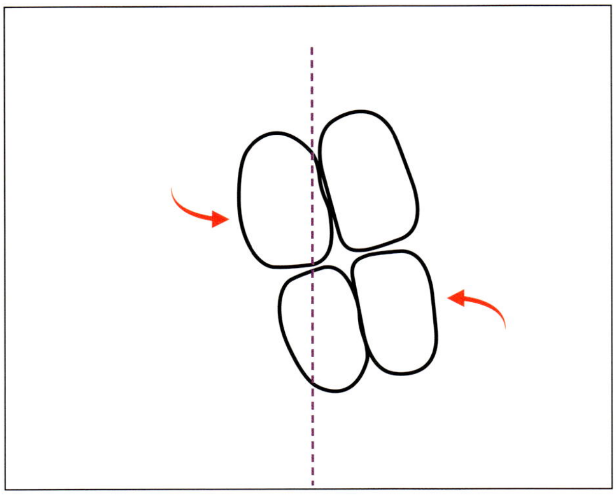

앞니의 보상

아래턱이 왼쪽으로 비대칭인 경우 위앞니는 왼쪽으로, 아래앞니는 오른쪽으로 경사지는 보상현상 발생

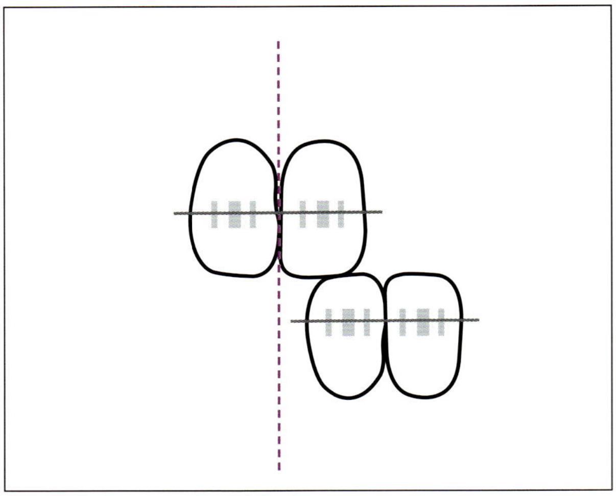

앞니의 탈보상 교정

위 앞니들은 오른쪽으로, 아래 앞니들은 왼쪽으로 경사 이동시키는 수술 전 탈보상 교정치료

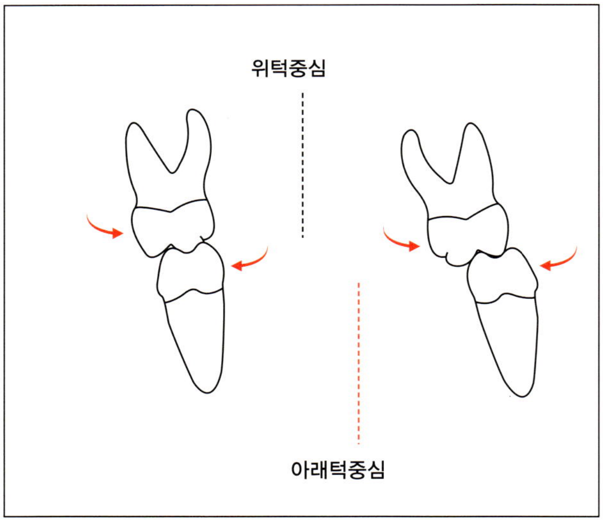

어금니의 보상

오른쪽 위 어금니는 안쪽으로, 왼쪽 위 어금니는 바깥쪽으로, 오른쪽 아래 어금니는 바깥쪽으로, 왼쪽 아래 어금니는 안쪽으로 기울어지는 보상현상 발생

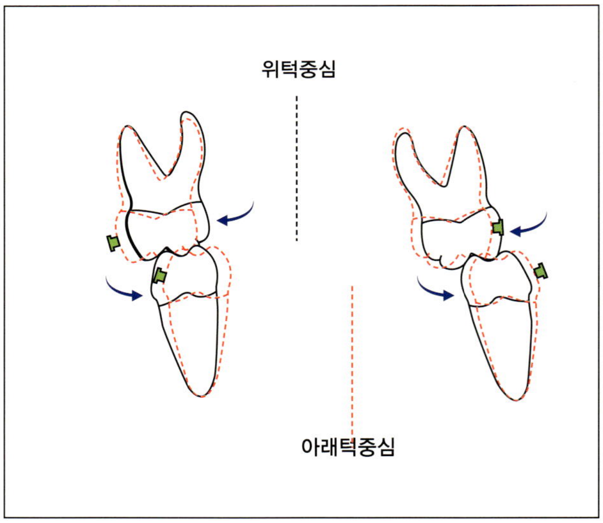

어금니의 탈보상 교정

보상현상과 반대방향으로 치아이동

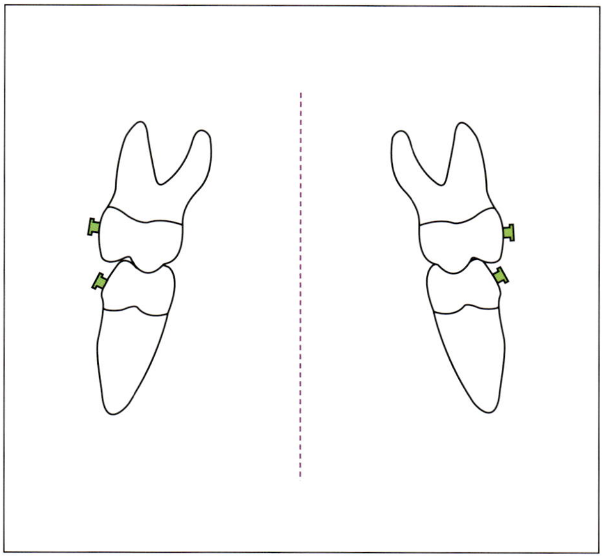

수술 후 어금니

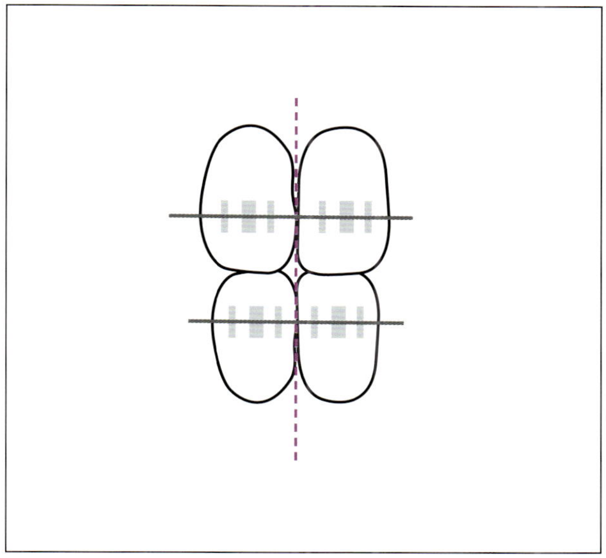

수술 후 앞니

만약에 수술 전 교정치료에 의해 치아를 탈보상하지 않고 선수술하면 어떤 일이 생기게 될까?

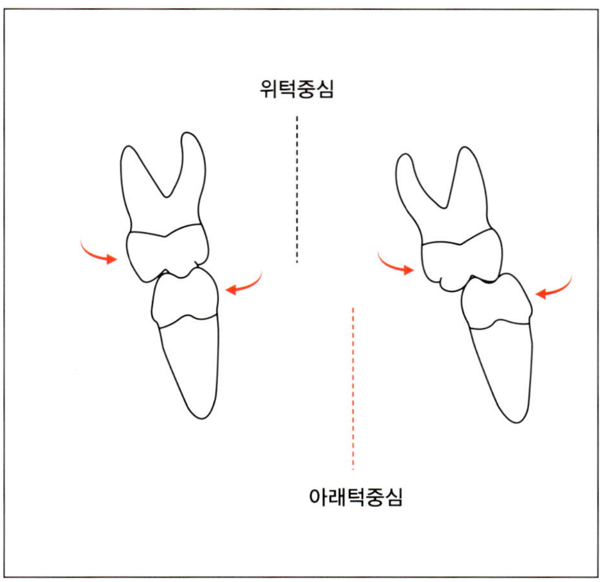

탈보상하지 않고 선수술한 경우

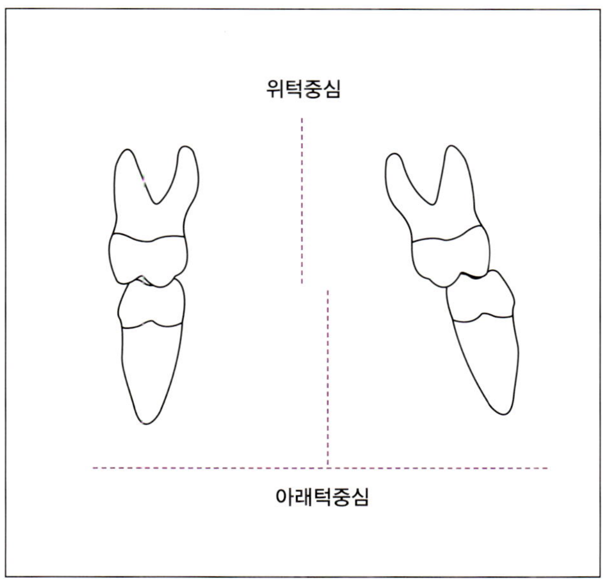

아래턱 비대칭 발생 (왼쪽 혹은 오른쪽으로)

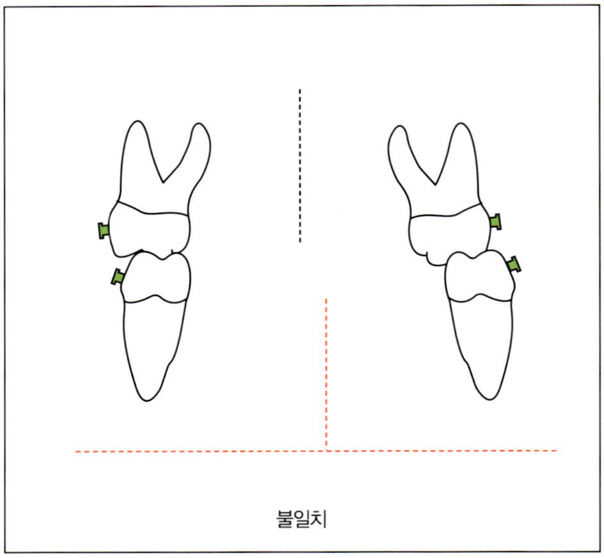

탈보상 교정치료없이 선수술하면 위, 아래 어금니의 교합이 맞지 않게 되어 어금니가 최대한 맞물리는 방향(좌측 혹은 우측)으로 아래턱이 삐뚤어지는 비대칭 발생

· 검정선 : 위턱중앙선 빨간선 : 아래턱중앙선

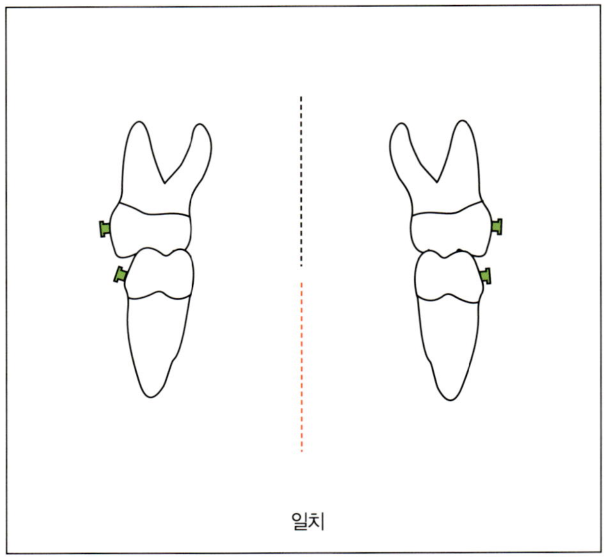

탈보상 교정치료 후 수술하면 위, 아래 어금니 교합이 잘 맞으므로 아래턱의 비대칭이 발생하지 않고 턱위치가 안정적으로 유지됨.

수술 후 위, 아래 어금니 교합이 맞지 않게 되어 씹기 위해 최대한 치아가 맞물리는 방향 (오른쪽 또는 왼쪽) 으로 아래턱이 이동되어 아래턱 비대칭이 발생한다. 일단, 아래턱 비대칭이 발생하면 수술 후 교정치료로는 고칠수 없고, 이것이 수술 전 교정없이 선수술을 시행한 환자들에게서 발생하는 가장 큰 부작용 피해사례이다.

재수술로도 해결할 수가 없고 유일한 해결책은 수술 전 교정치료를 하여 치아 보상현상을 탈보상 한 후 재수술하는 것이다. 이것은 아래턱 비대칭이 없는 CP Class 1 같은 대칭 하악골 전돌의 경우에 흔히 발생한다. 수술 후 전에 없던 턱의 비대칭이 발생하는 것이다. 치아 탈보상 교정치료 없이 선수술하면 이와같이 수술 후 비대칭이 발생할 가능성이 높다. 비대칭, 교합이상 부작용이 한국 소비자원에 접수되는 양악수술 피해사례의 주요한 항목이다.

CP Class 3 위턱의 수직경사를 수반한 아래턱 돌출

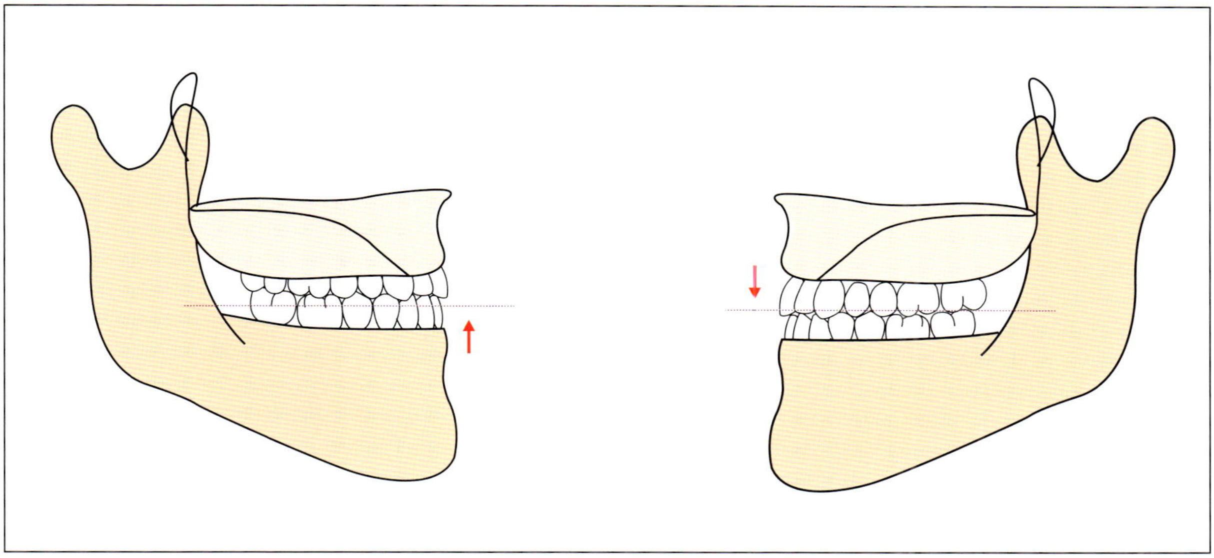

어금니의 보상

위턱의 왼쪽이 아래쪽으로 내려온 비대칭의 경우, 오른쪽 아래 어금니는 왼쪽 아래 어금니보다 더 위쪽으로 올라오는 수직적 보상 현상이 발생한다.

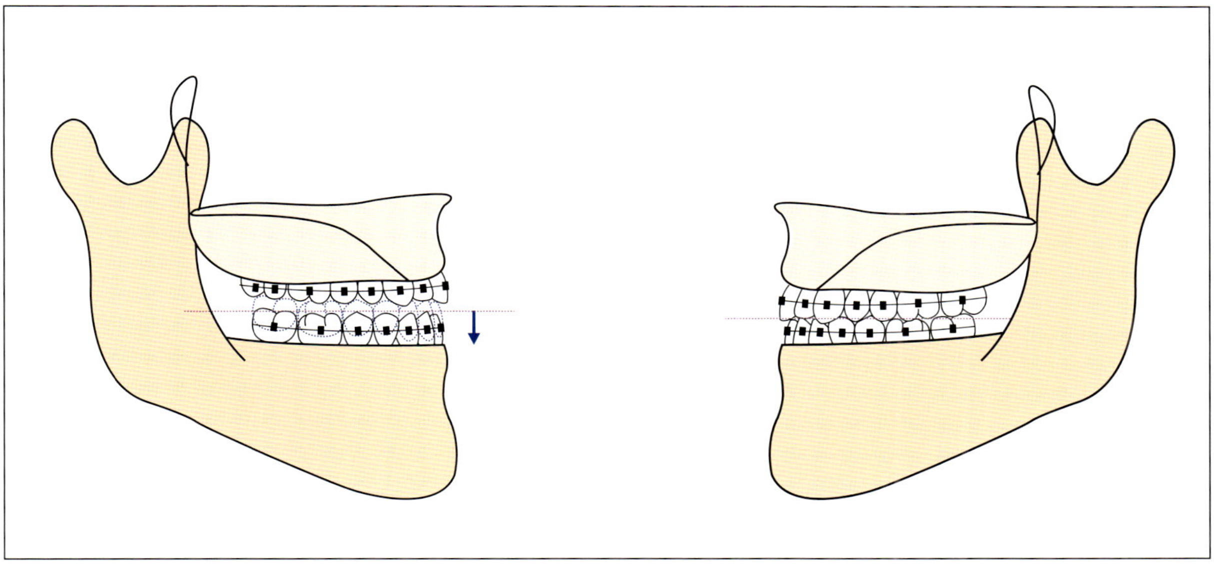

어금니의 탈보상 교정

오른쪽 아래 어금니는 아래쪽으로 이동

CP Class 4 위턱 후퇴를 동반하는 아래턱 돌출

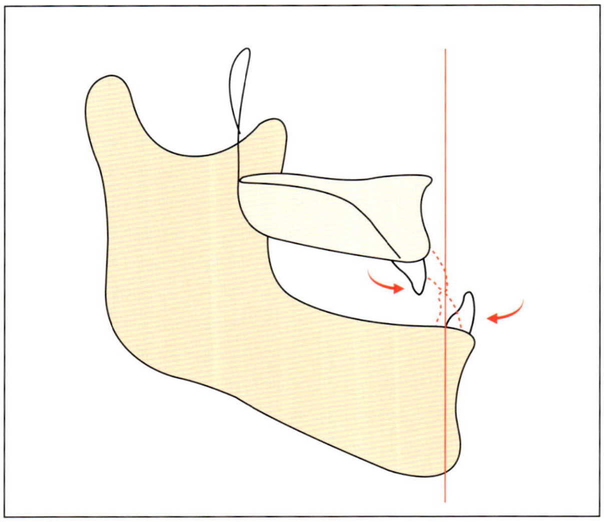

앞니의 보상

위 앞니는 앞쪽으로, 아래 앞니는 뒤쪽으로 경사지는 보상현상 발생

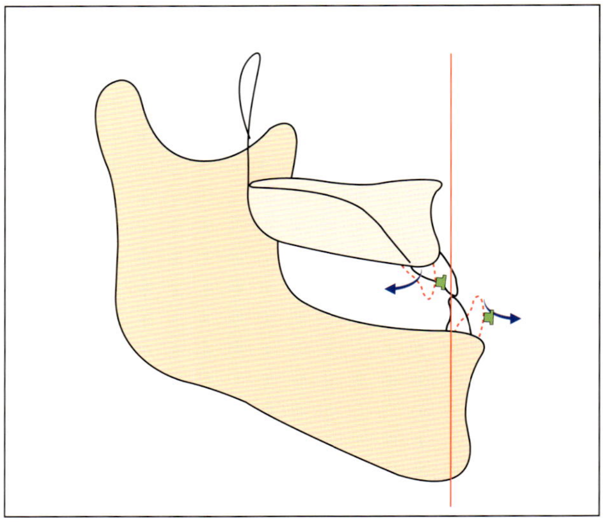

앞니의 탈보상 교정

위 앞니는 뒤쪽으로, 아래 앞니는 앞쪽으로 이동시키는 치아 이동

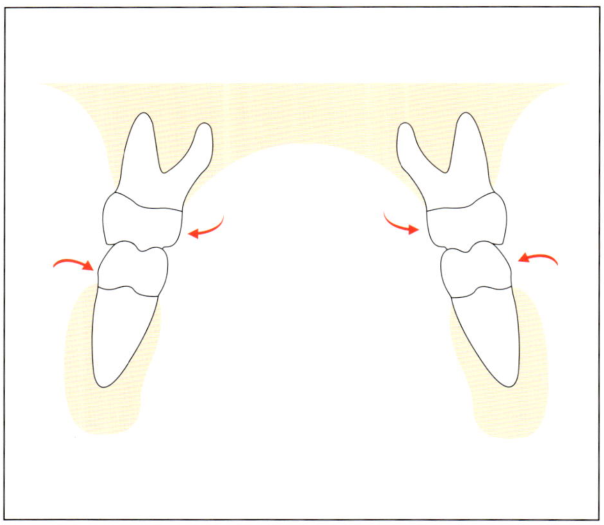

어금니의 보상

위 어금니는 바깥쪽으로, 아래 어금니는 안쪽으로 경사지는 보상 현상 발생

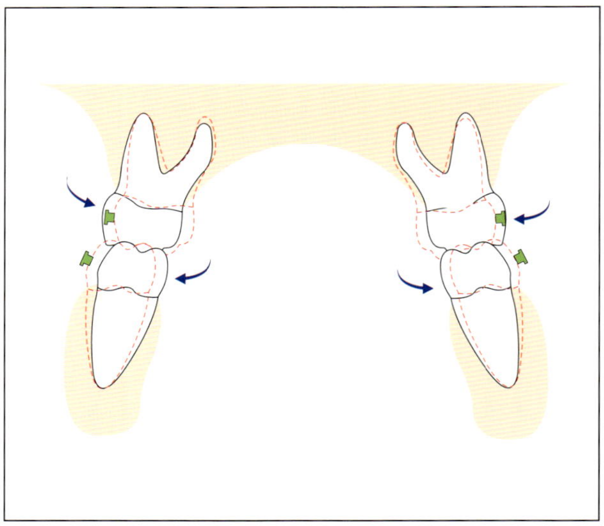

어금니의 탈보상 교정

위 어금니는 안쪽으로, 아래 어금니는 바깥쪽으로 이동시키는 치아 이동

CP Class 5 위턱 수직적 과다성장을 수반한 아래턱 돌출

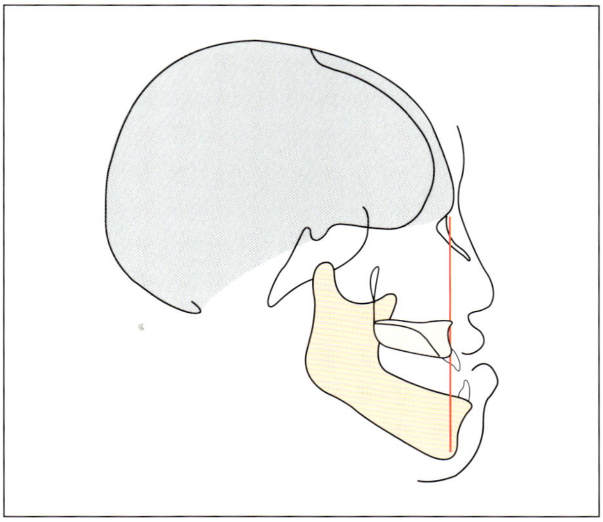

앞니의 보상

위 앞니는 아래쪽으로, 아래 앞니는 위쪽으로 이동하는 보상현상 발생

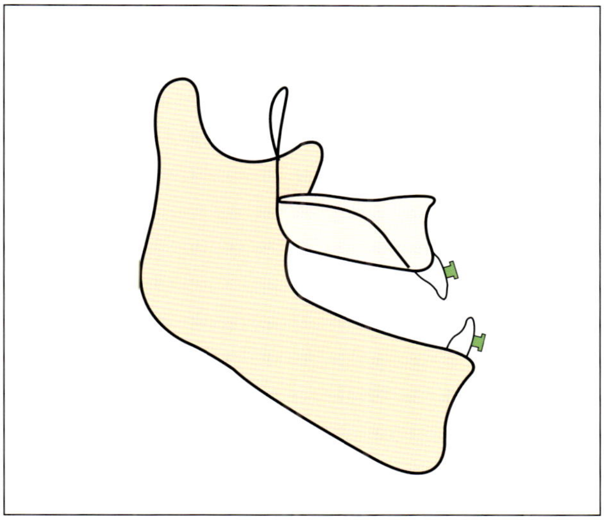

앞니의 탈보상 교정

이경우 치아의 수직적 탈보상은 수술 전 치아이동으로 시행하지 않고 위턱을 수술을 통해 상방이동 하므로서 수직적으로 긴 안모를 고치는것이 효율적인 치료방법이다.

CP Class 6 복합형 아래턱돌출

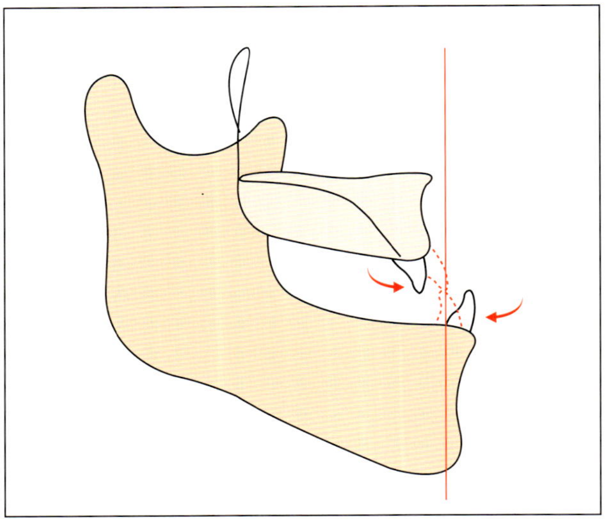

앞니의 보상

위 앞니는 앞쪽으로, 아래 앞니는 뒤쪽으로 경사지는 보상현상 발생

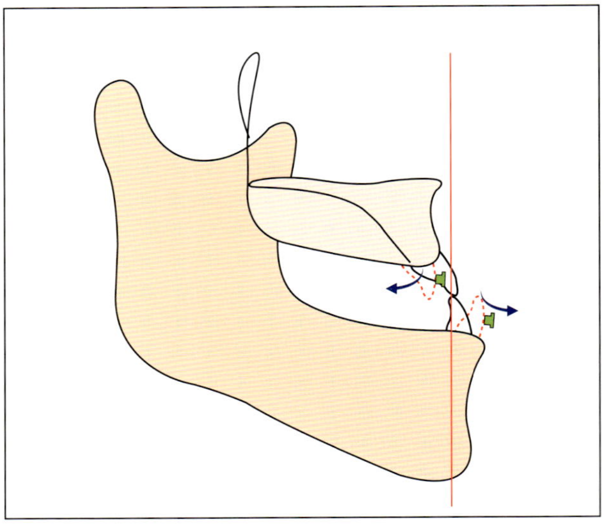

앞니의 탈보상 교정

위 앞니는 뒤쪽으로, 아래 앞니는 앞쪽으로 이동시키는 치아 이동

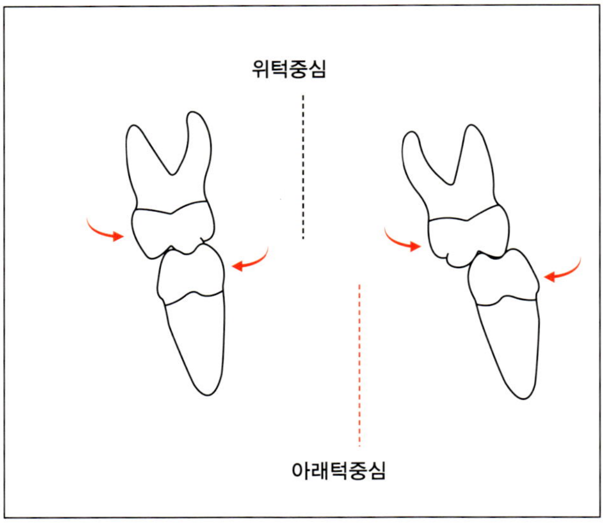

어금니의 보상

오른쪽 위 어금니는 안쪽으로 왼쪽 위 어금니는 바깥쪽으로, 오른쪽 아래 어금니는 바깥쪽으로 왼쪽 아래 어금니는 안쪽으로 기울어지는 보상현상 발생

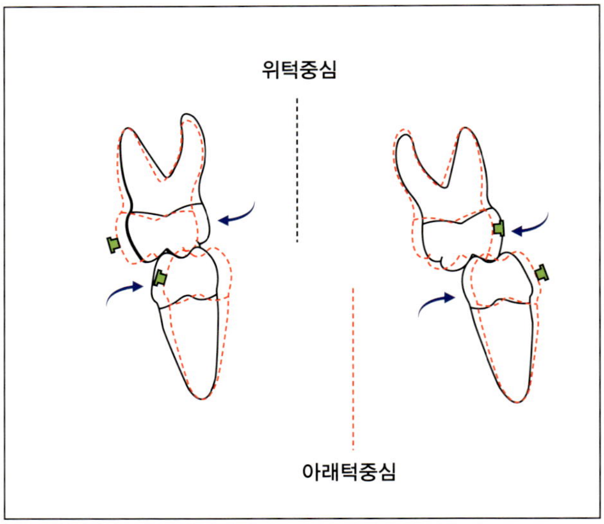

어금니의 탈보상 교정

보상현상과 반대방향으로 치아이동

CP Class 7 아래턱 후퇴증 (무턱)

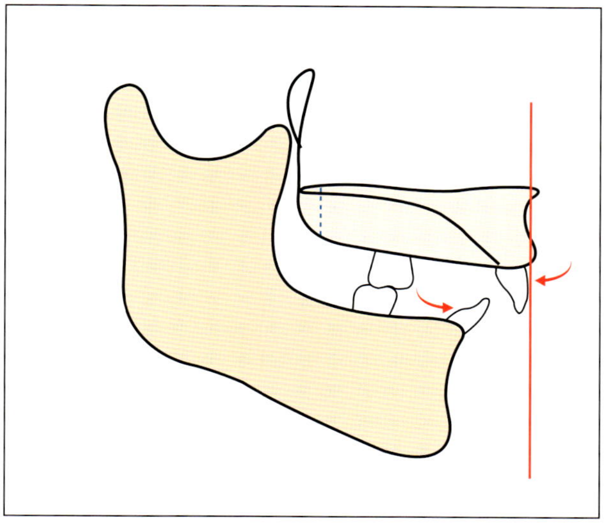

앞니의 보상

위 앞니는 뒤쪽으로, 아래 앞니는 앞쪽으로 경사지는 보상 현상 발생

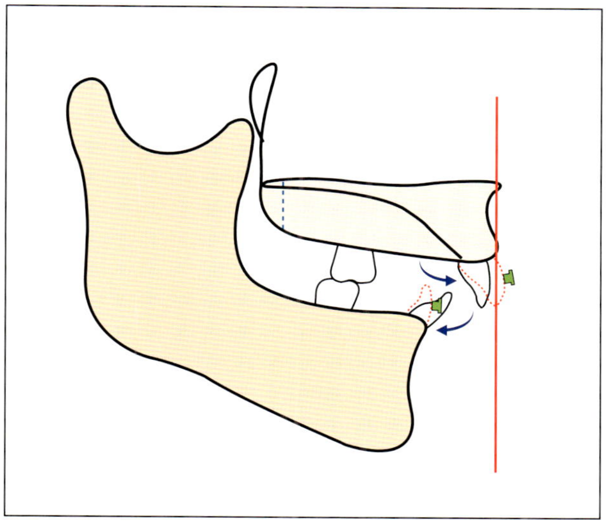

앞니의 탈보상 교정

위 앞니는 앞쪽으로, 아래 앞니는 뒤쪽으로 이동시키는 치아 이동. 악골 부조화와 관계없이 즉, 위 앞니는 위턱에서 정상위치, 아래 앞니는 아래턱에서 정상 위치로 이동

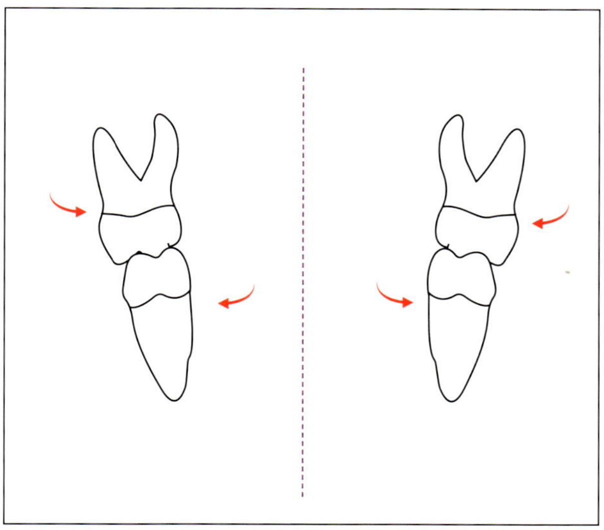

어금니의 보상

위 어금니는 안쪽으로, 아래 어금니는 바깥쪽으로 경사지는 보상현상 발생

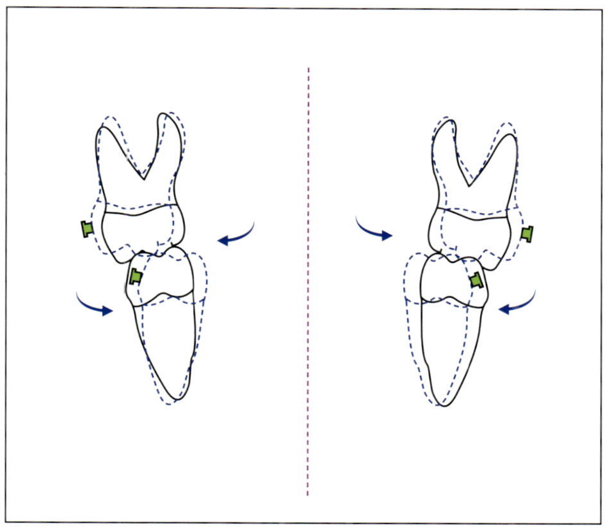

어금니의 탈보상 교정

위 어금니는 바깥쪽으로, 아래 어금니는 안쪽으로 이동시키는 치아이동

CP Class 8 위턱 돌출을 수반한 아래턱 후퇴증

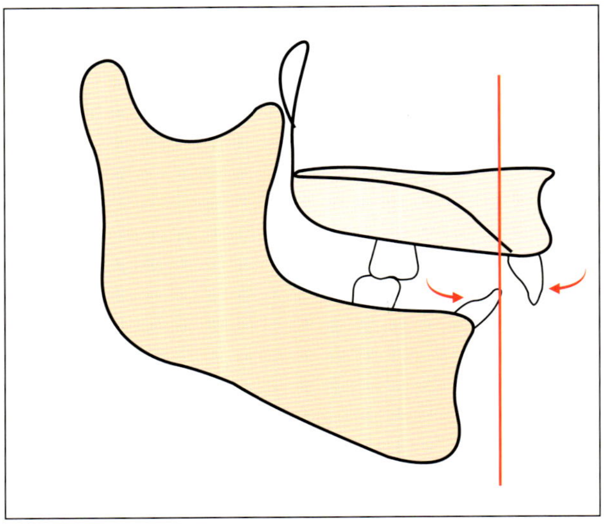

앞니의 보상

위 앞니는 뒤쪽으로, 아래 앞니는 앞쪽으로 경사지는 보상 현생 발생

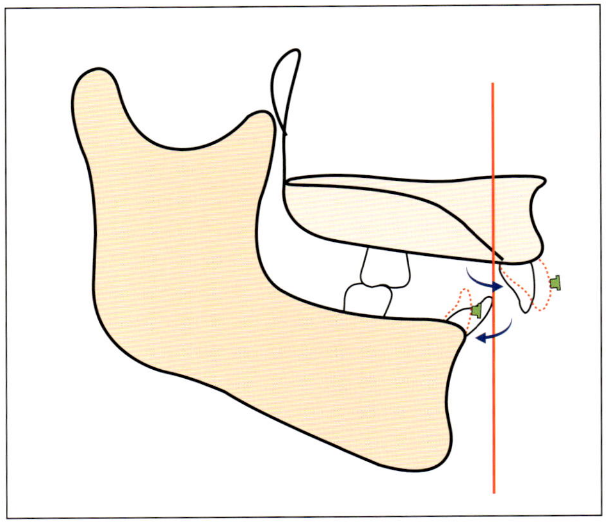

앞니의 탈보상 교정

위 앞니는 앞쪽으로, 아래 앞니는 뒤쪽으로 이동시키는 치아 이동. 악골 부조화와 관계없이 즉, 위 앞니는 위턱에서 정상위치, 아래 앞니는 아래턱에서 정상 위치 시킨다.

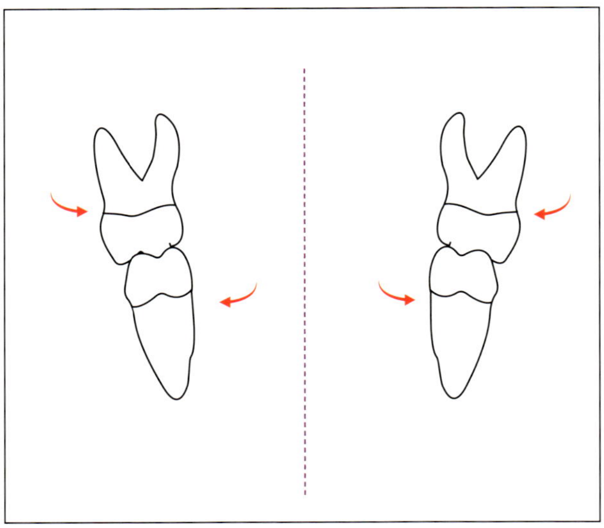

어금니의 보상

위 어금니는 안쪽으로, 아래 어금니는 바깥쪽으로 경사지는 보상현상 발생. 화살표로 보상적인 치아의 위치적용 방향을 나타내고 있다.

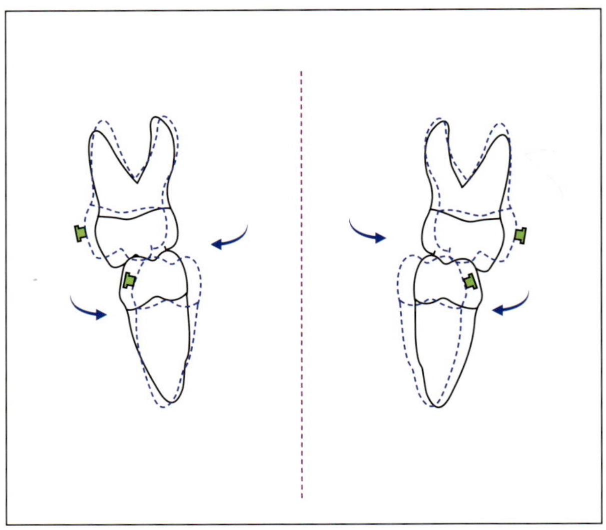

어금니의 탈보상 교정

위 어금니는 바깥쪽으로, 아래 어금니는 안쪽으로 경사시켜서 정상화시키는 치아 이동. 화살표는 탈보상의 치아이동의 방향을 나타내고 있다.

CP Class 9 위턱 아래턱 회전비대칭

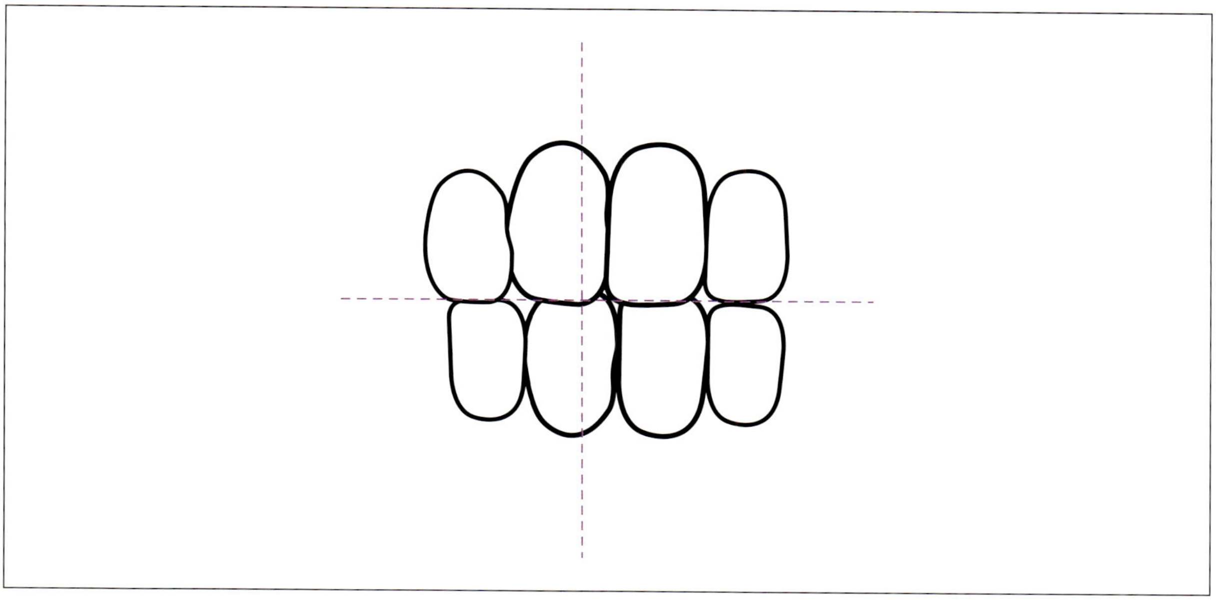

앞니의 보상

위턱이 왼쪽으로 회전되어 있는 비대칭의 경우는 치아들이 전체적으로 안면중심선에 비해 왼쪽으로 치우쳐 있음. 보상적 치아이동의 필요가 많지 않다.

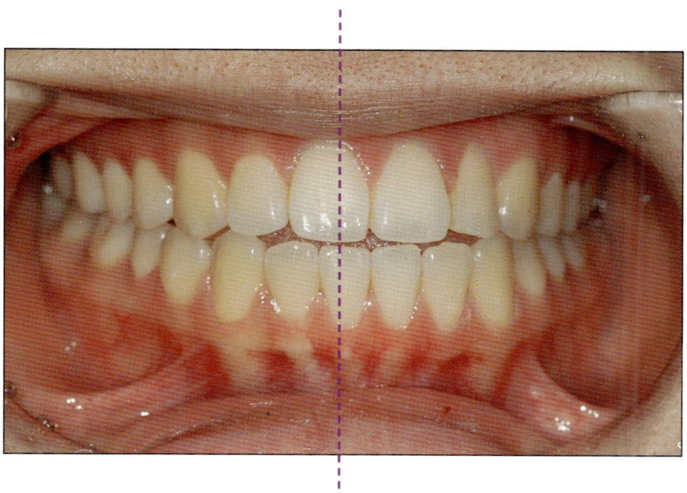

안면중심선

V. 모형수술 / 3D 가상수술

V. 모형수술 / 3D 가상수술

수술 전 교정이 마무리되면 수술을 위한 준비를 하게 되는데, 이 중 모형 수술(model surgery)은 가장 중요한 과정이다. 성공적인 턱교정 수술을 위해서는 치아를 포함한 턱을 우리가 원하는 위치로 정확하게 이동시켜야 하는데, 실제 수술 중에는 턱의 위치를 정확하게 측정할 수 없기 때문에 이것이 불가능하다. 그래서 수술 전에 환자와 똑같은 모형을 만들어 놓고, 이 모형 상에서 계획대로 치아 모형을 이동시킨 다음, 이동된 위치에 맞는 치아장치(wafer)를 만들고, 실제 수술 시에는 이 장치를 사용하여 턱의 위치를 정한다. 결과적으로 정확한 모형 수술은 성공적인 턱교정 수술을 위한 필수적인 조건이다.

기존의 모형 수술은 석고 모형을 이용하여 시행하였다. 즉 환자의 턱의 움직임을 재현하는 교합기 상에 치아 모형을 위치시켜 환자와 똑같은 턱 모형을 만들고, 실제로 모형을 잘라서 수술 계획에 따라 이동하여 모형 수술을 시행하였다. 이러한 석고 모형 수술은 사람이 손으로 직접 길이를 재고, 모형을 잘라서 이동하였기 때문에 시간이 오래 걸리고 부정확하였다. 많은 연구에 따르면 여러 특수 장비를 이용하여 최대한 정확하게 시행하더라도 석고 모형 수술은 약 1~2mm 가량의 오차가 발생하였다.[1,2] 턱교정 수술에 있어서 대부분의 수술 계획이 4~6mm 정도로 결정되기 때문에 1mm의 오차는 상당히 큰 것이다. 부정확하게 시행된 석고 모형 수술로 만들어진 치아 장치를 이용하여 수술을 할 경우, 수술이 정확하게 되기 힘들고 결과적으로 얼굴의 비대칭과 같은 심미적, 기능적 문제를 일으킬 수 있다.

---

1 Edward Ellis III. Accuracy of model surgery: evalyation of old technique and introduction of a new one. J Oral Maxillofac Surg 1990;48:1161-1167

2 M.A.Bamber, M.Harris, C.Nacher. A validation of two orthognathic model surgery technique. J Orthodontics 2001;28:135-142

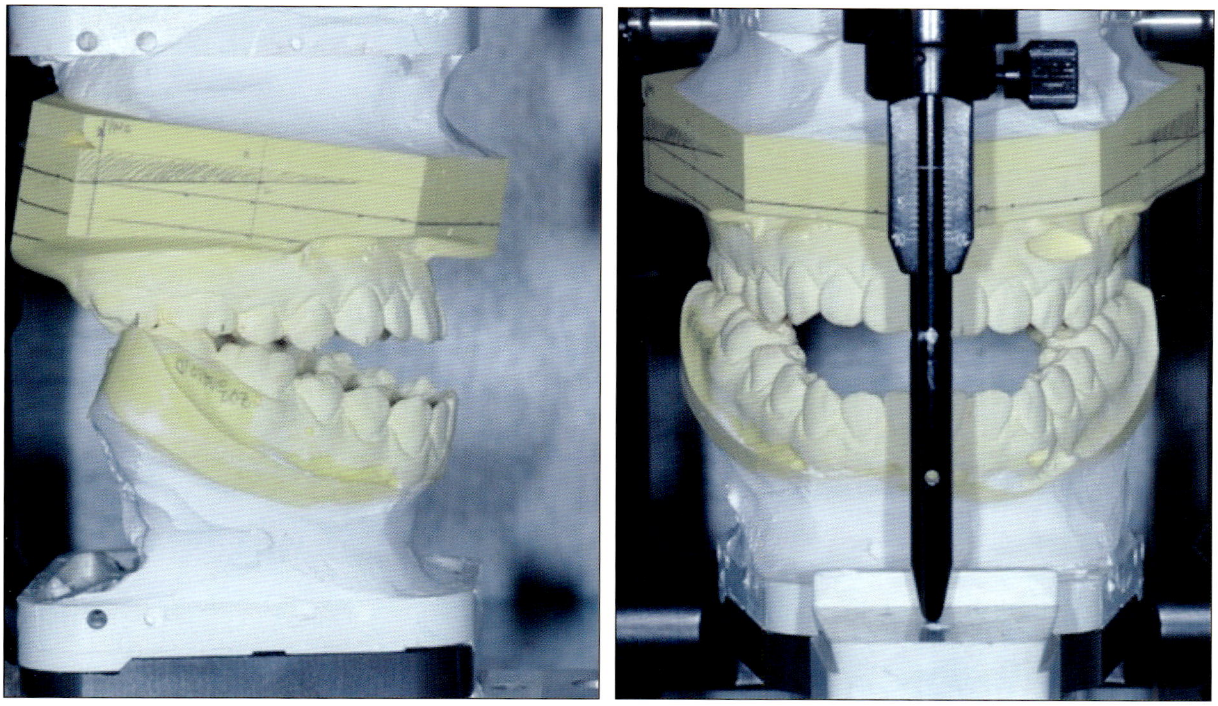

석고모형 수술 (이동 전) - 교합기 상에 치아 석고 모형이 고정되어 있다.

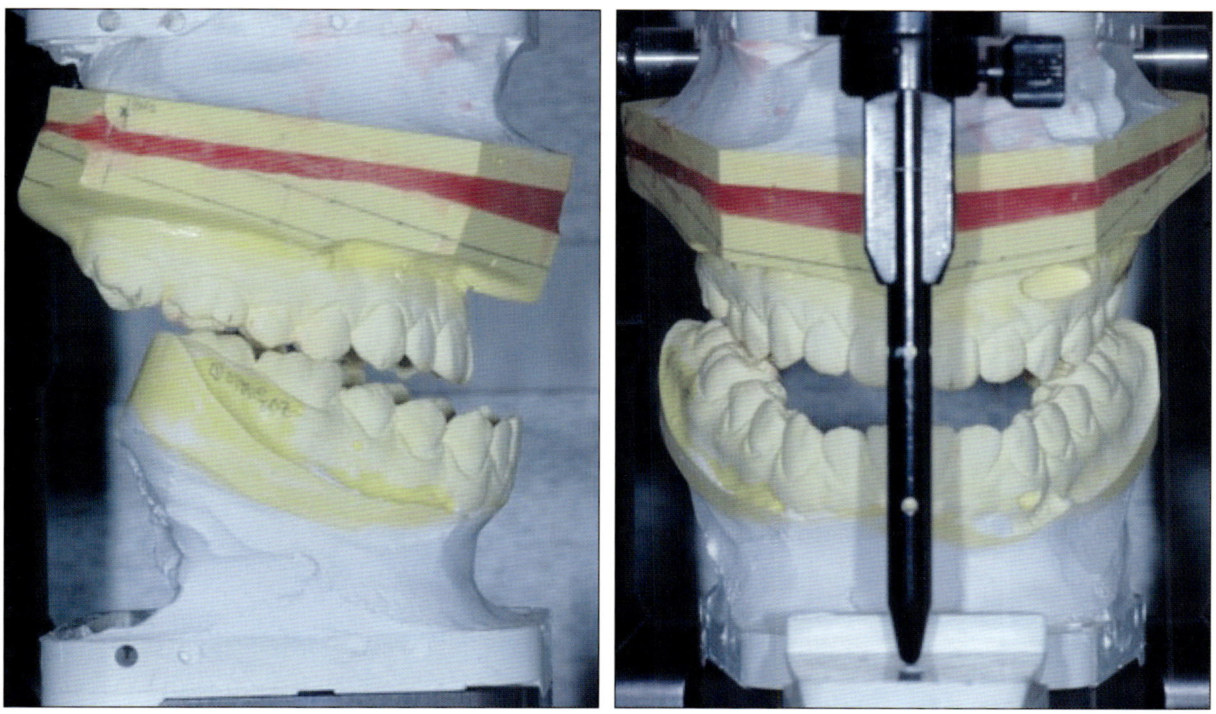

석고모형 수술 (이동 후) - 수술 계획에 따라 석고 모형을 직접 잘라서 이동한 후 다시 고정한 모습. 손으로 직접 모형을 자르고, 이동한 다음 다시 고정하여야 하는 복잡한 과정을 거쳐야 하기 때문에 부정확하다.

최근에는 3D 의학영상기술과 관련 소프트웨어의 발달로 이러한 문제들이 해결되었다. 다양한 기술을 이용하여 정확한 3D 영상을 얻고, 이를 분석하여 각 환자의 문제점을 파악하여 이를 해결하기 위한 치료 계획을 세울 뿐 아니라, 이러한 계획에 따라 소프트웨어 상에서 정확하게 가상의 치아 모형을 이동하여 실제 수술에 이용할 치아장치까지 만드는 가상 모형수술이 가능해진 것이다. 가상 모형수술을 이용함으로써 기존의 석고 모형 수술에서 손으로 직접 하는 모든 과정을 프로그램 상에서 수치를 입력하거나, 마우스를 움직이는 형태로 대신함으로써 수술을 준비하는 과정이 간단해졌다. 그리고 약 0.01mm~0.1mm의 오차로 모형을 정확하게 이동하는 것이 가능해져 기존의 방식에 비해 10~100배 정도 정확해졌다.[3,4]

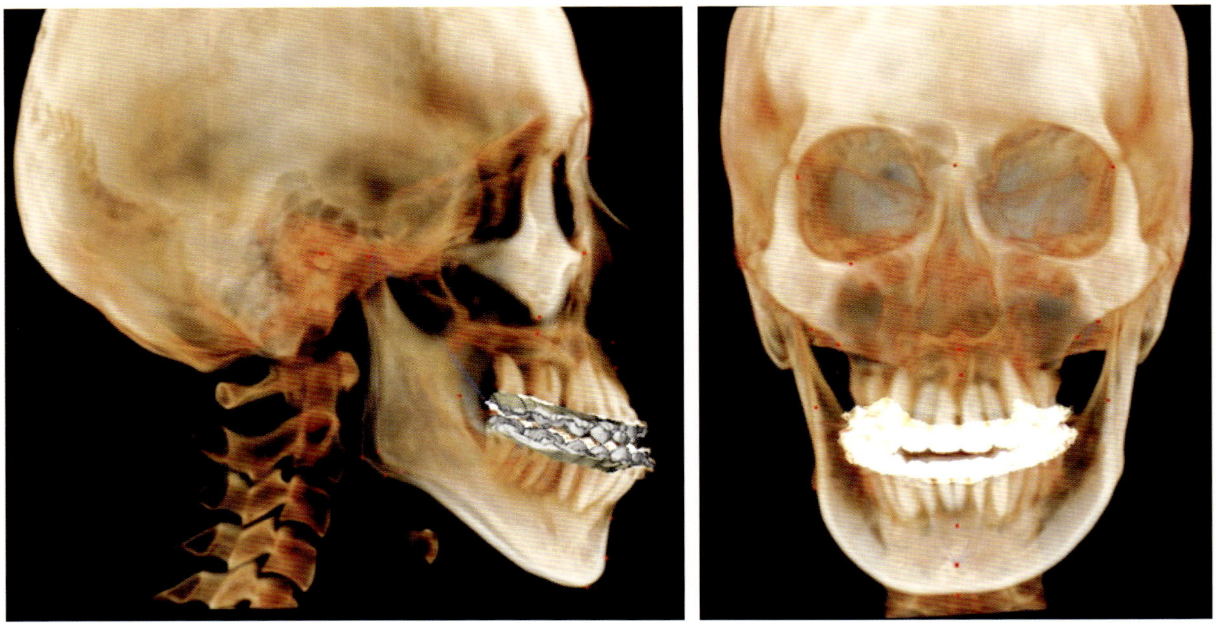

3D 가상 모형수술 (이동 전) - 3차원 방사선 이미지와 치아 스캔 이미지를 결합하여 정확한 3차원 이미지를 얻고 이를 규격화된 방식으로 재배열하여 환자의 수술 전 상태를 정확하게 재현한 얼굴뼈 모형을 얻을 수 있다.

3 Choi JY, Hwang JM, Baek SH. Virtual model surgery and wafer fabricaton using 2-dimensional cephalogram, 3-dimensional virtual dental models and stereolithographic technology. Oral Surg Oral Med Oral Pathol Oral Radiol 2012; 113:193-200

4 Song KG, Baek SH. Comparison of the accuracy of the three-dimensional virtual method and the conventional manual method for model surgery and intermediate wafer fabrication. Oral Surg Oral Med Oral Pathol Oral Radiol 2009;107:13-21

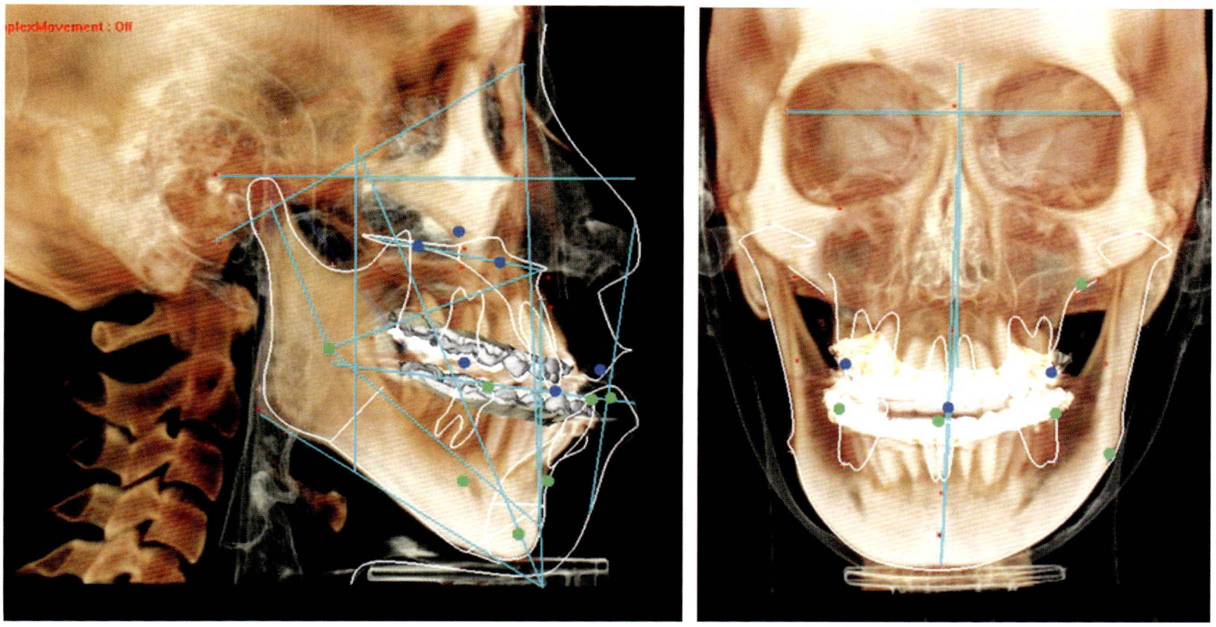

3D 가상 모형수술 (이동 후) - 수술 계획에 따라 치아 모형을 이동한 모습. 수술 시의 움직임을 재현하는 이동은 컴퓨터 프로그램 상에서 수치를 입력하거나 마우스를 이동하는 방식으로 이루어지므로 0.01mm 단위로 정확하게 이동할 수 있다. 결과적으로 기존의 방식보다 훨씬 더 정확한 치아 모형수술이 가능해졌다.

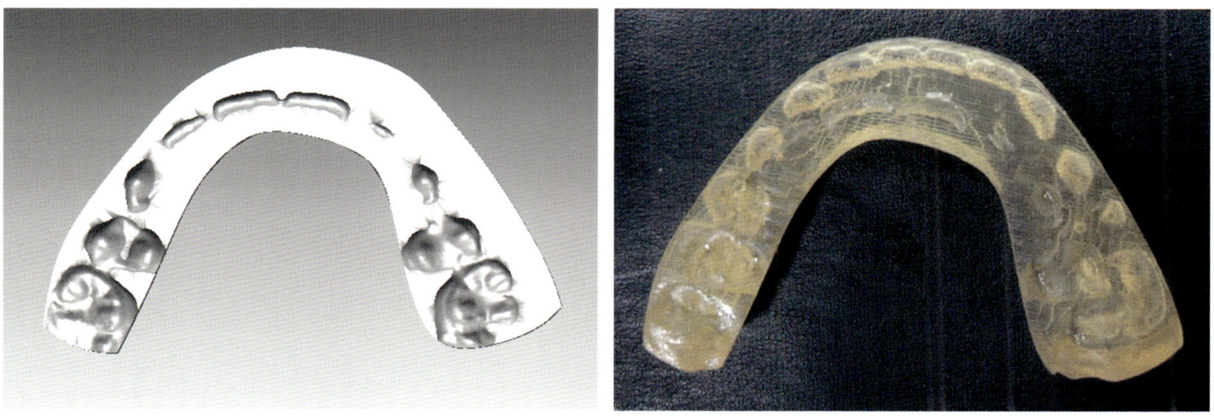

3D 가상 치아장치와 실제 치아장치 - 수술로 인하여 위턱뼈가 이동하고 나면 의 아래 치아 사이의 공간은 왼쪽 그림과 같은 형태로 나타난다. 이를 3D 프린팅 기술을 이용하여 오른쪽 그림과 같이 실제 수술에 사용할 치아 장치의 형태로 재현해 낼 수 있다.

Ⅵ. 수술

1. CP 분류에 따른 수술 방법

2. 수술 과정

VI. 수술

수술 교정은 치아와 턱의 크기와 위치의 이상을 치료하는 것이다. 뼈는 정상이고 치아에만 이상이 있는 경우에는 일반 교정 만으로 치료가 가능하지만, 뼈에도 문제가 있는 경우에는 수술을 동반한 교정 치료인 수술 교정이 필요하다.

수술 교정은 아래와 같은 일련의 과정을 통하여 환자의 기능적, 미용적 문제를 해결한다.

1. 진단 및 치료 계획 수립
2. 수술 전 교정
3. 턱교정 수술 (양악수술)
4. 수술 후 교정
5. 검사 및 경과 관찰

양악 수술은 턱을 기능적, 미용적으로 올바른 위치로 옮기는 수술 교정의 한 과정으로, 아래턱만을 수술하는 단악 수술과 위턱과 아래턱을 모두 수술하는 양악 수술이 있다. 최근 턱교정 수술이 양악 수술이라는 이름으로 여러 가지 사회적 문제를 일으키는 이유는 일부 성형외과를 중심으로, 이러한 수술 교정의 일련의 과정 없이, 양악 수술이 마치 모든 것의 해결책인 양 무분별하게 시행되고 있기 때문이다. 정확한 진단과 적절한 수술 전 교정 없이 시행되는 양악 수술은 여러 부작용을 낳게 된다. 반드시 정확한 진단을 통하여 적절한 수술 계획을 세우고, 뼈의 이동에 필요한 공간을 만들기 위한 충분한 수술 전 교정이 이루어진 다음 양악 수술을 시행하여야 한다.

수술교정

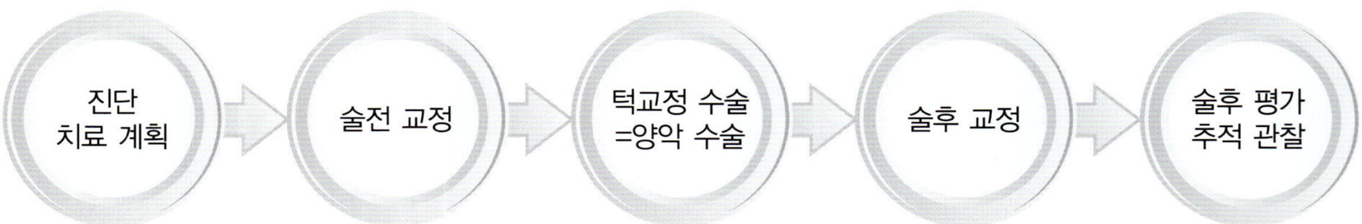
진단
치료 계획
술전 교정
턱교정 수술
=양악 수술
술후 교정
술후 평가
추적 관찰

그림 1 양악 수술은 수술교정의 한 부분이다. 적절한 진단이나 수술 전 교정 없이 무분별하게 시행된 양악 수술은 많은 부작용을 야기한다.

1. CP 분류에 따른 수술 방법

CP Class 1 아래턱 대칭적 돌출

아래턱이 많이 자라 위턱에 비해 전방으로 나와 있는 소위 '주걱턱' 의 경우가 이에 해당한다. 이가 맞지 않아 음식을 씹는 기능과 발음 기능이 취약하고, 외모적으로도 가만 있으면 화가 나 보이고, 부정적인 느낌이 강해 보인다. 대부분의 아래턱은 사춘기 이후까지 성장하는데, 이 시기 환자들이 예민하고 외모에 관심이 많은 점들을 감안하면 환자 본인이 받는 스트레스는 매우 크다.

위턱의 위치는 정상 범위이나 아래턱이 돌출되어 있는 경우 아래턱 수술만으로 치료할 수 있다.아래턱 수술은 기본적으로 아래턱을 턱관절을 포함하는 부분과 치아를 포함하는 부분으로 분리한 다음, 턱관절부는 그대로 두고 아래턱의 치아 부분을 위턱 치아와 잘 맞는 원하는 위치로 이동하여 치료한다.

아래턱 수술은 아래턱을 분리하는 방법과 고정 여부에 따라 크게 시상 분할 하악지 골절단술(Sagittal Splint Ramus Osteotomy, SSRO)과 수직 하악지 골절단술 (Vertical Ramus Osteotomy, VRO)로 구분된다. SSRO는 분리된 뼈 간의 접촉면적이 넓고, 금속판(plate)을 이용하여 고정을 하기 때문에 수술 후 입을 묶어 두는 기간이 짧다. 그러나 신경 손상 가능성이 있고, 수술 중 턱관절의 위치를 잘 재현하여야 하기 때문에 수술이 잘 이루어져야 한다. VRO은 아래턱을 아래턱 신경 뒷 부분에서 수직적으로 잘라 뼈를 이동시키고, 이후 고정을 하지 않기 때문에 상대적으로 신경 손상의 가능성이 적고, 턱관절을 자연적인 위치로 유도할 수 있다는 장점이 있다. 하지만 수술 후 장기간 위턱과 아래턱을 묶어두어야 하기 때문에 환자가 불편하고, 경우에 따라서 턱뼈의 위치가 변할 수 있다.

아래턱 수술은 어떤 수술 방법이 더 좋다고 말하기는 어렵다. 어떤 방법으로 수술하는가 보다 얼마나 숙련된 의사가, 어떻게 수술하는가가 부작용을 막고 성공적인 수술 결과를 얻는데 더 중요하다. 어떤 방법이든 충분한 경험을 가진 치과분야의 구강외과 의사에 의해서 신중하게 시행될 경우, 많은 부작용들은 예방될 수 있다.

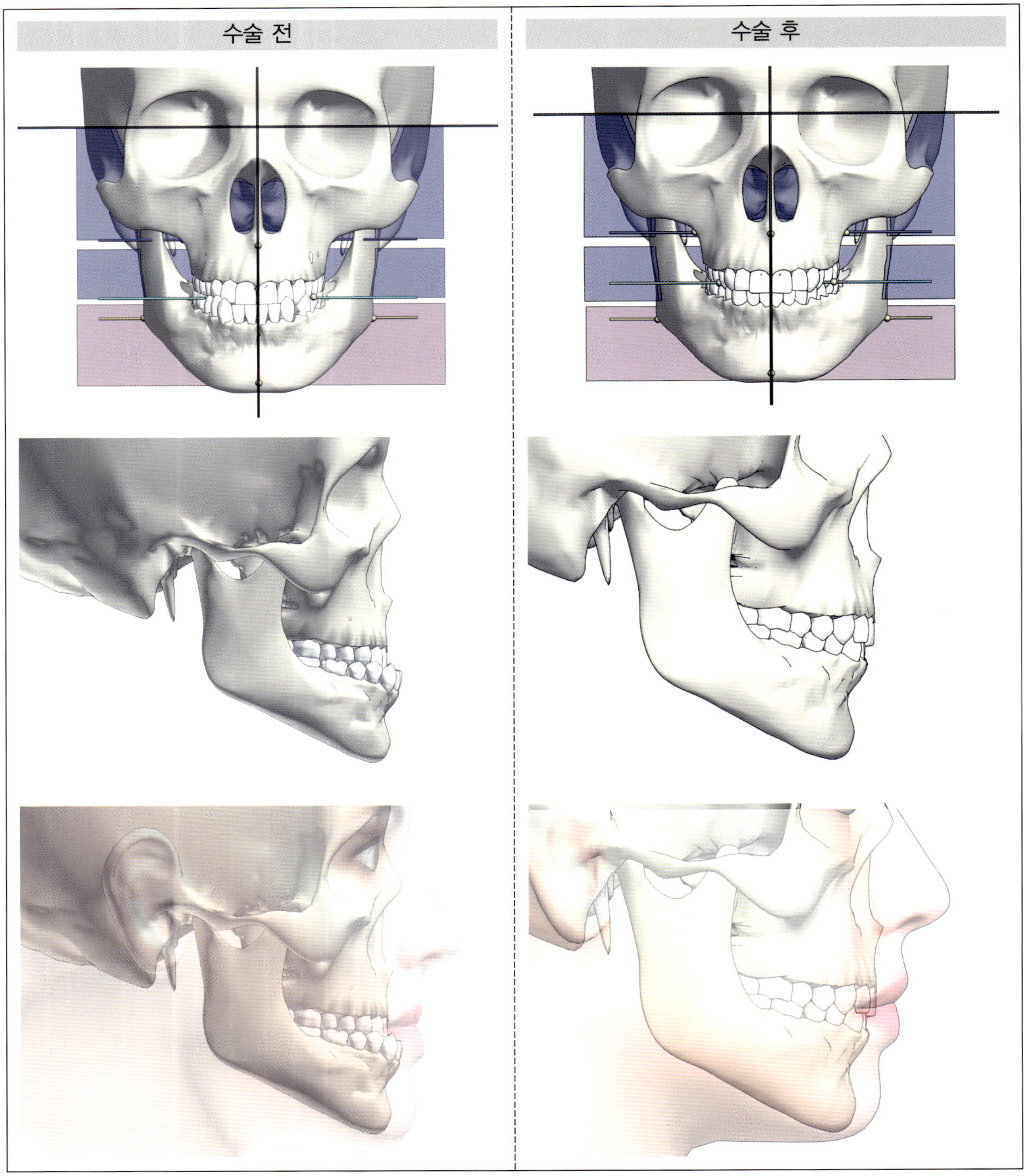

그림 2 CP class I. 아래턱 대칭적 돌출.

아래턱 수술을 통하여 전방으로 돌출된 아래턱을 후방으로 이동시켜 치료한다. 수술 전 교정을 충분히 하고, 수술이 적절히 이루어진다면 비교적 안정된 결과를 얻을 수 있다.

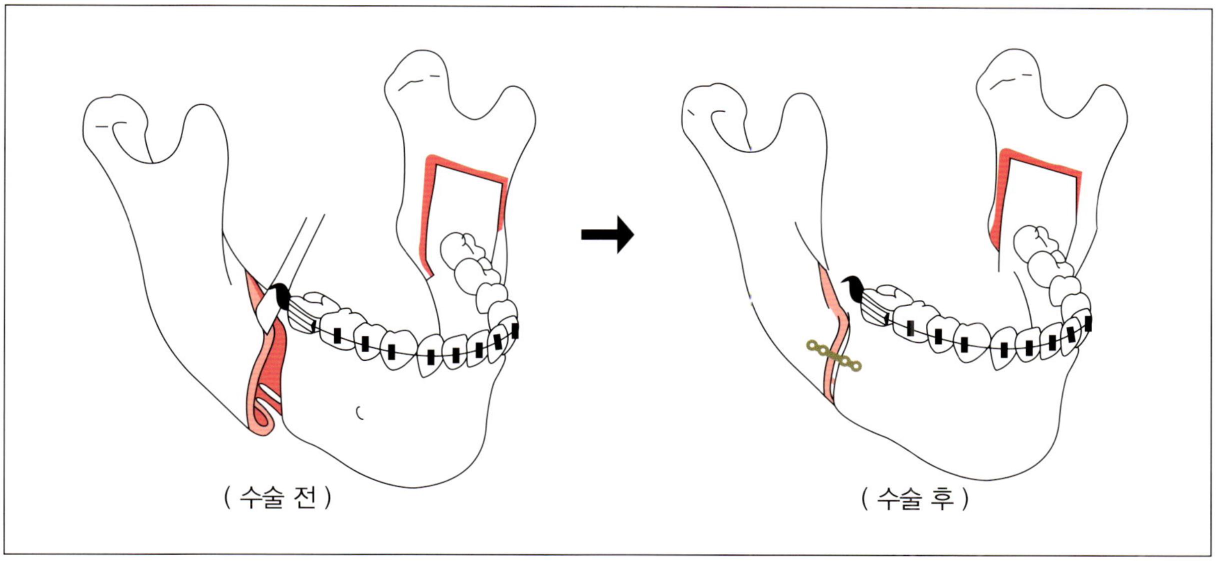

그림 3-1 시상 분할 하악지 골절단술(Sagittal Split Ramus Osteotomy, SSRO)

돌출된 아래턱의 치아 부분을 분리하여 뒤로 이동한 후, 골편 간의 접촉면이 크게 확보되기 때문에 안정성이 높아 선호되는 수술임. 하지만 수술 중 턱관절의 위치나 근육에 대한 충분한 고려와 처치가 필요하므로 수술의 난이도가 높다.

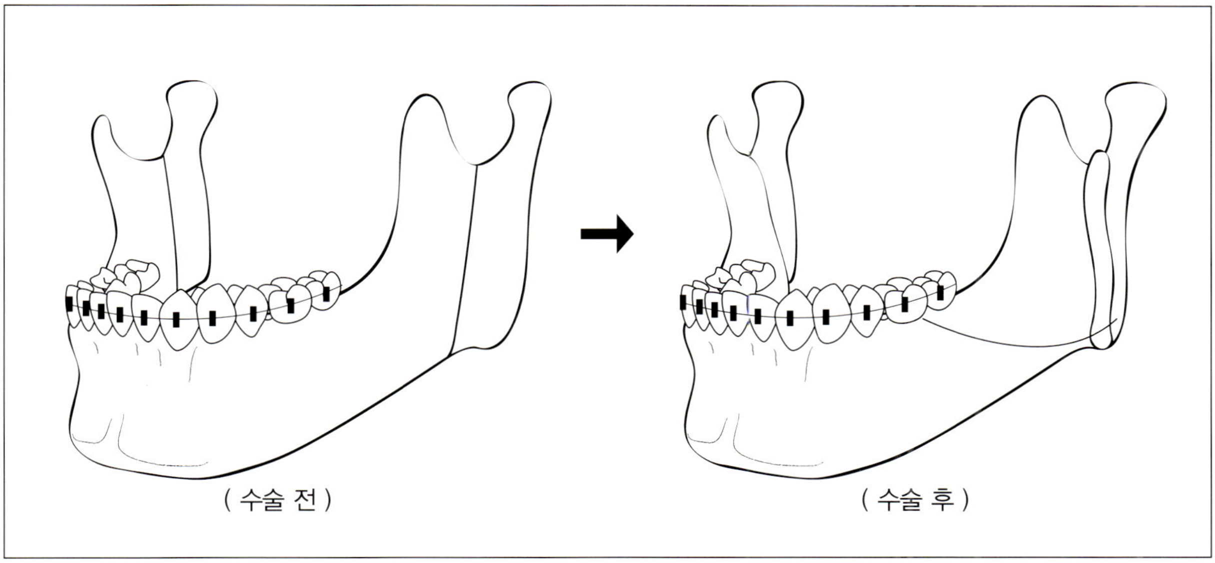

그림 3-2 수직 하악지 골 절단술 (Vertical Ramus Osteotomy, VRO)

수술 후 턱관절이나 주위 조직에 의해 아래턱의 턱관절 부위가 자연스럽게 제 위치를 찾아가는 것을 유도하는 수술법으로 골편 고정을 하지 않는다. 수술 부위가 아래턱 신경의 뒤쪽이므로 신경의 손상 가능성이 적으나, 골편 접촉면적이 적은 단점이 있다. 예전에는 많이 시행되었으나 요즘에는 별로 시행하지 않는 수술법이다.

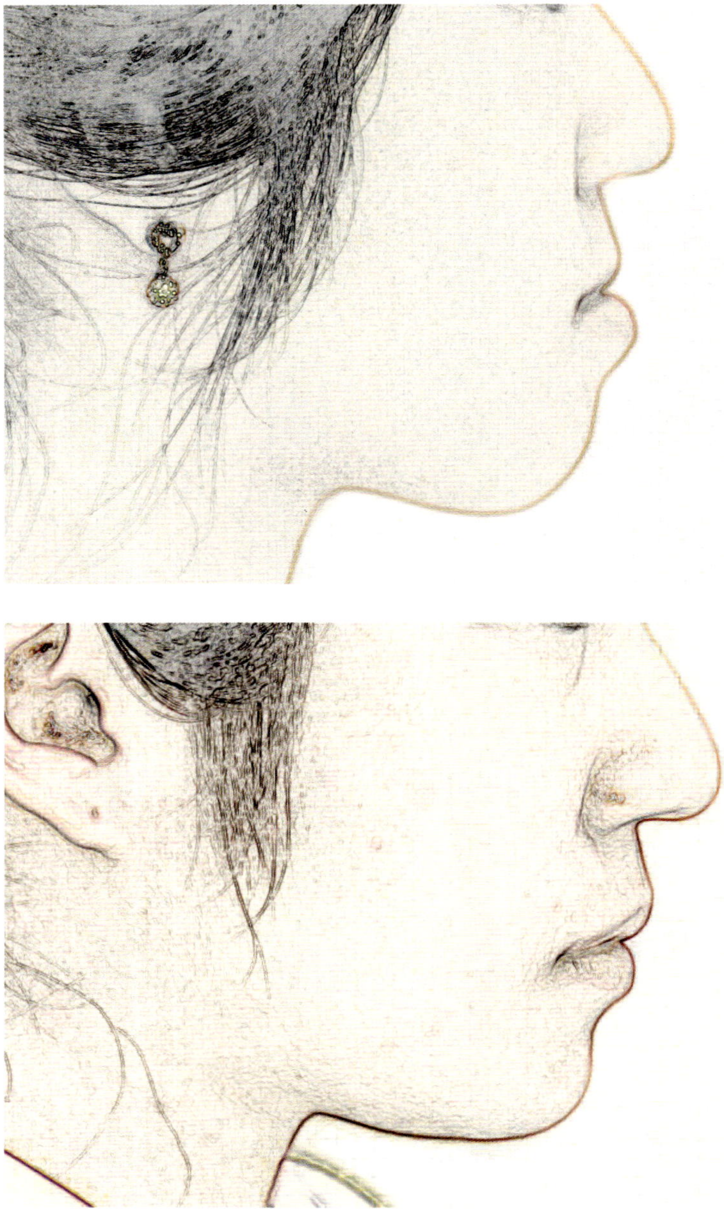

그림 4 아래턱 대칭적 돌출을 아래턱 수술을 통하여 해결하였다.

CP Class 2 아래턱 비대칭 돌출

아래턱의 비대칭 돌출이 있는 경우, 정면에서 보았을 때 아래턱의 치아 중심이 위턱의 치아 중심에 비해 좌우로 변위되어 있고, 그에 따라 턱의 중심도 한쪽으로 돌아가 보인다. 위턱의 위치는 정상이나 아래턱이 비대칭적으로 돌출되어 있는 경우, 아래턱을 위턱에 맞게 옮기는 아래턱 수술 만으로 치료할 수 있다.

아래턱의 비대칭량을 정확하게 진단하고, 수술로 아래턱을 제 위치로 옮기기 위해서는 충분한 술전 교정 과정이 필수적이다. 치아가 기울어져 있는 상태로는 턱이 돌아간 양을 정확하게 측정할 수가 없고, 턱을 제 위치로 돌리려 할 때도 기울어져 있는 치아가 걸려서 아래턱을 제 위치에 두는 것이 불가능하다. 아래턱의 비대칭이 있음에도 불구하고 선교정을 하지 않고 무리하게 수술을 먼저 진행하는 선수술로 치료할 경우, 치아의 보상 작용이 충분히 제거되지 않아 아래턱이 대칭인 위치로 다 오지 못하여 비대칭이 남는 경우가 생길 수 있다. 대부분의 턱교정 수술에서 선교정을 충분히 하는 것이 안정적인 결과에 중요하지만, 특히 아래턱의 비대칭에서는 충분한 선교정이 중요하다.

수술은 앞에서 설명한 하악의 대칭적 돌출의 경우와 같이 아래턱 수술을 시행하고, 수술법은 시상 분할 하악지 골절단술(Sagittal Split Ramus Osteotomy, SSRO)과 수직 하악지 골 절단술 (Vertical Ramus Osteotomy, VRO)이 사용될 수 있다.

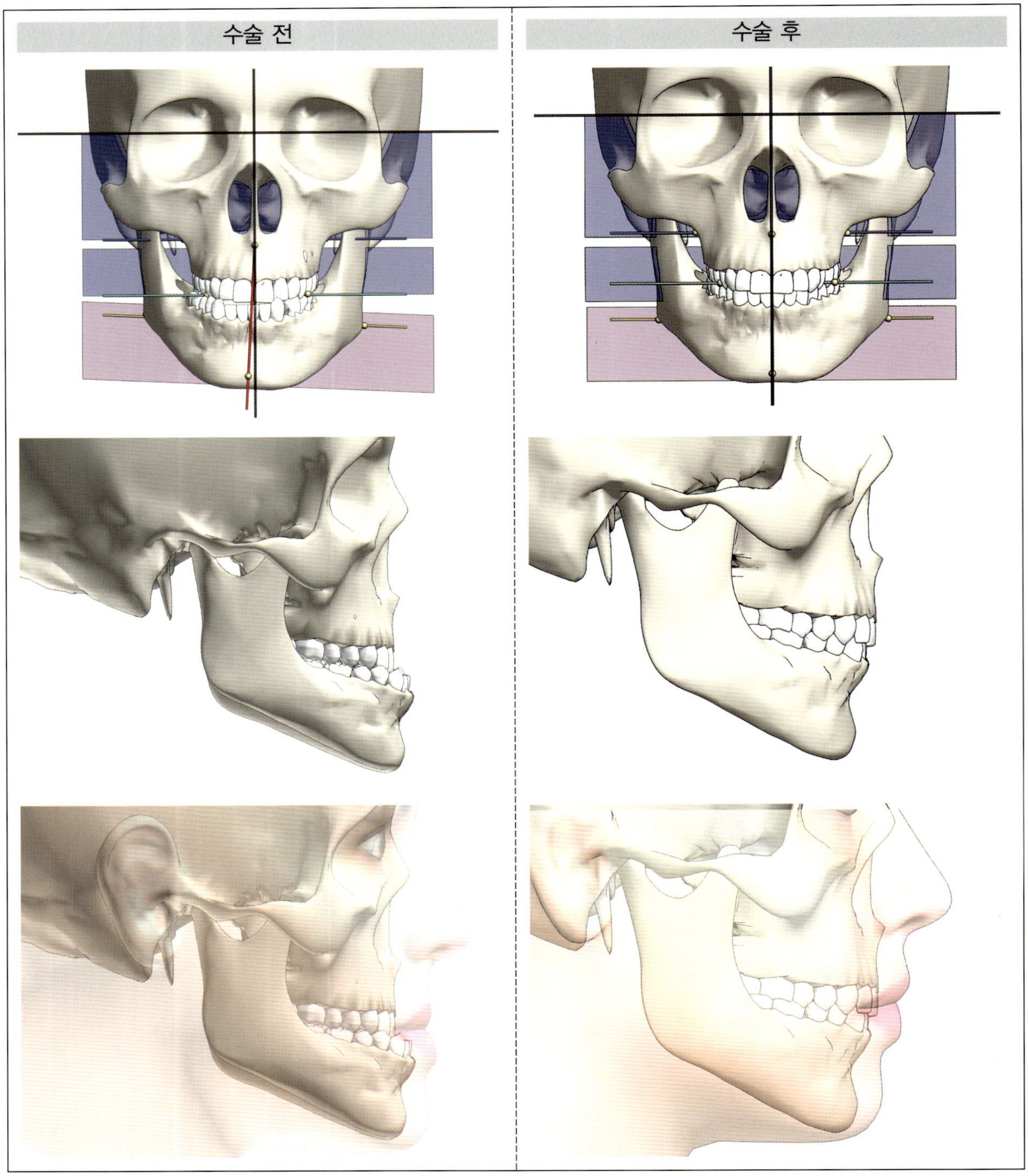

그림 5 CP class 2. 아래턱 비대칭 돌출

아래턱 수술을 통하여 삐뚤어진 아래턱을 제 위치로 이동시킨다. 충분한 수술적 이동량을 얻기 위해서는 수술 전 교정이 필수적이다.

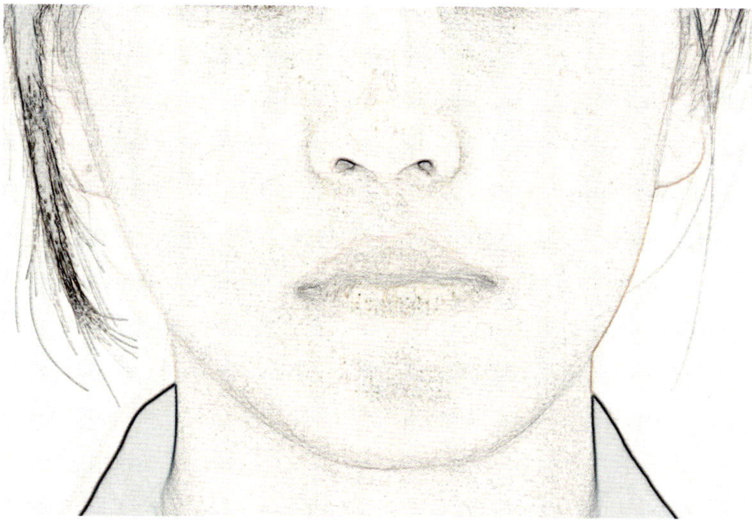

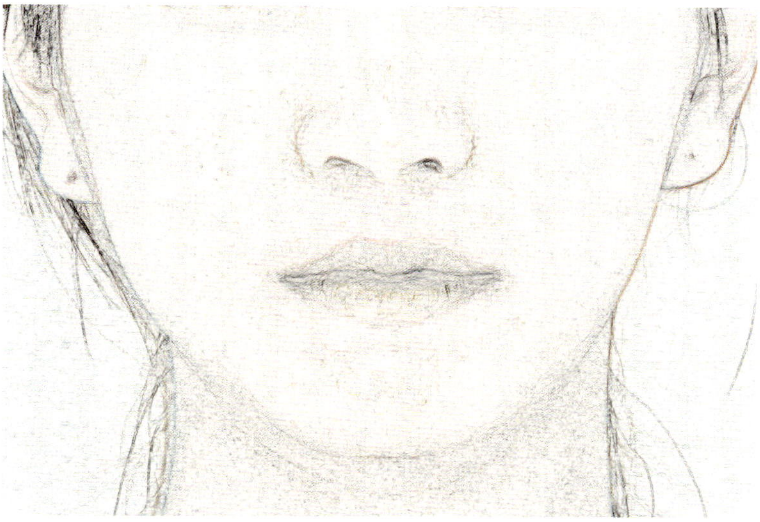

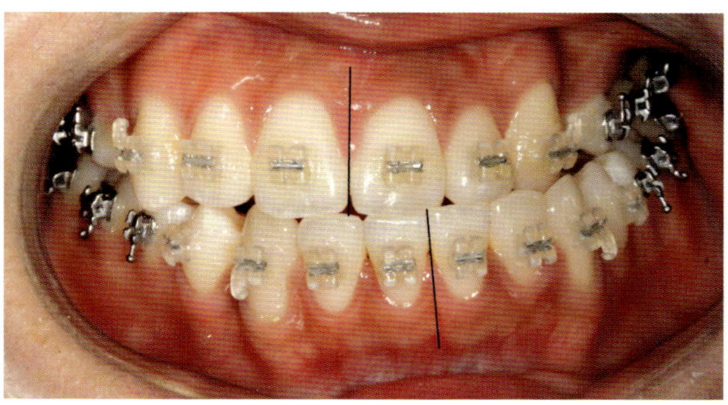

(치료전 얼굴)

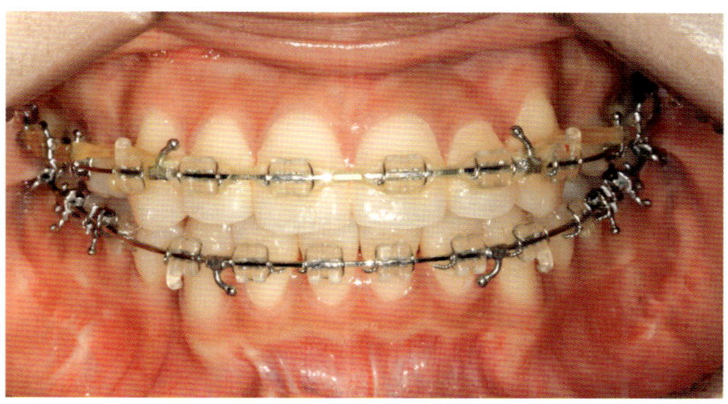

(치료 후 얼굴)

그림 6 아래턱 비대칭 돌출을 아래턱 수술을 통하여 치료하였다. 수술 전에는 위턱의 치아 중심과 아래턱의 치아 중심이 차이를 보였으나, 아래턱 수술로 아래턱을 제 위치로 보내고 난 뒤에는 위턱과 아래턱의 치아 중심이 맞게 된다. 즉, 충분한 수술 전 교정을 통하여 치아의 보상현상을 탈보상했기 때문에 아래턱의 비대칭량을 개선하기 위해 필요한 만큼의 아래턱 이동량이 확보하였다. 수술을 통하여 아래턱이 제 위치에 오기 때문에 얼굴의 비대칭도 충분히 개선된다.

CP Class 3 위턱의 수직 경사를 수반한 아래턱 돌출

위턱의 수직 경사가 있는 경우, 정면에서 보았을 때 입술이 기울어 보이고, 턱끝도 중앙에서 벗어나 보인다. 또한 웃을 때 치아가 한쪽이 올라가 보이기도 한다. 수직 경사의 양이 크지 않은 경우에는 평소에는 잘 드러나지 않으나, 사진을 찍으면 삐뚤어 보이는 경우가 많다. 하지만 경사가 심한 경우에는 평상시에도 삐뚤어져 보여 심미적이지 않고 이로 인해 환자가 스트레스를 받는 경우가 많다.

위턱의 수직 경사를 수반한 아래턱 돌출은 위턱과 아래턱을 모두 수술하는 양악 수술을 통하여 치료한다. 먼저 위턱의 수직적 비대칭 정도를 정확히 측정하여 차이 나는 만큼 위턱 수술을 통하여 수정하여 주면 된다. 통상적으로는 Le Fort I ostetomy를 이용하여 긴 쪽의 위턱은 잘라내서 올려주고 짧은 쪽은 내려주는 형태로 비대칭을 수정한다. 입술의 경사도는 뼈의 경사를 고치면 대체로 좋아지나 경우에 따라서는 어느 정도 남을 수도 있고, 필요에 따라서는 입술에 대한 처치가 필요하기도 하다.

아래턱은 통상적인 아래턱 수술을 통하여 바뀐 위턱에 맞게 이동시켜 교합을 맞춘다.. 위턱의 수직 경사를 수반한 경우 아래턱의 좌우 길이 차이를 보이는 경우가 있다. 이 경우 수술 전 진단을 통하여 좌우 길이의 차이를 정확히 측정한 다음, 아래턱 수술 후 아래턱의 하연에 해당하는 하악각 부위와 하악체 부위를 절제하여 좌우 대칭을 맞추기도 한다.

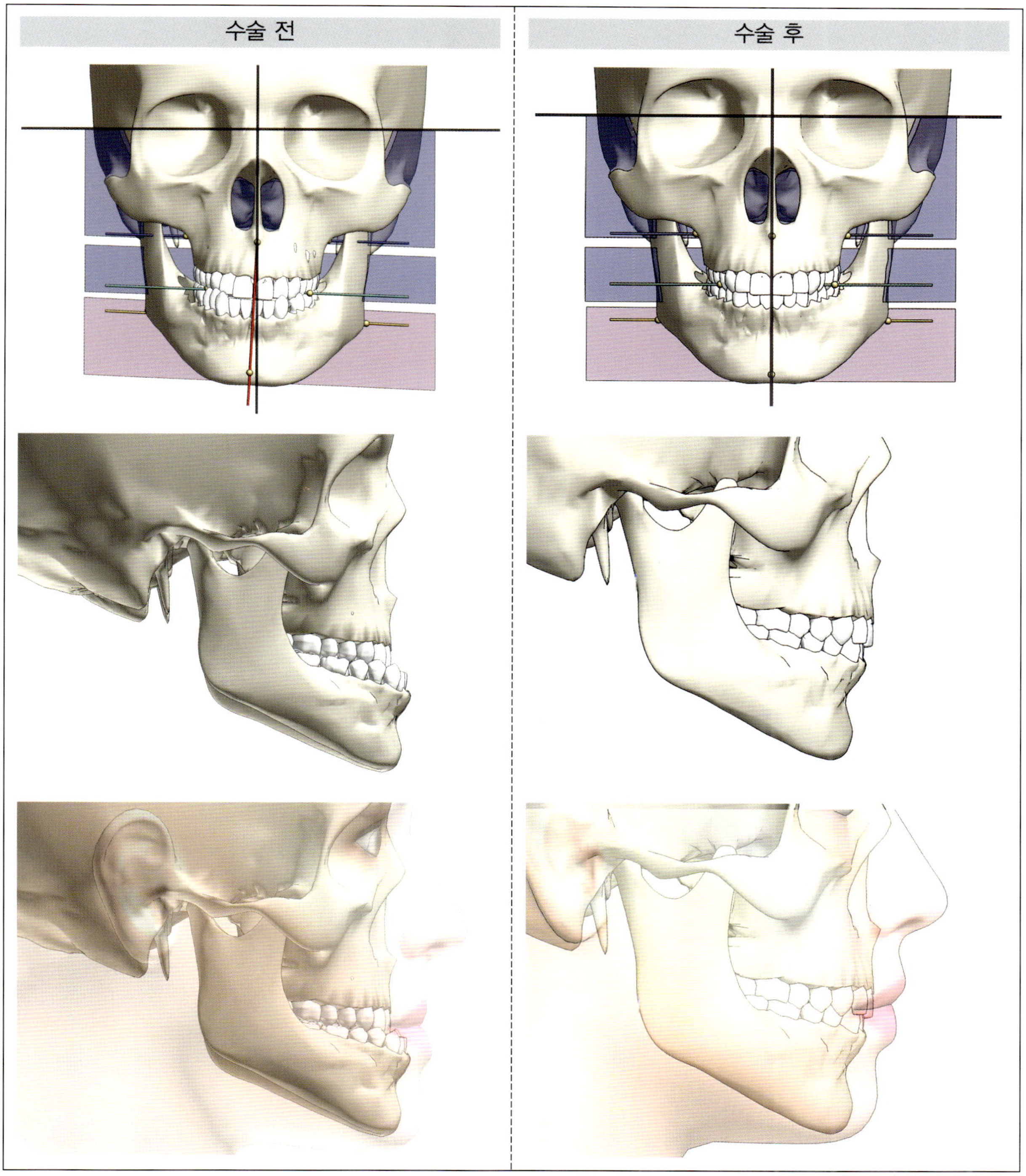

그림 7 위턱의 수직 경사를 수반한 아래턱 돌출

양악 수술로 치료한다. 위턱은 Le Fort I Osteotomy를 통하여 비대칭 양만큼을 수정하여 제자리로 이동하고, 아래턱은 SSRO나 VRO를 이용하여 위턱에 맞는 위치로 이동한다.

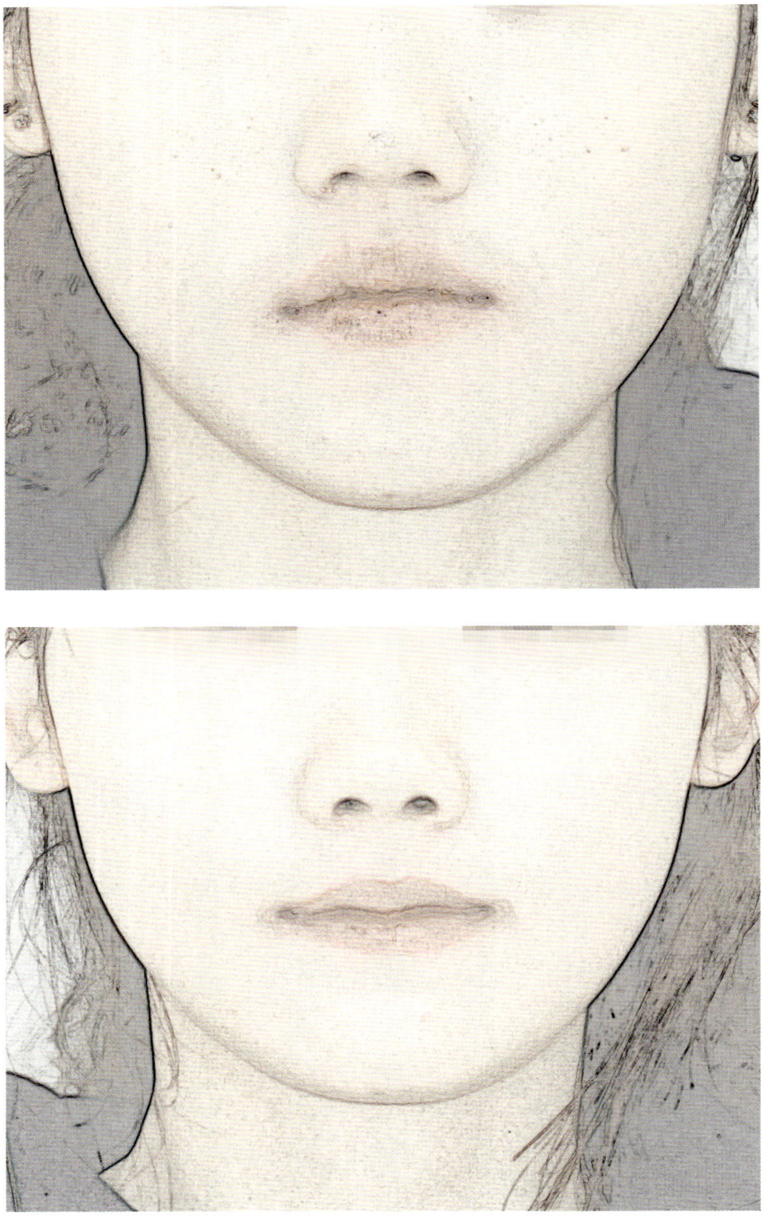

그림 8 양악 수술을 통하여 위턱의 수직경사를 해결하였다. 그 결과 수술 전에 삐뚤어져 있던 입술이 바르게 되었고, 턱끝도 가운데에 위치하게 되었다.

CP Class 4 위턱 후퇴를 동반하는 아래턱 돌출

위턱이 충분히 성장하지 못하고 후퇴되어 있는 경우, 코 옆부분과 윗입술 부위가 꺼져 보이는 소위 '합죽이' 인상을 갖게 된다.그 결과 나이가 들어 보이고, 우울해 보이는 이미지가 생겨 좋지 못하다. 이 경우 수술을 통하여 후퇴되어 있는 위턱을 전방으로 이동시키는 형태로 치료를 하는데, 위턱부분의 돋아짐으로 인해 상대적으로 젊어 보이고 밝아 보이는 효과가 있다.

양악 수술한 환자들 중에 수술 후 합죽이가 되어서 불만이라는 경우가 간혹 있다. 이는 위턱이 후퇴되어 있는 CP class 4의 환자를 위턱의 위치가 정상인 CP class 1, 2 환자처럼 아래턱 수술만 시행했거나, 더 심하게는 위턱의 위치를 정상보다 오히려 뒤로 집어 넣어서 생긴다. 이러한 문제는 위턱과 아래턱의 위치에 대한 정확한 진단이 이루어지지 못해서 발생하는데, CP 분류법을 적용하면 이러한 문제를 방지하는데 도움이 된다.

위턱을 잘라서 이동시킬 때, 자르는 높이에 따라 세 종류의 수술 방법이 있다. 주로 위턱 부분만을 포함하는 르포트 제 1 골절단술(Le Fort I osteotomy), 코부분을 일부 포함하는 르포트 제 2 골절단술(Le Fort II osteotomy) 그리고 광대부분을 일부 포함하는 르포트 제 3 골절단술(Le Fort III osteotomy)이 그것이다. 최근에는 수술 부위가 넓어지면서 생기는 부작용을 막기 위하여 주로 르포트 제 1 골절단술을 이용한다.

그렇지만 경우에 따라서는 코 옆부분 뿐 아니라 눈아래 부분도 꺼져 있는 경우, 양악 수술 시 보형물을 이용하여 이 부분을 돋아줌으로써 미용적인 효과를 얻기도 한다. 주로 메드포어(Medpor)를 이용하는데, 위턱 부위를 포함한 양악 수술 시 수술 부위가 인접하여 수술의 범위가 많이 늘지 않고 신경 손상과 같은 부작용이 크지 않은데 비하여 미용적 효과가 좋아 기존의 르포트 제 2, 3 절단술보다 장점이 많다.

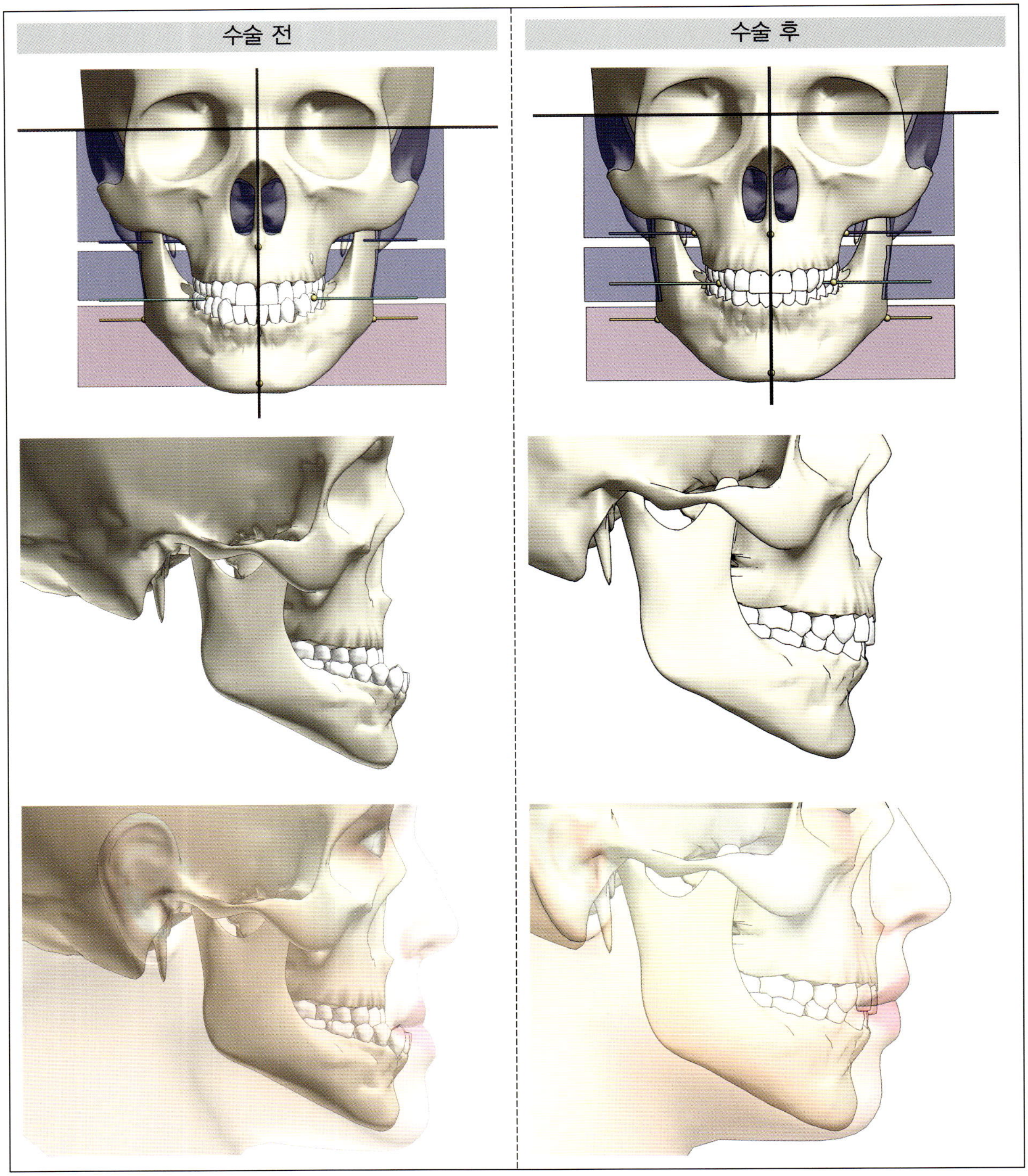

그림 9 위턱 후퇴를 동반하는 아래턱 돌출

양악 수술로 치료한다. 후퇴되어 있는 위턱은 Le Fort I Osteotomy를 통하여 전방으로 이동시키고, 돌출되어 있는 아래턱은 SSRO나 VRO를 통하여 후방으로 이동시킨다.

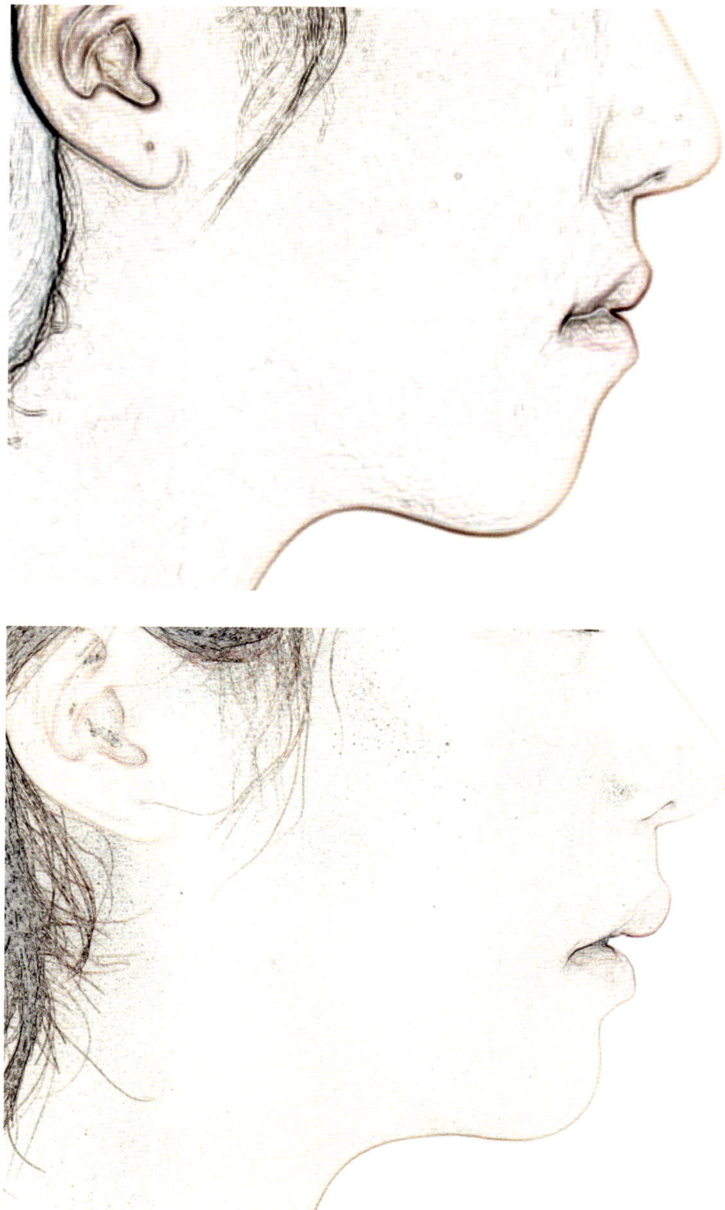

그림 10 후퇴되어 있던 위턱을 앞으로 이동시킴으로써 코 옆이 꺼져 보이던 것이 개선되었다. 위턱 후퇴를 동반한 아래턱의 돌출의 경우 옆에서 보았을 때 오목해 보이는 안모(Concave profile)를 가지고 있는데, 위턱을 전방으로 이동하고 아래턱을 후방으로 이동함으로써 볼록한 옆모습(Convex profile)을 가지게 되었다.

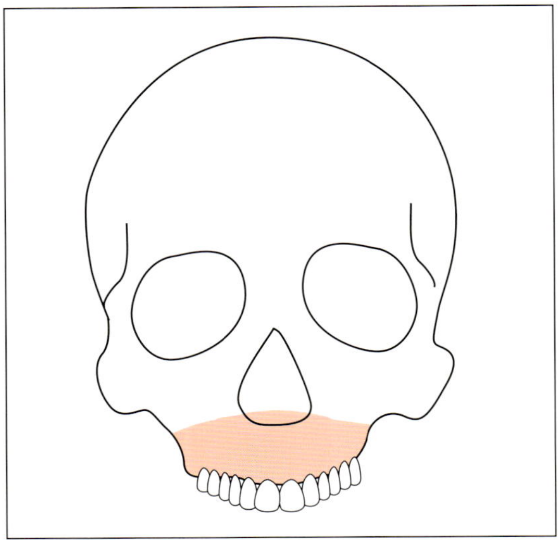

Le Fort I Osteotomy : 수술 부위가 코뼈의 하부에 있는 상악골에 해당한다. 현재 시행되는 대부분의 턱교정 수술은 Le Fort I Osteotomy를 이용한다.

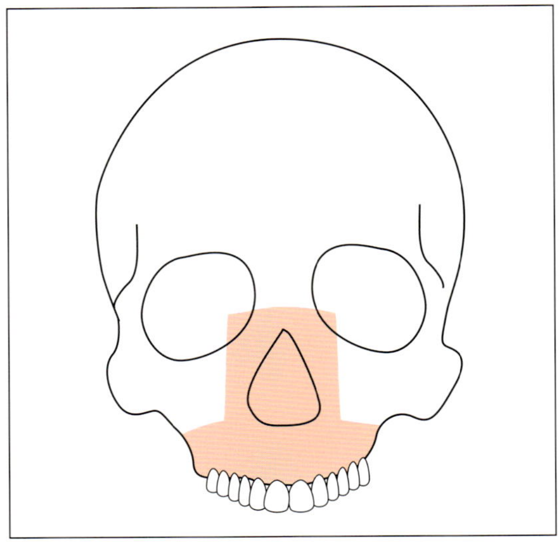

Le Fort II Osteotomy : 수술 부위가 코뼈 부분을 포함한다. 위턱 뿐 아니라 코 주변부에 해당하는 중안모가 심하게 들어가 있는 심한 주걱턱 골격구조 (dish face)에 적용한다.

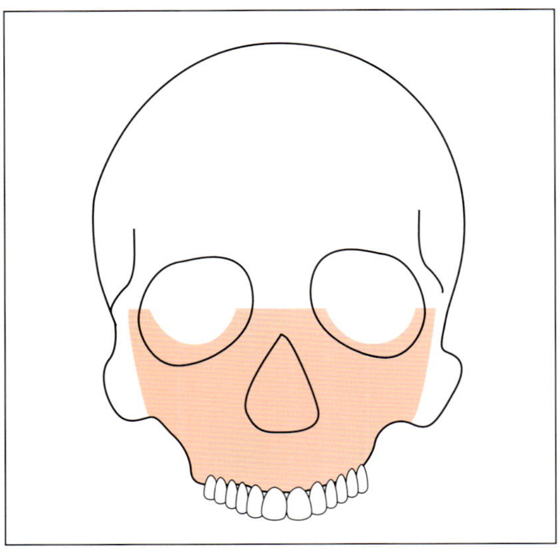

Le Fort III Osteotomy : 수술 부위가 위턱과 코뼈, 그리고 광대뼈 부분까지 포함한다. 얼굴뼈의 심한 기형이 있는 경우에 적용한다.

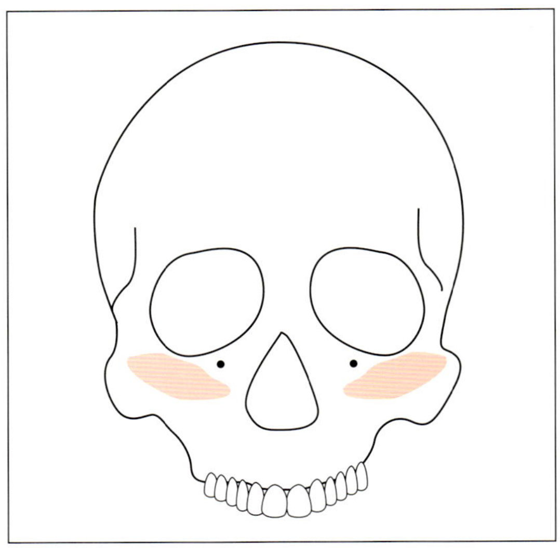

Malar augmentation with medpor : 붉은 색으로 표시한 부분을 메드포어를 이용하여 돋아줌으로써 눈아래가 꺼져 보이는 것이 개선되어 미적인 효과가 크다.

그림 11 Le Fort I, II, III Osteotomy와 malar augmentation with medpor

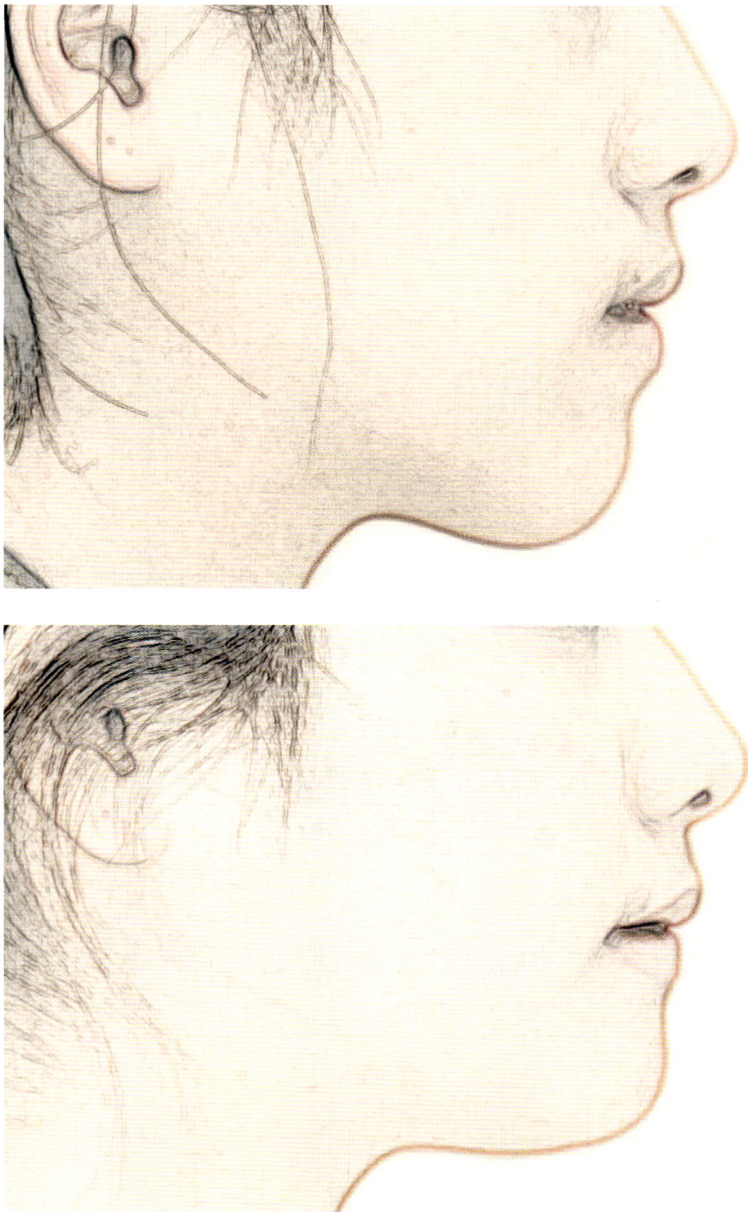

그림 12 양악 수술과 눈 아래 부분 보형물 삽입술을 함께 시행하였다. 후퇴되어 있는 위턱은 Le Fort I Osteotomy로 전방으로 이동시키고, 돌출되어 있는 아래턱은 SSRO로 후방으로 이동시켰다. 눈 아래 부분이 후퇴되어 있는 것은 의료용 인공 보형물인 메드포어을 삽입하여 개선하였다.

CP Class 5 위턱 수직적 과다 성장을 수반한 아래턱 돌출

위턱이 수직적으로 과대한 경우, 웃을 때 잇몸이 많이 보이고 얼굴이 길어 보인다. 종종 앞니가떠 있는 개교교합(open bite)을 동반하는 경우도 있고, 자연스럽게 있으면 입술이 안 다물어지고 억지로 힘을 줘야만 입술이 다물어지는 경우도 있다. 이 경우 위턱 수술을 통하여 위턱을 필요한 만큼 잘라서 위로 올려주면 이 같은 문제들이 해결된다.

위턱의 길이를 줄일 경우, 얼굴에서의 적절한 비율을 유지하면서 줄이는 것이 중요하다. 얼굴의 전체적인 비율이나 조화에 대한 고려 없이 무조건 작은 얼굴을 만들기 위해 위턱의 길이를 너무 많이 줄이게 되면 부자연스러울 뿐 아니라, 가만 있거나 웃을 때 이가 보이지 않아 나이 들어 보이는 이미지가 생긴다.

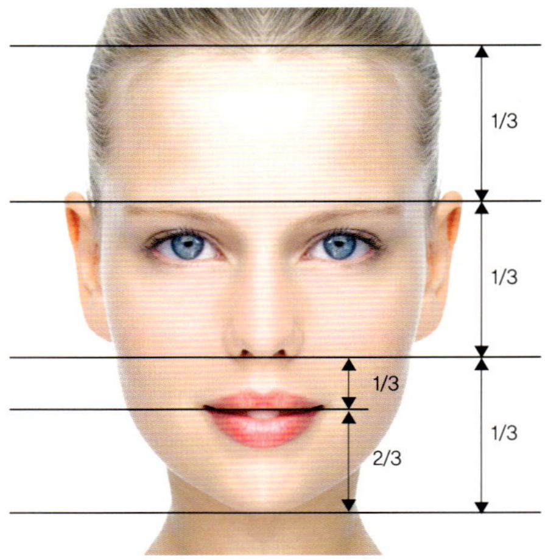

웃을 때 잇몸이 많이 보이는 경우에도 위턱의 길이가 길어서 그런지, 아니면 단순히 잇몸이 많이 자라서 그런지에 대하여 감별하여야 한다. 위턱의 길이는 정상인데 잇몸이 많이 자라 치아가 짧아 보이고 잇몸이 많이 보이는 경우, 간단히 잇몸을 다듬는 잇몸 수술 만으로도 효과를 볼 수 있다.

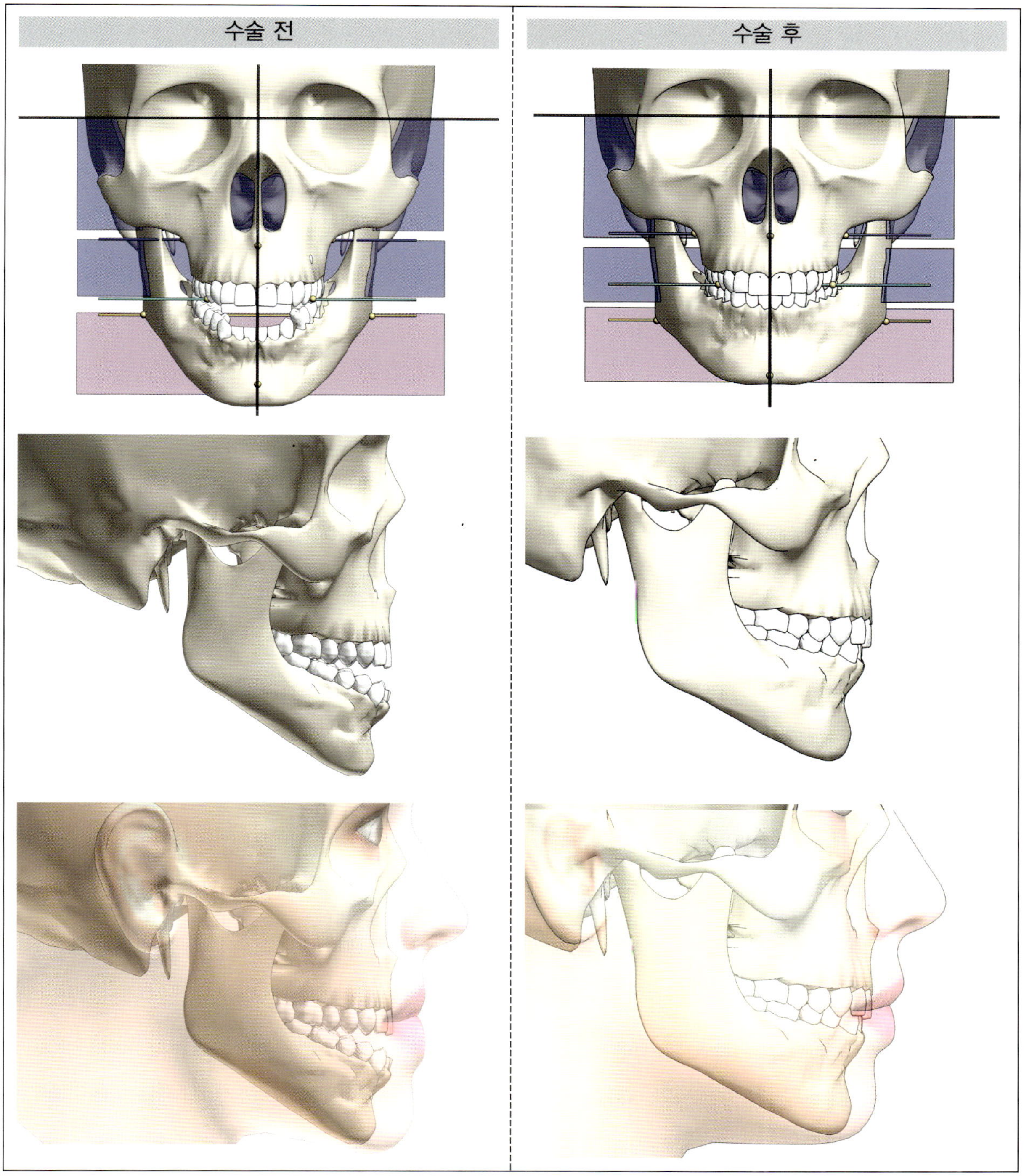

그림 13 양악 수술로 치료한다. 위턱은 Le Fort I Osteotomy를 이용하여 필요한 만큼 위로 이동하고, 아래턱은 SSRO를 이용하여 위턱에 맞춰서 이동한다.

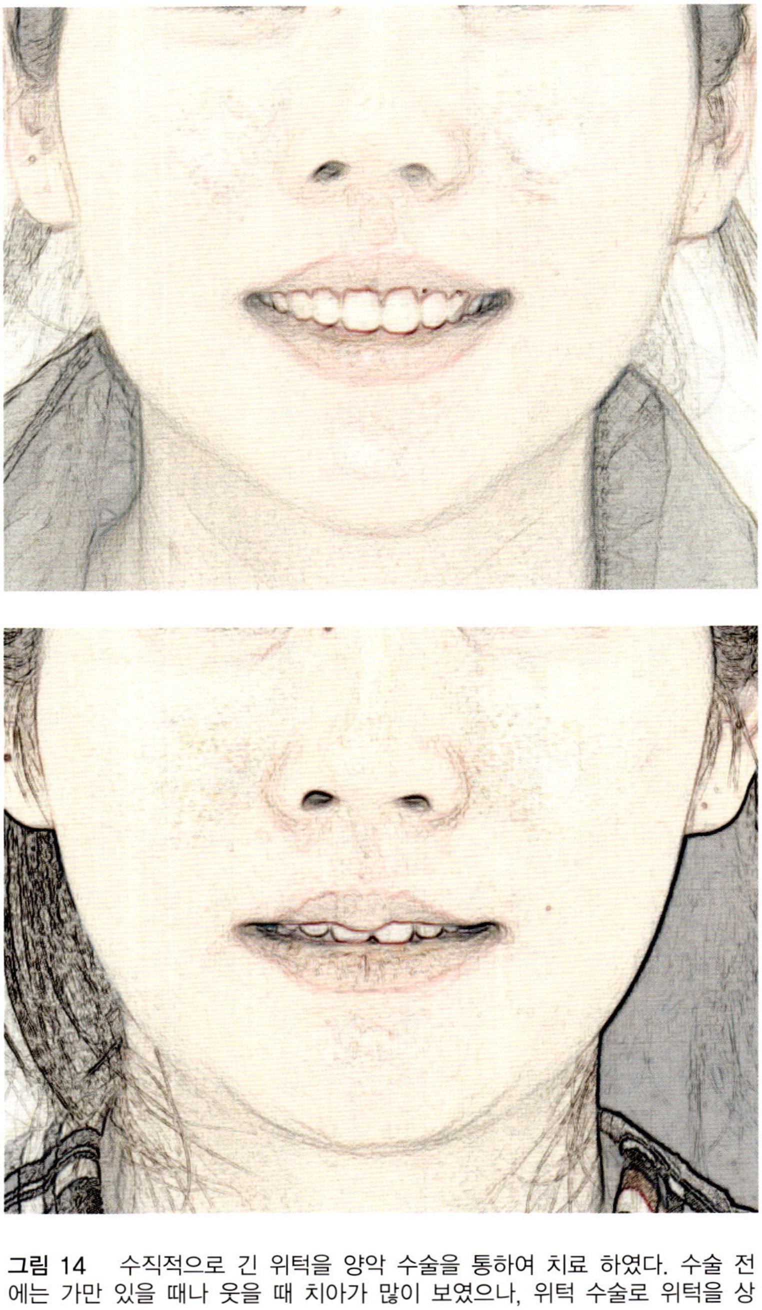

그림 14 수직적으로 긴 위턱을 양악 수술을 통하여 치료 하였다. 수술 전에는 가만 있을 때나 웃을 때 치아가 많이 보였으나, 위턱 수술로 위턱을 상방으로 이동함으로써 적당한 치아의 노출도를 가지게 되었다.

CP Class 6 복합형 아래턱 돌출

CP class 1에서 5까지는 주걱턱을 위턱과 아래턱의 3차원적 문제를 하나씩 가지고 있는 경우로 분류한 것이다. 이렇게 함으로써 주걱턱의 여러 요인들에 대하여 체계적으로 진단하고 치료 계획을 세우는데 도움이 된다. 하지만 많은 경우의 주걱턱 환자들은 이러한 다양한 문제를 하나 이상 동시에 가지고 있다. 예를 들어 위턱이 수직적 경사를 가지고(CP class 3), 후퇴되어 있고(CP class 4), 아래턱은 비대칭적 돌출(CP class 2)을 가지고 있는 경우가 있다. 이렇게 여러 가지의 문제를 동시에 가지고 있는 경우가 CP class 6에 해당한다. CP class 6의 치료는 앞서 만한 각각의 문제점들을 진단하고 이에 맞는 치료 계획을 세워 하나하나 해결한다.

다양한 종류의 이상이 동시에 존재하여 이를 다 치료한다고 해서, 통상적인 양악 수술보다 더 많은 수술이 필요하거나, 수술이 더 위험해지는 것은 아니다. 앞에서 설명한 것처럼 턱교정 수술은 뼈를 잘라서 모든 문제를 해결하는 위치로 한번에 뼈를 이동하여 재고정하는 과정이기 때문이다. 수술 계획이 많아지면 모형 수술 과정에서 이를 차례대로 해결하는 과정이 늘어날 뿐이지, 수술 과정 자체가 달라지는 것은 아니다. 실제 수술 시에는 모형 수술로 얻은 치아 장치를 사용하여 위치를 정하고 고정만 하기 때문에 수술 과정은 동일하다. 따라서 존재하는 모든 문제를 정확하게 알기만 한다면, 추가적인 위험 없이 한번에 수술로 해결할 수 있다. 그렇기 때문에 정확한 진단이 중요한 것이다.

CP class 6와 같이 다양한 뼈의 이상이 함께 나타날 경우, 3D 이미지의 장점이 더 분명해진다. 이미지를 정치(re-orientation)시킨 후 다양한 각도에서 입체적인 이미지를 보면 여러 문제들이 명료하게 잘 들어난다. 또한 각 계측점에서의 좌표값을 정확히 얻을 수 있기 때문에, 이를 통해서 수직적, 수평적, 전후 문제들을 정확히 평가할 수 있다. 같은 위치로 정치된 수술 전후의 3D 이미지를 비교하여 수술을 정확히 평가할 수도 있다.

위턱이 전방으로 돌출되어 있는 주걱턱의 경우는 저자들의 경험상 그리 많지는 않아 따로 분류하지는 않았고, CP class 6으로 분류하였다. 이에 대한 치료는 돌출된 위턱을 뒤로 집어 넣고, 아래턱을 위턱에 맞추는 양악 수술이 필요하다.

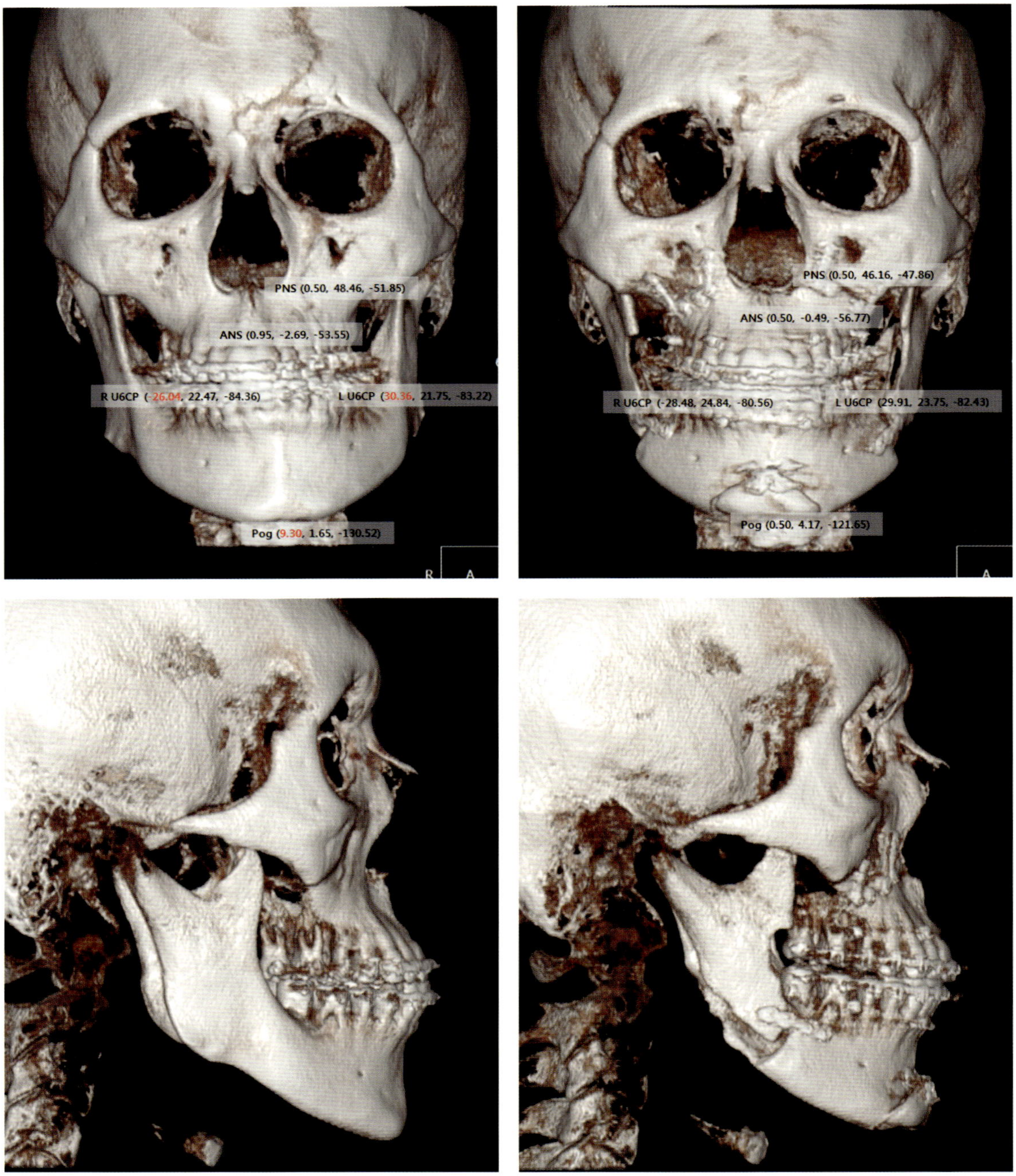

그림 15 아래턱의 비대칭 돌출(CP class 1)과 위턱의 수직 경사(CP class 3)를 가지고 있으며, 위턱의 수직적 과소 성장을 보이는 환자. 양악 수술을 시행하였다. Re-orientaion 된 정모 3D 이미지에서 위턱의 경사, 아래턱의 비대칭 돌출이 수술로 개선되었음을 알 수 있다. 측모 이미지에서 주걱턱이 개선되고, 오목한 안모가 볼록한 안모로 변하였음을 알 수 있다.

CP Class 7 아래턱 후퇴증 (무턱)

위턱은 정상 위치인데 아래턱이 충분히 성장하지 못하여 위턱에 비해 후퇴되어 있는 소위 '무턱'의 경우 유약해 보이는 인상을 주게 된다. 여자의 경우 심하지 않는 무턱은 간혹 귀여워 보이는 효과가 있기도 하지만, 남자의 경우에는 심미적으로 좋지 못하다.

아래턱이 후퇴된 경우 아래턱 단악 수술로 치료한다. 즉 아래턱이 돌출된 경우와 마찬가지로 턱관절부와 치아부를 분리한 다음 치아부를 앞으로 전진시킨다. 아래턱 후퇴의 경우, 통상 VRO보다는 SSRO가 뼈 사이의 접촉부를 확보할 수 있어 유리하다. 필요시 턱 끝부분을 절단하여 앞으로 빼는 턱끝 수술을 추가로 시행한다.

아래턱이 후퇴되어 있는 경우, 턱관절이 좋지 못한 경우가 많다. 턱관절이 좋지 못한 상태에서 적절한 치료 없이 턱교정 수술을 하면 수술 후 턱관절 질환이 생기기도 하고, 아래턱이 다시 후퇴하는 재발 현상이 생기기도 한다. 따라서 수술하기 전에 반드시 턱관절에 대해 신중히 평가하고 필요시 턱관절 치료를 하고 수술을 시행하여야 한다. 이는 비단 아래턱 후퇴 뿐 아니라 모든 경우의 양악 수술에 해당하나, 무턱 환자에서는 특히 중요하다.

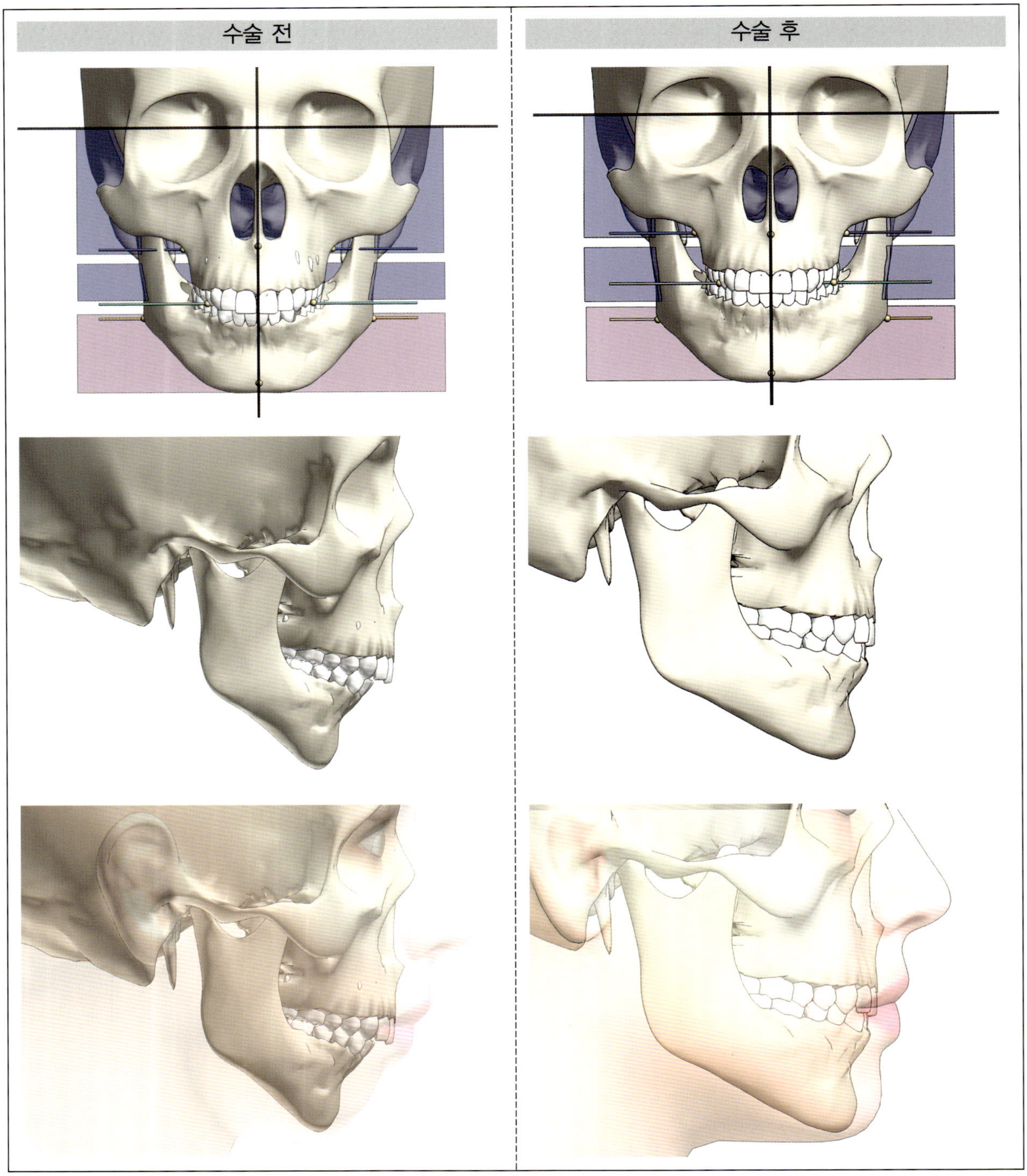

그림 16 아래턱 후퇴증 (무턱)

단악수술로 치료한다. 후퇴되어 있는 아래턱을 위턱에 맞게 앞으로 전진시킨다. 턱끝의 전진량이 부족한 경우, 턱끝 수술을 통한 전진술을 함께 시행하기도 한다.

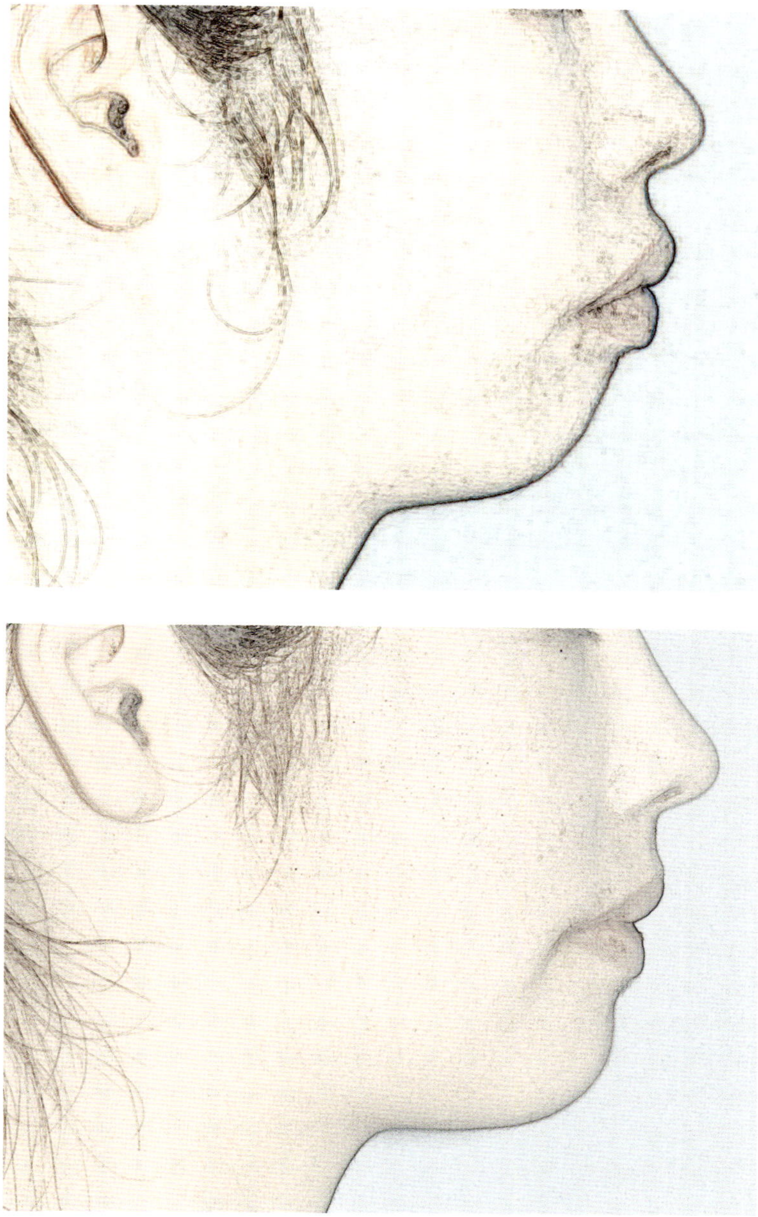

그림 17 후퇴되어 있던 아랫입술과 턱끝부분이 아래턱 수술과 턱끝 수술을 통하여 전방으로 이동하여 무턱이 많이 개선되었다.

CP Class 8 위턱 돌출을 수반한 아래턱 후퇴증

위턱이 돌출되어 입이 튀어나와 보이고, 아래턱은 후퇴되어 무턱처럼 보이는 경우이다. 일반적으로 위턱의 수직적 성장 과다로 인하여 잇몸이 많이 보이는 경우가 흔하다. 위턱의 수직적 과다는 좌우가 비대칭적으로 나타나 정면에서 볼 때 위턱이 삐뚤어 보이는 경우가 있다.

수술은 위턱과 아래턱을 모두 수술하는 양악 수술로 치료한다. 위턱은 주로 Le Fort I Osteotomy를 시행하여 돌출된 양만큼을 뒤로 후퇴시킨다. 위턱뼈의 후방부에 해당하는 Tuberisity부분을 삭제하거나, 위턱뼈 뒤에 위치하는 익상판(Pterygoid plate)를 골절시켜 뒤로 밀어 넣음으로써 위턱뼈를 뒤로 이동시킬 수 있다. 다만 위턱의 후방 이동량이 많을 경우, 돌출입 수술이라고 불리는 전방 분절 골절단술(Anterior Segmental Osteotomy)를 함께 시행하기도 한다.

위턱이 길거나, 수직적 비대칭이 있는 경우 위턱 수술로 이를 수정할 수 있다. Le Fort I Osteotomy를 시행하면 위턱뼈가 얼굴뼈에서 완전히 분리되기 때문에 위턱을 위아래, 좌우 모든 방향으로 이동이 가능하다. 그 결과 긴 얼굴, 비대칭, 웃을 때 잇몸이 많이 보이는 문제 등을 동시에 수정할 수 있다

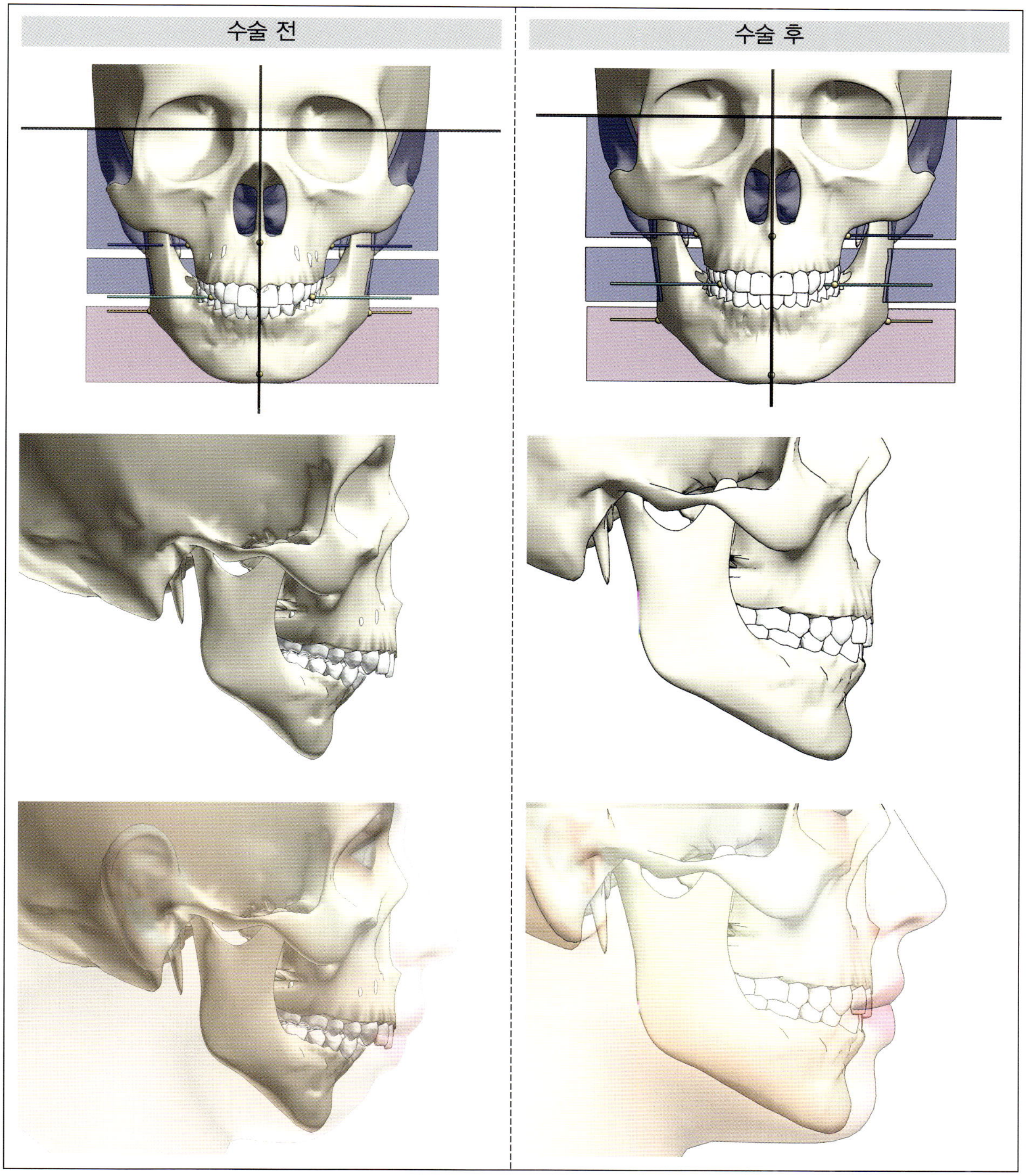

그림 18 위턱 돌출을 수반한 아래턱 후퇴증

양악 수술로 치료한다. 위턱은 Le Fort I Osteotomy를 통하여 후방으로 이동하고, 아래턱은 SSRO를 이용하여 전방으로 이동한다. 필요시 Genioplasty를 함께 시행하기도 한다.

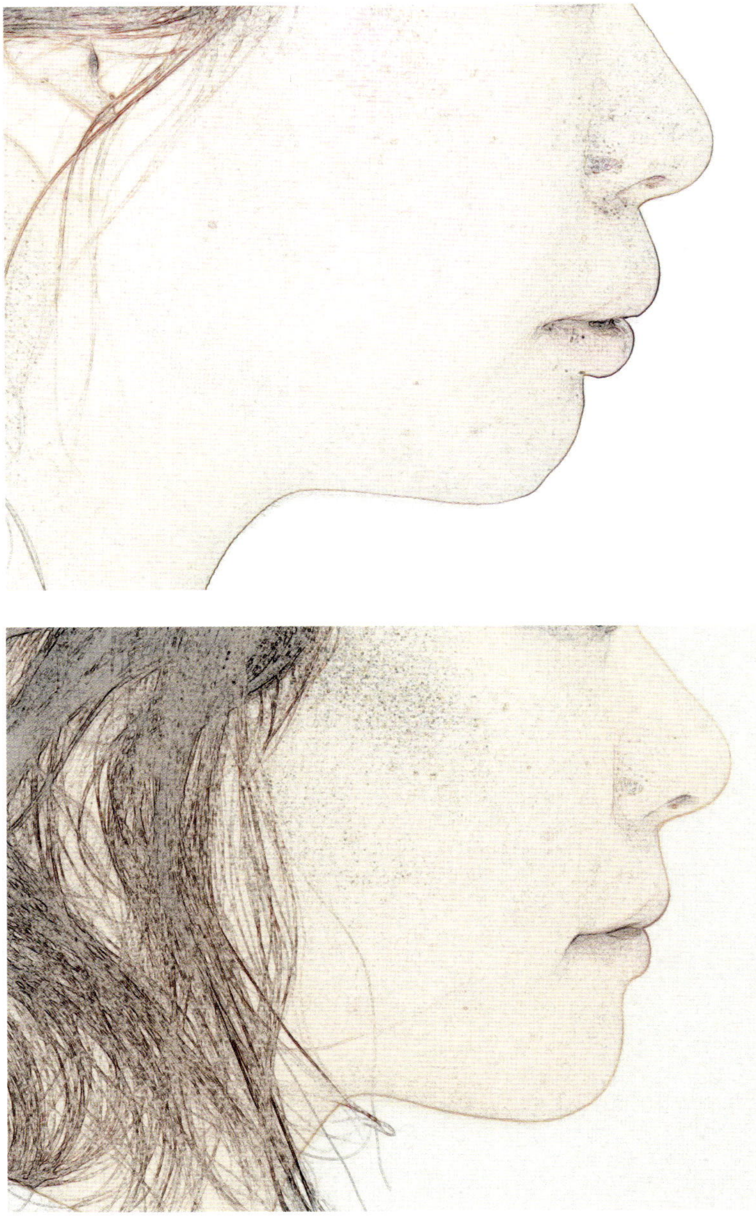

그림 19 위턱 수술을 통하여 돌출된 위턱을 집어넣고, 아래턱 수술을 통하여 후퇴된 아래턱을 전방 이동하였다. 추가로 턱끝 전진술도 시행하였다. 그 결과 코에서 입술을 지나 턱으로 이어지는 옆라인이 자연스럽고 조화로운 모습을 갖게 되었다.

CP Class 9 위턱 아래턱 회전 비대칭

위턱과 아래턱이 동시에 정면에서 보았을 때 좌우로 회전되어 있는 경우, 얼굴의 윤곽선이 좌우가 다르게 보이기도 하고, 얼굴의 부피가 좌우 한쪽이 커 보이기도 한다. 위턱 아래턱의 회전에 의한 비대칭은 그 양이 많지 않을 경우, 수직 비대칭에 비해 덜 드러나 보이기도 하지만, 그 양이 많을 경우 눈에 띄는 비대칭을 만들기도 한다.

이러한 회전 비대칭은 기존이 2차원적 진단 방법으로는 정확하게 진단하기 어려웠다. 특히 정면에서 찍는 두부 계측 방사선 사진(Cephalogram)의 경우, 찍는 방법에 따라 변화가 많아 재현성이 떨어지고, 구조물들이 겹쳐 보여서 정확한 정보를 얻기가 어려웠다. 턱교정 수술 후 잔존 비대칭이 남는 경우의 많은 부분은 2차원적 진단법의 한계로 인해 회전 비대칭을 정확하게 진단하지 못해서이다.

3D 양악수술의 경우 3차원적인 얼굴뼈를 다양한 각도에서 다양한 방법으로 측정이 가능하고, 0.01mm 수준의 정확한 계측값을 제공하므로, 특히 회전 비대칭의 진단에 있어서 유리하다.

수술은 위턱과 아래턱을 모두 수술하는 양악수술을 한다. Le Fort I Osteotomy를 통하여 회전된 위턱을 제자리로 옮기고 아래턱은 주로 SSRO를 이용하여 이동된 위턱의 위치에 맞게 옮긴다.

위턱 수술은 통상적인 수술 방법과 같이 시행하면 된다. 하지만 기존의 수술법에서는 사람이 손으로 하는 모형 수술을 이용하는데, 이 경우 회전 비대칭의 수정에 필요한 좌우 방향으로의 이동이 특히 부정확하여 결과적으로 정확한 수술이 어려웠다. 3D 양악 수술에서는 3차원적 영상과 가상 모형 수술 프로그램을 이용하여 0.01~0.1mm 단위로 위턱의 이동이 가능하다. 그 결과 3D 진단시 세운 수술 계획을 수술에 의해 정확하게 재현할 수 있다.

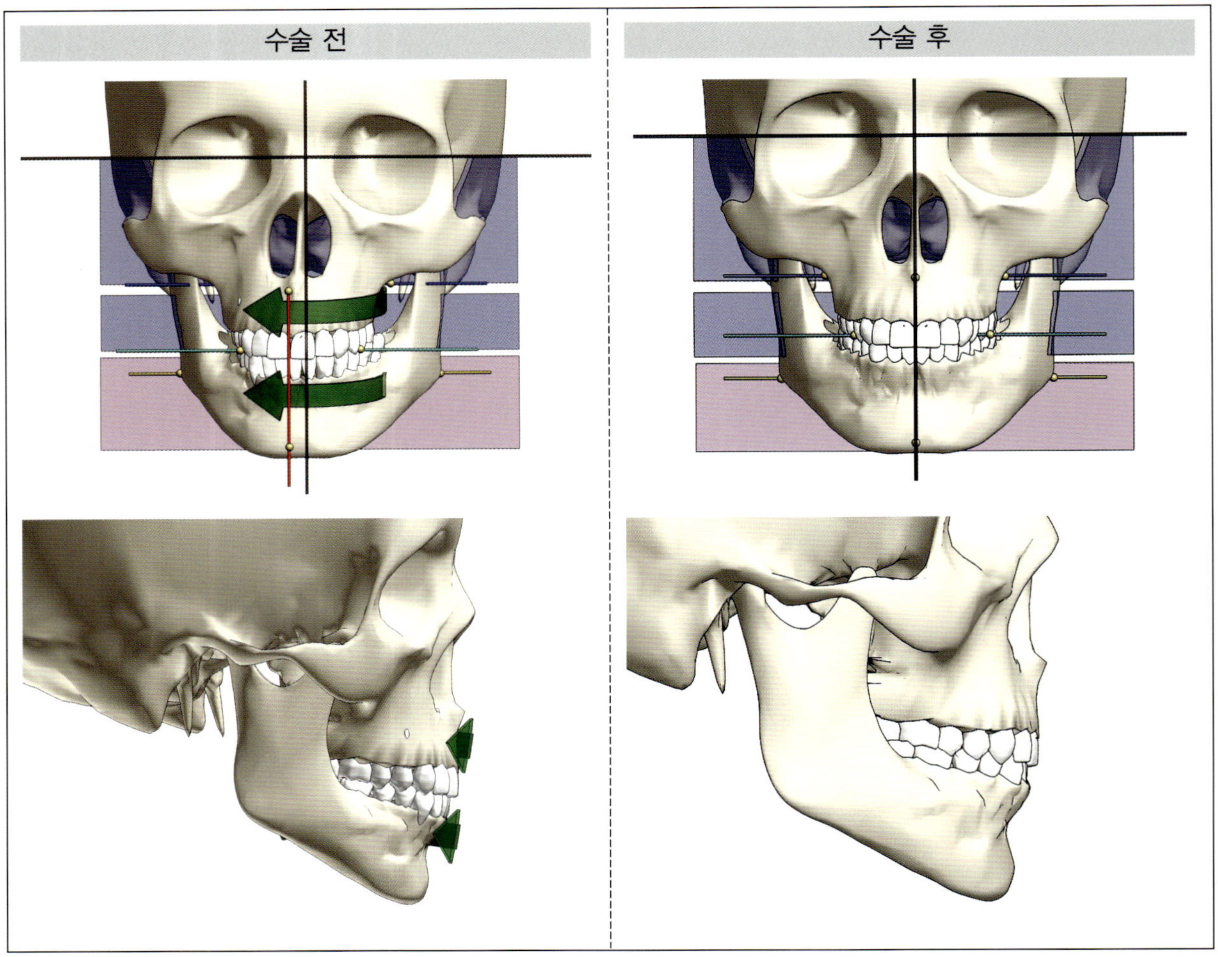

그림 20 위턱 아래턱 회전 비대칭

양악 수술로 치료 한다. 위턱이 Le Fort I Osteotomy로 회전 변형을 수정하고, 아래턱은 SSRO나 VRO로 위턱의 위치에 맞게 이동하여 고정한다. 아래턱의 모양의 변형이 있는 경우 Angle reduction이나 Mandibular body contouring과 같은 부가적인 하악골 성형술(Mandibuloplasty)를 이용하여 대칭을 맞춘다. 수술 후 턱끝의 변형이 남은 경우 턱끝수술을 추가로 하기도 한다.

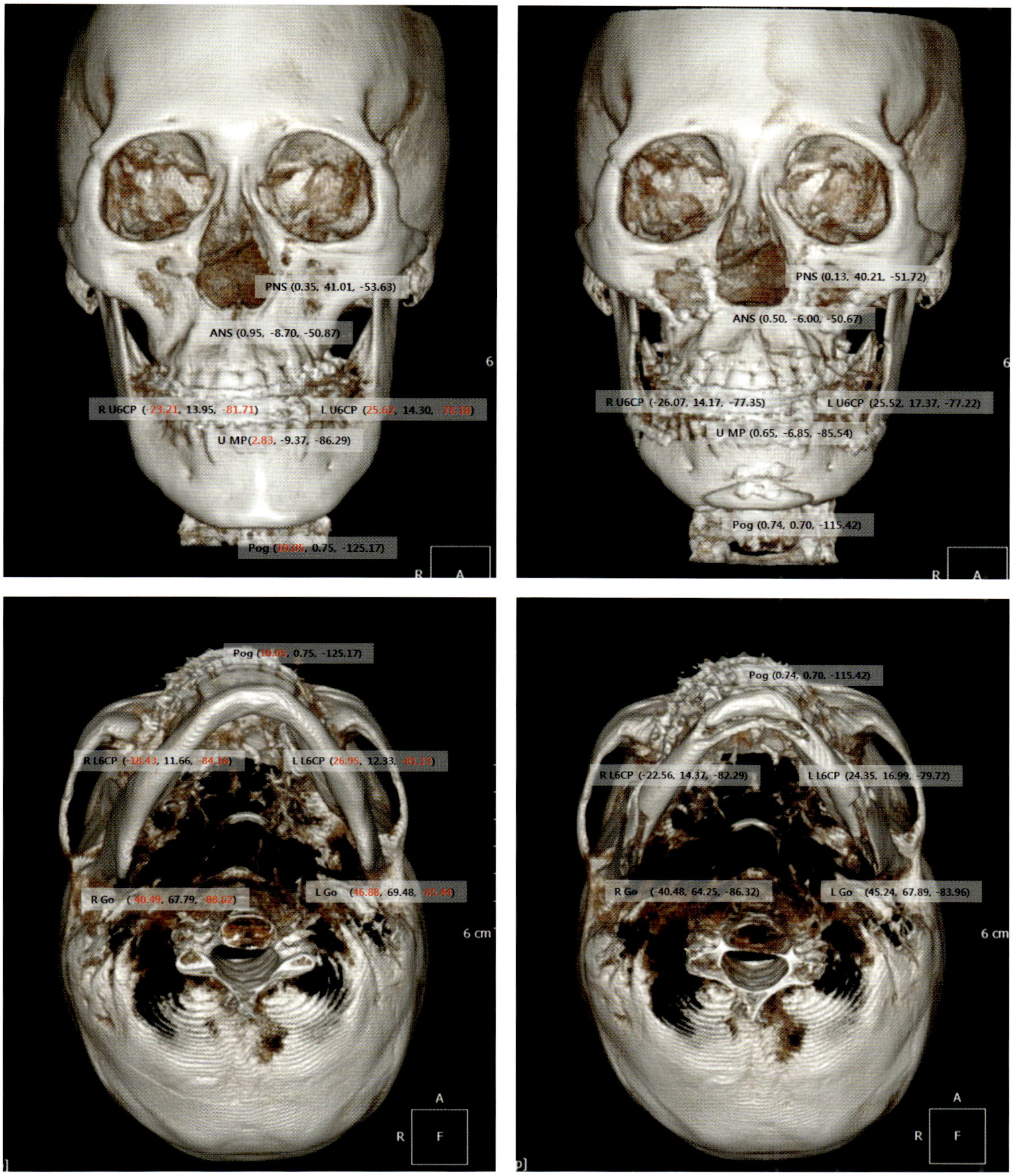

그림 21 양악 수술로 치료 한다. 위턱이 한쪽으로 돌아간 양을 3D 진단 및 분석을 통하여 정확히 알아내고, 이를 3D 모델수술에서 반영하여 수술로 수정한다. 수술 후에는 수술이 계획대로 잘 되었는지를 면밀히 확인하는 3D 중첩 과정이 필수적이다. 기존의 2D 방식으로는 회전 비대칭은 진단하기도 힘들고, 수술 후에 치료가 잘 되었는지 여부도 평가하기 힘들다.

양악 회전술 – 양악 수술은 동안 수술이다?

최근에 양악 수술이 동안수술이나 얼굴이 작아지는 수술로 불리면서 미용적인 측면이 많이 강조되고 있다. 이는 주로 양악회전술 (Clockwise rotation of maxillomandibular complex)을 통한 효과 때문이다. 양악회전술이란 위턱과 아래턱을 동시에 시계 방향으로 회전시키는 양악수술의 한 방법으로, 이렇게 함으로써 코 옆부분에 해당하는 중안모의 부피가 증가하고, 아래턱 부분에 해당하는 하안모의 부피는 감소하게 된다.

이러한 양악회전술은 최근에 생긴 수술법이 아니라, 이미 오래 전부터 연구되고 시행되어 온 수술이다. 양악회전을 통하여 결과적으로 교합평면이 변한다고 하여 교합평면변화술(Alteration of occlusal plane)이라고 불리기도 했지만, 1980년대 이후로 저명한 구강외과 의사인 Wolford, Reyneke 등에 의해 여러 번 소개되었다. 상, 하악의 시계방향 회전은 심한 주걱턱이나 개교교합 환자에서 하악이 제자리로 이동할 때, 후방부의 저작근육(Pterygo-masseteric sling)이 늘어나는 것을 방지하여 수술의 안정성을 높이는 역할을 한다. 그리고 전방으로 기울어져 있는 상악 전치의 각도를 개선할 수 있고, 편평한 교합 평면을 개선할 수 있다. 2010년에 대학구강악안면학회지에 발표한 동아대학교 구강악안면외과 김철훈 교수 등의 연구에 의하면 양악회전술을 상악 제 1 대구치에서 1mm 시행하면, 상악 전치 및 교합평면이 2.25° 의 개선된다고 하였다.[1]

최근에는 양악회전술의 미용적인 측면이 강조되고 있다. 양악회전술을 통하여 코 옆부분에 해당하는 중안모부가 돋아짐으로써 팔자 주름이 개선되고 젊어보이는 효과를 얻게 된다. 또한 아래턱 부분이 회전하면서 후상방으로 들어감에 따라 하안모가 작아져 여성스럽고 귀여운 인상을 얻게 된다. 정면에서 보았을 때도 아래턱 부위가 회전하면서 들어감에 따라 턱의 윤곽선이 갸름해지는 효과가 생긴다. 특히, 양악회전술을 통하여 아래턱은 전반적으로 들어간 상태에서 턱끝 수술을 통하여 턱끝 부분만 앞으로 전진시켜주면 갸름해지는 효과가 더 커진다.

---

1 김복주, 김민구, 김정한 김철훈. Le Fort I 골절단술에서 posterior impaction의 양과 occlusal plane angle, incisor inclination의 변화 관계에 관한 dusrmn. 대한구강악안면외과학회지 36:375-9, 2010

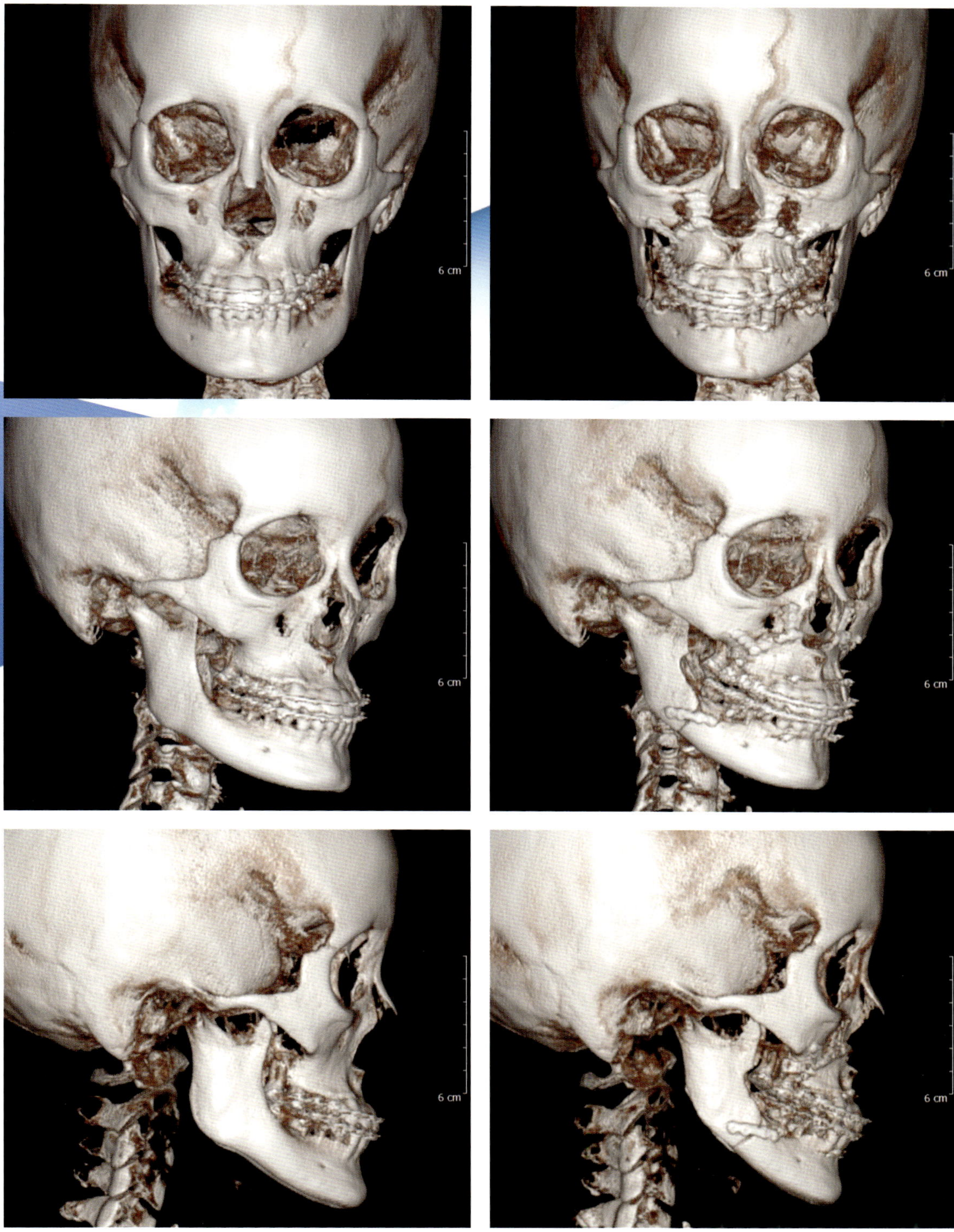

그림 22 양악 회전술을 이용한 치료. 전후방적인 문제는 거의 없으나 위턱이 후퇴되어 있고, 아래턱이 돌출되어 있어, 오목한 안모를 가진 전형적인 주걱턱 환자이다. 위턱과 아래턱을 시계방향으로 회전하는 양악 회전술을 통하여 코옆부분이 돋아지고, 아래턱의 부피가 감소하여 볼록한 안모를 가져 훨씬 심미적인 결과를 얻었다.

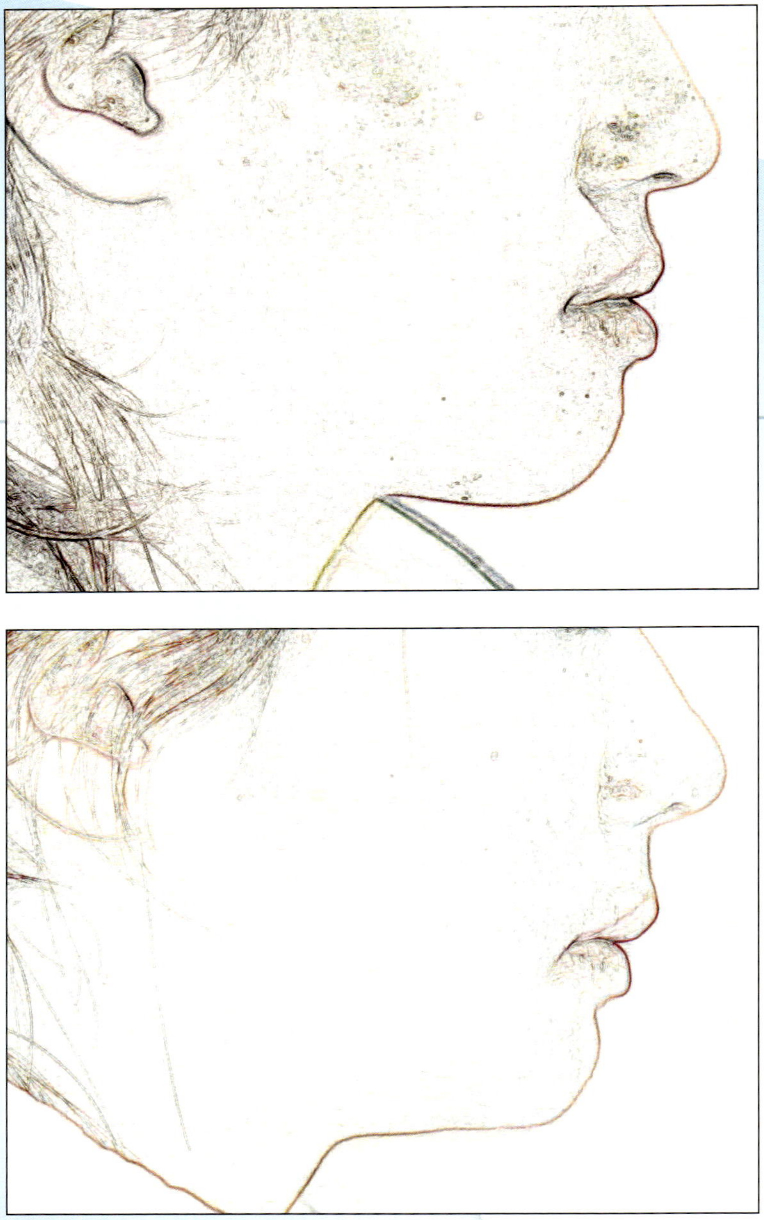

그림 23 양악 회전술을 통하여 오목한 안모가 볼록한 안모로 바뀌었다.

국제 표준에 맞는 양악수술이란?

양악 수술로 많이 알려진 턱교정 수술은 오래 역사를 가진 수술법이다. 문헌에 의하면 1849년에 Hullihen이 화상 환자에서 반대교합을 개선하기 위하여 아래턱의 전치 치조부 골절단술 시행한 것이 최초의 턱교정 수술이고, 1950년 이후에 이르러 현재 많이 시행되어지는 수술법인 위턱의 Le Fort I Osteotomy와 아래턱의 SSRO, VRO와 같은 수술법이 정립되었다. 이후에 많은 임상가들에 의해서 다양한 수술법이 개발되고 적용되어짐으로써 턱교정 수술은 안전하고, 턱의 이상을 효과적으로 치료하는 수술법이 되었다.

최근 우리나라에서는 일부 성형외과를 중심으로 양악 수술이 갖추어야 할 기본적인 요소를 갖추지 못한 채 남발되는 경향이 있다. 그러다 보니 국민들이 양악 수술에 대한 두려움과 걱정을 가지게 되고 실제로 바르지 못한 수술로 인한 부작용도 많아지고 있다.
이 시점에서 오랜 기간의 임상적 적용과 학술적 연구를 통하여 적립된 턱교정 수술의 기본 요건에 대하여 알아볼 필요가 있다.

국제적 표준에 맞는 양악 수술은 다음의 요건들을 충족할 수 있어야 한다

첫째, 환자의 기능적 문제를 해결하고, 미용적 개선을 얻을 수 있어야 한다. 턱교정 수술은 턱의 크기나 위치의 이상을 적절히 해결하여 환자의 씹고 말하는 기능을 회복할 수 있어야 한다. 그와 동시에 얼굴의 미용적인 문제들도 함께 개선되어야 한다. .

둘째, 수술은 예측 가능하고(predictable), 재현 가능하도록(reproducible) 정확하게 이루어져야 하고, 수술 후 이에 대한 정확한 평가가 가능해야 한다. 양악 수술은 한번 수술을 하면 그 결과를 다시 돌리기 어려운 비가역적인(irreversible) 과정이므로 수술은 반드시 정확하게 이루어져야 한다. 그리고 수술 후 수술 결과에 대하여 정밀하게 검증하여야 한다.

셋째, 수술 결과가 안정적으로 유지 되어야 한다. 정확하게 이루어진 수술 결과를 수술 직 후 확인하고 난 이후에도, 이 결과가 이후 교정 기간과 유지 기간에도 계속 안정적으로 유지되어야 한다. 그러기 위해서는 수술이 뼈 뿐 만 아니라 근육과 턱관절과 같은 주변 조직들까지 충분히 고려하여 이루어져야 하고, 수술 후 교정도 정확하게 이루어지고, 충분한 기간 동안 경과 관찰을 통하여 이를 확인하여야 한다.

넷째, 수술 후 크게 아프지 않아야 하며, 기타 수술로 인한 부작용이나 후유증이 크지 않아야 한다. 후에 다시 한번 자세히 다루겠지만, 정상적으로 양악 수술을 했을 경우, 수술 후 통증은 약으로 잘 조절되는 정도이다. 수술 후 죽을 만큼 아팠다는 이야기가 있는데 이는 수술 중 신경에 대한 무리한 자극이 가해졌거나, 수술이 거칠게 이루어져 연조직의 손상이 컸을 가능성이 크다.

다섯째, 양악 수술을 포함한 수술 교정의 전 과정이 반드시 교정의사와 구강악안면외과(구강외과) 의사의 긴밀한 협진을 통하여 이루어져야 한다. 성공적인 양악 수술을 위해서는 환자의 얼굴 뿐 아니라 치아와 턱관절에 대한 충분한 고려가 필요하므로, 이에 대한 체계적인 지식을 가진 교정의사와 구강외과 의사의 협진은 필수적이다. 환자를 처음 진단할 때부터 수술을 하고, 수술 후 교정을 한 후 추적 관찰할 때까지 계속적으로 긴밀한 협진이 이루어져야 한다.

저자들이 교정과와 구강외과를 중심으로 한 3D 양악수술팀을 만들고, 진단부터 교정, 수술, 치료 후 평가의 전 과정을 3D를 이용하여 치료하는 3D 양악수술을 하는 이유도 이러한 국제 표준에 맞는 치료를 시행하고, 더 나아가 새로운 국제적 표준 진료를 만들기 위함이다. 그렇게 함으로써 부정교합과 턱뼈의 이상으로 육체적으로, 정신적으로 힘들어하는 환자들에게 영혼의 치유를 제공할 수 있었으면 하는 바램이다.

안면 윤곽 수술

1) 턱끝 수술 (이부성형술, Genioplasty)

아래턱의 턱끝 부분이 길거나, 너무 앞으로 나오거나 들어가 있는 경우, 턱끝 수술을 통하여 치료할 수 있다. 턱끝 수술은 단독으로 시행하기도 하지만 턱교정 수술이나 안면 윤곽 수술과 함께 시행하기도 한다. 턱끝 수술은 미용적인 목적으로 시행하는 수술이기 때문에 환자의 요구를 잘 파악하고 수술에 반영하는 것이 중요하다. 충분한 상담과 자세한 설명을 통하여 환자가 수술 전에 고치고 싶어하는 것이 무엇인지를 잘 파악하고, 얼굴의 전체적인 조화를 고려하여 수술 계획을 세워야 한다.

턱끝 수술을 통하여 턱의 길이를 줄이거나 늘리는 수직적인 이동과 턱을 앞으로 빼거나 넣는 전후방적 이동이 모두 가능하지만, 주로 턱끝을 앞으로 이동하거나, 길이를 줄이는 방법이 많이 이용된다. 턱끝을 뒤로 넣는 경우, 뼈를 뒤로 후퇴시키더라도 피부가 따라가는 양은 많지 않기 때문에 효과가 크지 않다. 하지만 턱끝 후퇴술이 꼭 필요한 경우, 턱끝의 골편을 회전하면서 이동하여 턱이 너무 나와보이는 것을 어느 정도 개선할 수 있다.

턱끝 부분이 너무 짧은 경우, 턱끝의 길이를 늘이는 것은 뼈의 이동이 피부에서 잘 나타나기 때문에 효과는 좋으나, 이동한 뼈가 주변 뼈와 접촉이 된 상태로 움직여야 하기 때문에 그 양에 한계가 있다. 즉, 뼈를 잘라 아래로 너무 많이 내리게 되면 잘라진 뼈가 주변 뼈와 접촉이 없이 공중에 떠있는 형태가 되어 수술 후의 위치를 안정적으로 유지하기가 어렵다. 이 경우 뼈 사이의 공간에 뼈이식을 하기도 한다. 턱뼈의 길이를 줄이는 것은 뼈의 이동량에 비해 피부가 따라오는 효과는 크지 않아 효과는 제한적일 수 있지만, 긴 턱을 줄이는 효과가 있어 많이 사용되어 진다.

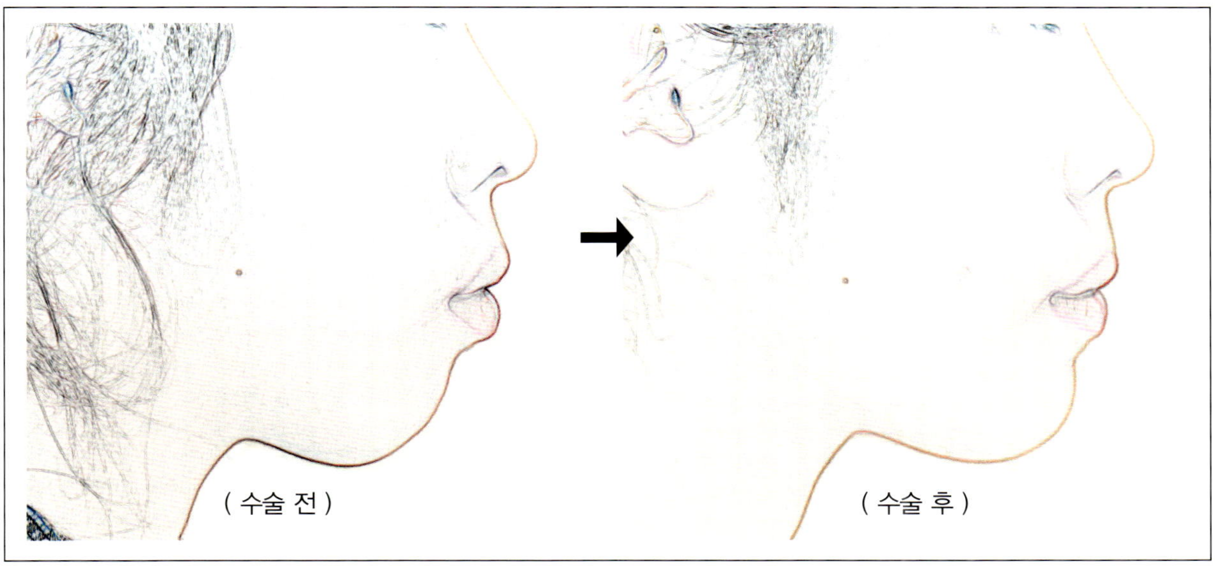

그림 1 턱끝 전진술

턱끝 수술은 코와 입술 뿐 아니라 앞니와의 구조적 관계를 고려하여 시행하여야 하기 때문에 치과의 구강외과에서 하는 것이 바람직하다.

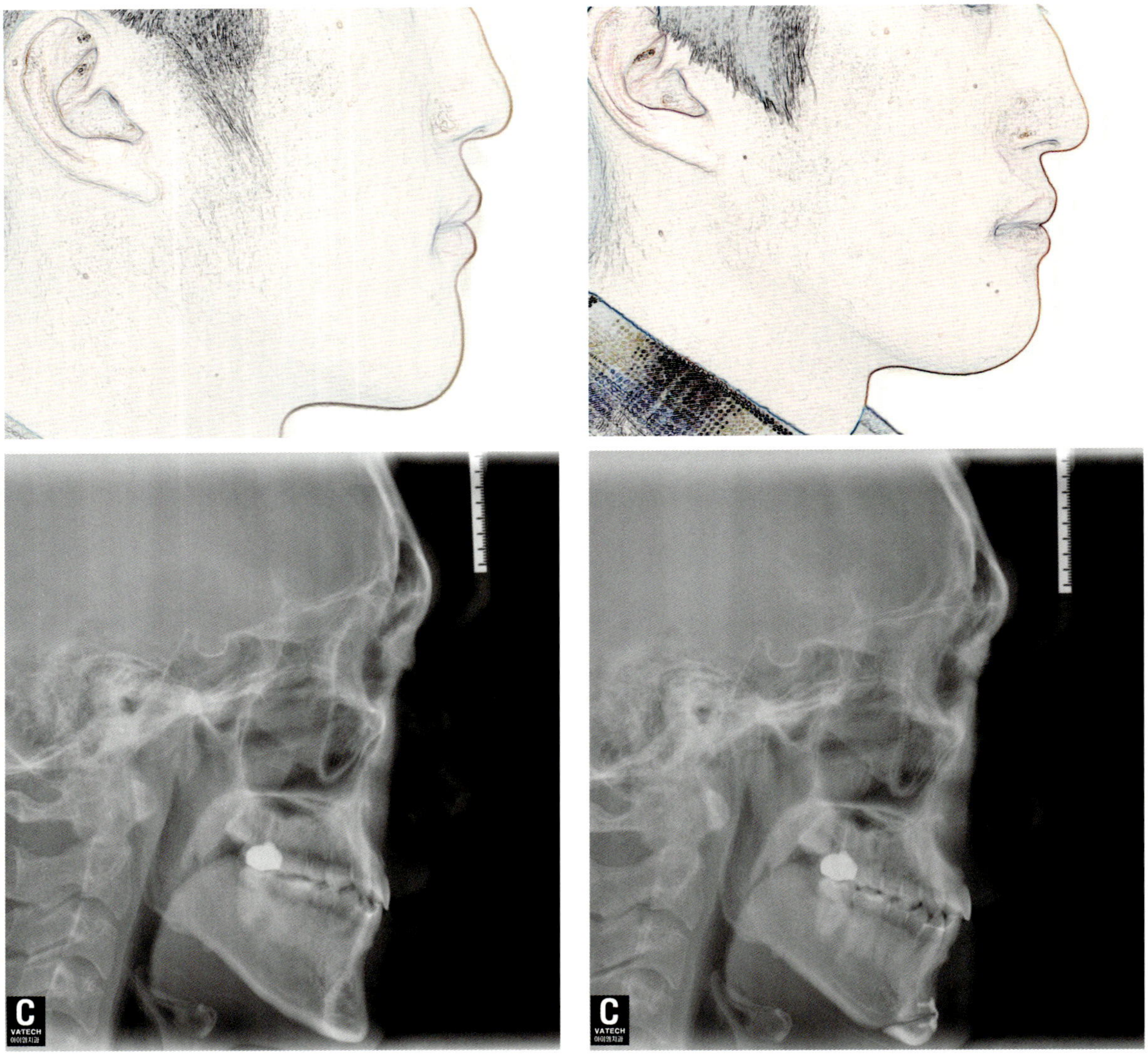

(치료전 얼굴)　　(치료 후 얼굴)

그림 2　턱끝 회전 후퇴술

2) 아래턱 축소술 (사각턱 수술)

최근 들어 특히 여성들을 중심으로 갸름한 얼굴을 선호하는 경향이 있다. 이는 입체적이지 못한 동양인의 얼굴에서 사각턱이 있으면 너무 남성적이고 덜 세련되어 보이는 인상을 만들기 때문일 것이다. 우리가 흔히 사각턱이라고 말할 때 다음의 두 가지 턱모양 중 하나를 말하거나, 혹은 둘 다를 지칭하는 경우가 많다. 하나는 측면에서 보았을 때 하악각이 두드러지는 경우이고, 다른 하나는 정면에서 보았을 때 하악각 부위가 넓어 보이는 경우이다. 전자는 예전부터 사각턱을 지칭할 때 주로 말하던 것이고, 후자는 최근에 V라인에 대한 선호도가 커지면서 관심을 가지게 된 것으로 각각의 경우는 수술 시 고려사항이 달라진다.

1. 측면에서 하악각이 두드러지는 경우

측면이나 45° 각도에서 보았을 때 하악각 부위가 튀어나와 있는 경우, 이 부분을 절제하는 하악각 절제술(Mandibular angle reduction)을 시행한다. 해부학적으로 정면에서 보았을 때 하악각 부위가 바깥쪽으로 휘어 있는 경우에는 하악각 절제술 만으로도 충분한 효과를 볼 수 있다. 삭제하는 범위는 성별, 얼굴형, 환자의 요구, 다른 부위와의 조화 등을 고려하여 정한다. 대체로 남성이고, 얼굴이 넓은 경우 너무 많이 삭제하지 않는 것이 좋다. 예전에는 하악 치아의 교합면을 연결한 선과 하악 후연이 만나는 점을 상방 경계로, 하악 제2 대구치 후연과 하악 하연이 만나는 점을 전방경계로 삼았지만, 최근에는 상방 경계를 많이 올리지 않고, 전방 경계를 최대한 앞으로 연장하려는 경향이 있다. 이렇게 함으로써 좀 더 자연스럽고 갸름해보이는 효과를 얻을 수 있다.

하악각 절제술을 시행할 때 절제선이 볼록한(Convex) 형태를 유지하도록 주의하여야 한다. 너무 직선이이거나 오목한(Concave) 형태로 절제가 되면 턱의 입체감이 없어 보이고, 볼륨이 줄어 보여 부자연스럽다. 또한 절제선의 경계 부위에 이차각이 생기지 않도록 주의하여야 한다. 즉, 경계부분에 각(Step)이 져서 만져지거나 겉으로 봤을 때 표시가 나지 않고 자연스럽게 이어지도록 절제선을 고안하고, 혹시 이차각이 생겼을 경우 Bur나 Rasp 등을 이용하여 다듬어주어야 한다.

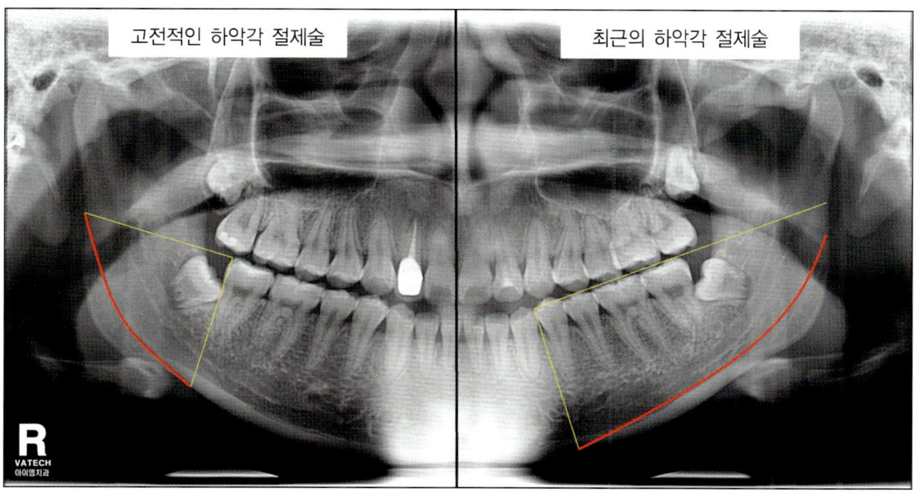

그림 3 파노라마 상에서의 하악각 절제술의 도안

최근에는 하악각 절제술의 상방 경계를 많이 높지 않게 하고, 전방 경계를 전방으로 많이 연장하여 최대한 갸름해 보이게 하려는 경향이 있다. 이 때에도 전반적인 절제선은 볼록한 형태를 유지하여야 하고 주변 뼈와 부드럽게 이행하여 이차각이 생기지 않도록 해야 한다.

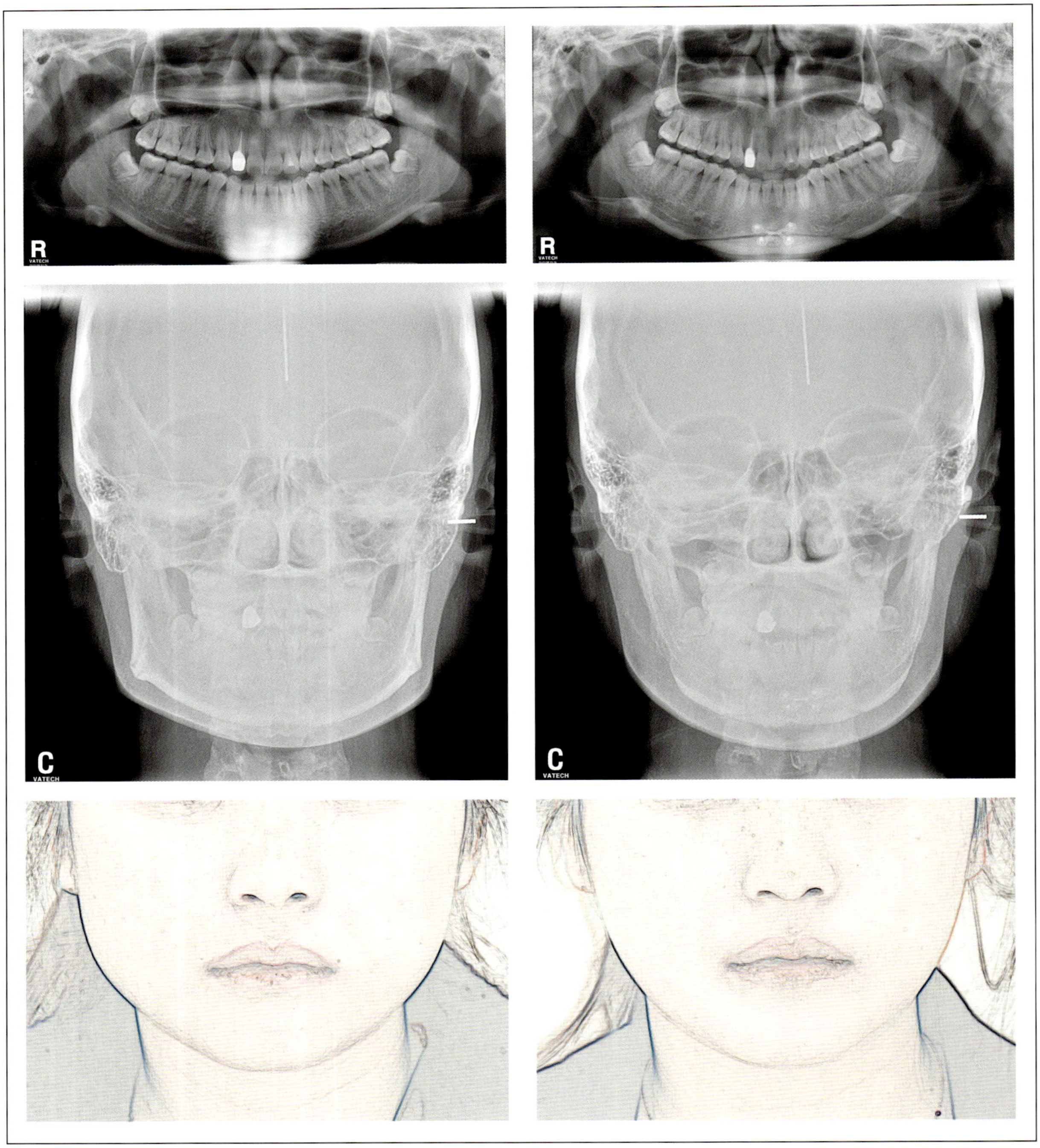

그림 4 하악각 절제술의 예

정면에서 보았을 때 하악각이 바깥으로 휘어진 환자의 경우, 하악각 절제술 만으로도 충분히 좋은 효과를 볼 수 있다. 특히, 이 환자처럼 얼굴형이 넓은 경우 하악각을 전방으로 많이 연장하여 V라인을 만드는 것보다 튀어나온 하악각 부분만을 절제하는 고전적 방법 만으로도 충분한 정면효과를 얻을 수 있다

2. 정면에서 하악각이 넓어보이는 경우

하악각 부위가 안으로 말려 있는 경우에는 하악각 절제술 만으로는 충분한 효과를 보기 힘들다. 또한 환자가 정면에서 보았을 때 갸름한 얼굴을 원하는 경우에도 하악각 절제술 외에 하악의 바깥쪽 피질골에 대한 처치가 필요하다. 정면에서 보았을 때, 가장 튀어나와보이는 부분은 하악 피질골 부위이므로 이 부분을 Saw를 이용하여 잘라내거나, Bur를 이용하여 갈아내는 처치가 필요하다.

Saw를 이용하여 피질골을 잘라내는 피질골 절제술(Lateral corticectomy)은 삭제하고자 하는 뼈의 양이 많은 경우 유리하다. 이 때는 수술 전에 CT를 이용하여 하치조 신경의 위치를 확인하여야 하고, 수술 중에도 신경이 다치지 않도록 조심하여야 한다. 피질골 절제술의 경우 삭제하고자 하는 양을 세밀하게 조절하기가 어려워 뼈 삭제량이 많지 않거나, 비대칭 환자와 같이 삭제량을 세밀하게 조절할 필요가 있는 경우에는 Bur를 이용하여 뼈를 갈아내는 피질골 삭제술(Lateral cortex griding)이 유리할 수 있다.

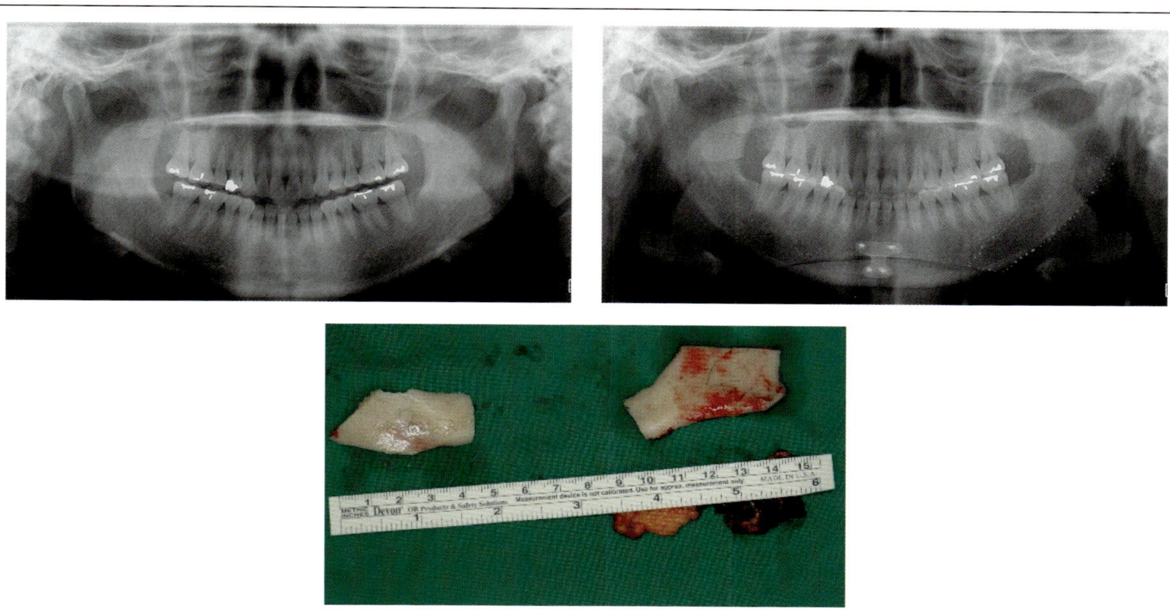

그림 5 하악각 절제술과 피질골 절골술을 함께 시행한 경우 (아래 사진의 점선 부위는 피질골 절골술을 시행한 부분을 표시한 것임.) 피질골 절제술의 경우 예전에는 교합면 높이에서 시작해 제1대구치 정도에서 끝났지만, 최근에는 최대한 갸름한 효과를 내고자 할 때는 아래 그림과 같이 피질골절제의 범위를 이공 하방까지 연장하기도 한다

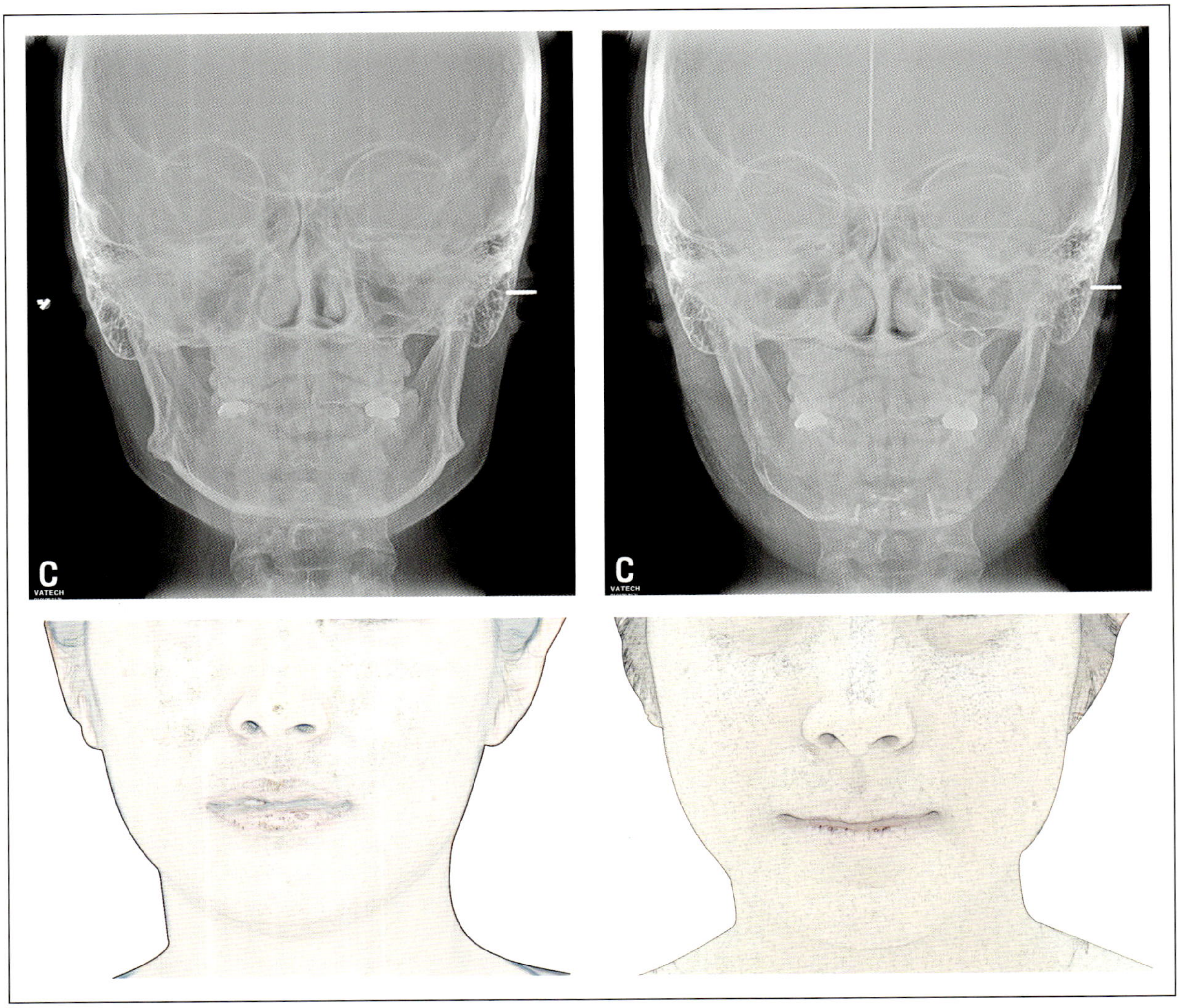

그림 6 환자는 왼쪽보다 오른쪽 턱이 더 커보이는 것을 고치고, 정면에서 보았을 때 갸름한 턱선을 원하였다. 수술은 하악각 절제술과 함께 피질골 삭제술, 턱끝 성형술(T 절골술)을 시행하였다. 그 결과 사각턱이 해소되었고, 특히 정면에서 보았을 때 아래턱의 갸름해진 얼굴이 되었다.

3) 광대 절골술

광대뼈가 튀어나와 보이면 인상이 강해 보이고 얼굴이 커 보인다. 예전부터 광대가 튀어나온 여자들은 팔자가 세다라는 말이 있어 선호하는 얼굴이 아니었지만, 최근 들어서는 작은 얼굴을 선호하는 흐름이 생기면서 더욱더 광대 부위를 줄이고자 하는 수술들이 유행하는 것 같다.

광대 부위를 줄이고자 할 경우, 광대 부위를 두 부분으로 나누어 생각해 볼 수 있는데, 얼굴의 정면과 측면이 만나는 부위의 광대를 45° 광대로, 정면에서 보았을 때 가장 외측부위에 해당하는 광대를 옆 광대로 부른다. 45° 광대가 튀어 나왔을 경우에는 광대뼈 부위를 삭제하여서도 효과를 볼 수 있지만, 옆 광대가 나온 경우에는 광대뼈의 앞, 뒤를 잘라 안으로 집어 넣는 광대 절골술이 필요하다.

광대 절골술은 주로 입안 절개를 이용하여 앞부분을 자르고, 작은 피부 절개를 하여 뒤부분을 자른 다음 광대를 안으로 집어 넣고 고정하는 형태로 수술을 진행한다. 이 때 피부 절개는 주로 구렛나루 쪽에 약 3~5mm 정도의 크기로, 상처가 아물고 나면 거의 눈에 띄지는 않는다. 앞쪽 절골선은 "I"형이나 Inverted "L" 형이 가능한데, 45° 광대를 많이 포함하여 수술의 효과를 증가시키고, 수술 후 입을 벌릴 때 근육이 당기는 힘에 저항하게 하기 위해서 Inverted "L" 형이 선호된다.

광대 절골술 시 가장 주의해야 하는 부작용은 볼처짐과 비대칭, 불유합 등이다. 특히, 볼처짐은 나이가 들어 보이는 인상을 주기 때문에 조심해야 한다. 볼처짐을 예방하기 위해서는 광대뼈를 잘라서 안으로 넣을 때 약간 위쪽으로 당기듯이 고정하여야 한다. 하지만 안으로 넣는 양이 너무 많을 경우 어쩔 수 없이 볼처짐이 생기는 경향이 있으므로 수술 계획이 과하지 않도록 주의하여야 한다. 그 외 비대칭이나 불유합을 막기 위해서는 잘라진 광대뼈를 견고하게 고정하여야 한다. 절골 시부터 좌우의 삭제량과 이동량을 측정하여 대칭을 유지하도록 노력하고, 절골 부위에 틈이 생기지 않도록 하는 것도 중요하다. 경우에 따라서는 앞부분 뿐 아니라 뒷부분에도 고정하는 것이 필요할 수도 있다.

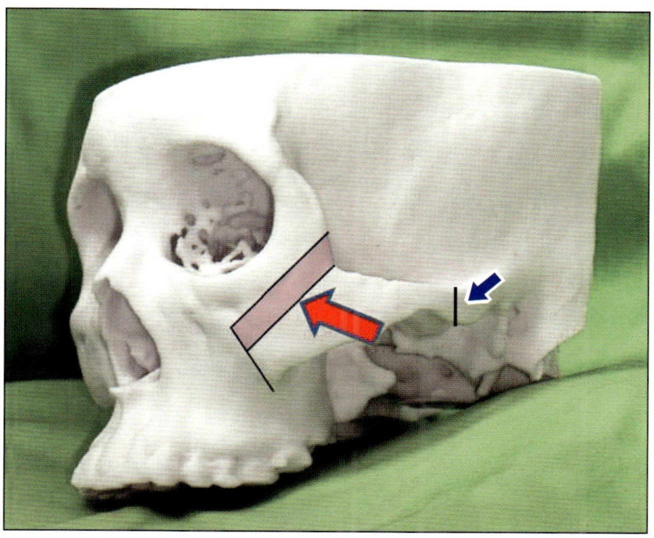

그림 7 광대 절골술 모식도

입안 절개를 통하여 광대의 전방부를 "L"자형으로 자르고(붉은 화살표), 작은 피부 절개를 통하여 후방부를 잘라(파란 화살표) 광대뼈를 주변으로부터 완전히 분리한다. 이후 볼처짐을 막기 위해 광대뼈를 전상방으로 당기고, 불유합을 막기 위해 주변뼈와 잘 접촉하도록 하여 고정한다.

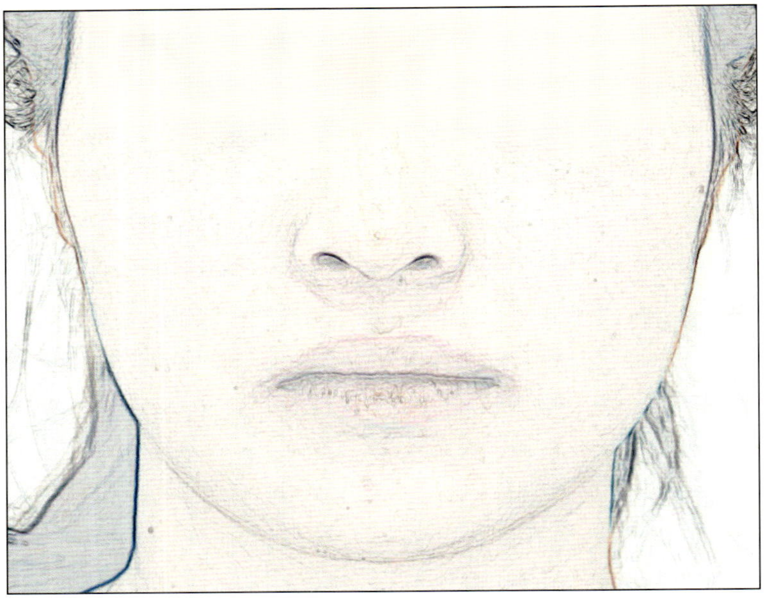

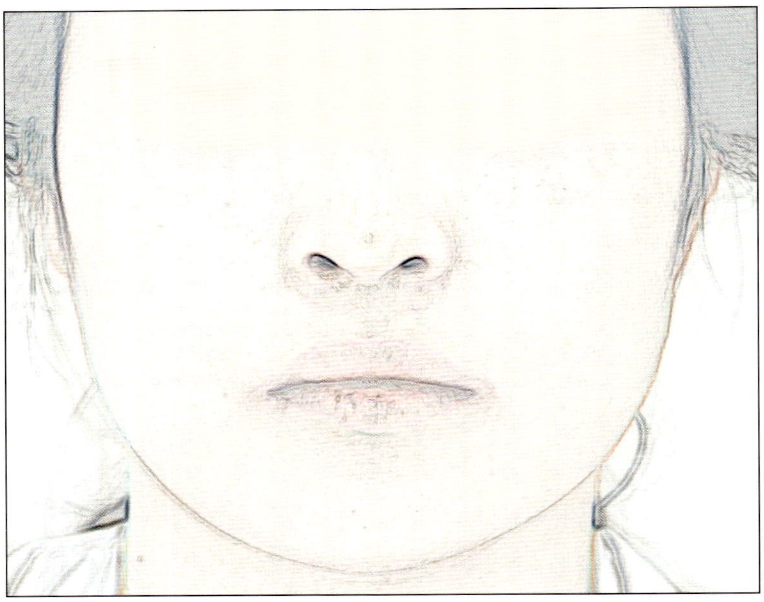

그림 8 광대 절골술

2. 수술 과정

1) 술전 검사

턱교정 수술과 대부분의 안면 윤곽 수술은 전신 마취 하에 이루어진다. 따라서 전신 마취와 관련하여 기본적인 피검사, 흉부 x-ray, 심전도 검사 등이 필요하다. 환자가 기존의 질병으로 인하여 약을 먹거나 치료를 받는 경우에는 이에 대한 적절한 고려가 있어야 한다. 필요시 담당의사에게 의뢰하여 수술 가능 여부에 대한 확인이 필요하다. 기본 검사 상 이상이 발견되었을 경우 추가 검사를 시행하기도 한다.

2) 수술 전 상담

수술을 하기 전에 환자와 충분히 상담을 하는 것은 성공적인 양악수술에 매우 중요하다. 환자가 편안한 분위기에서 자신의 생각을 자유롭게 얘기하도록 하여야 한다. 이를 통하여 환자가 수술을 통하여 고치고자 하는 점이 무엇인지를 파악하고 이를 수술 계획에 반영하여야 한다. 또한 환자가 수술과 그 이후의 회복 과정에 대하여 이해할 수 있도록 쉽게 설명해주면 좀 더 편하게 수술을 받을 수 있다. 수술의 효과와 부작용에 대하여도 사실적으로 설명하여 환자가 지나치게 수술에 대한 환상을 갖거나, 지나치게 수술을 무서워하지 않도록 하여야 한다.

3) 수술

턱교정 수술은 전신 마취 하에 이루어 지고, 수술 시간은 상황에 따라 다르지만 양악 수술을 기준으로 대략 3~4시간 가량 걸린다. 턱교정 수술은 뼈를 잘라서 수술 계획에 따라 정확하게 이동하여 재고정하는 수술로, 정확하게 이동되었는지가 수술의 성패를 결정하는 요소이다. 따라서 수술 중 길이를 재서 확인하고 조금이라도 원하는 대로 되지 않았을 경우 다시 수정하는 작업이 필요하다. 일부 대형 성형외과에서 양악 수술을 2시간 안에 한다고 광고를 하는데 단순히 수술을 빨리 한다는 것은 수술을 정확하게 잘 한다는 것과는 다른 얘기이다. 오히려 수술을 빨리 하는 것은 정확한 수술을 위해 필요한 계측과 확인 작업을 생략해서 그런 것일 가능성이 높다.

통상 양악 수술을 할 경우, 출혈은 수혈이 필요할 정도로 많지는 않다. 경우에 따라서 자가 혈액을 수술 2주전에 미리 뽑아 놓고 수술 시 다시 수혈하기도 하지만 이 또한 감염의 가능성이 없지는 않아 통상적으로는 잘 사용하지 않지만, 수술 전 혈색소 수치가 낮은 환자의 경우 이용할 수 있다.

4) 입원

통상 입원은 양악 수술을 기준으로 수술하는 날을 포함하여 3~4일 정도 한다. 전신 마취에서 완전히 회복되는데까지는 통상 하루 정도 걸리기 때문에 수술 당일에는 어지럽거나 속이 메스껍고 구토가 날 수 있다. 이러한 증상은 통상 하루가 지나면 좋아진다. 양악 수술을 한 경우 코피가 나거나 코막힘 증상이 있어

불편할 수 있다. 오트리빈과 같은 충혈완화제를 뿌리면 증상이 완화되긴 하지만, 너무 많이 뿌릴 경우 오히려 코막힘이 심해질 수 있다. 통상 붓기는 수술 후 2~3일 경에 제일 심하다. 수술 한 다음 날부터 가능하면 가볍게 걷기와 같은 운동을 하는 것이 폐기능 회복에 좋다. 통상 2주 정도는 미음식을 먹게 되는데, 식사 후에는 반드시 작은 칫솔을 이용하여 양치를 하고 소독약이나 식염수로 깨끗하게 소독을 하여야 한다. 소독은 한번에 잘 되지 않으므로 최대한 오래, 자주 시행하여야 한다.

5) 수술 이후

턱교정 수술로 턱 뼈를 정확하게 제 위치에 놓고 견고하게 고정을 한다고 해서 그것만으로 좋은 결과를 보장하지는 못한다. 턱이 제 위치에서 기능을 잘 수행하기 위해서는 턱 뼈 뿐만 아니라 주변의 근육이나 턱관절의 역할이 중요하기 때문이다. 특히, 입을 벌리고 다무는데 기능을 하는 근육은 이전의 위치를 기억하고 있어 수술로 턱 뼈의 위치를 바꿔놓더라도 다시 예전 상태로 돌아가는 방향으로 힘을 가하기 때문에 이에 대한 적절한 조치가 없으면 수술 결과를 안정적으로 유지하기 힘들다. 따라서 수술 이후 일정 기간 동안 수술을 한 의사와 교정을 담당하는 의사의 검사를 받는 것이 중요하다.

6) 수술의 부작용

(1) 재발 경향

수술로 뼈를 제 위치로 옮기고 고정을 잘 하더라도, 근육이나 연조직은 예전으로 되돌아가려는 경향이 있어 다시 수술부위가 수술 전 방향으로 이동될 수 있다. 과거에는 이런 재발이 매우 빈번하게 발생했다. 본 저자의 연구에 의해 이런 재발의 원인이 밝혀졌고 이 원인을 제거한 방식의 수술시행 후로는 이런 재발이 현저히 줄어들었다(Angle Orthodontists 2007년)2. 적절히 시술된 최근의 수술은 전반적인 수술의 예후를 변화시킬 정도의 재발은 거의 일어나지 않는다. 드물게 이러한 변화의 양이 커서 재수술이 필요할 수도 있다. 따라서 재발을 줄여 재수술의 가능성을 최소화하기 위해서 시간이 더 걸리고 불편하더라도 안정적인 방법으로 수술을 하고, 회복 과정 중에 근육과 턱관절에 대한 적절한 조치를 취하는 것이 중요하다.

(2) 신경 손상 및 감각 저하

수술 중 턱과 얼굴 부위의 감각을 담당하는 신경인 눈밑 신경, 위턱신경, 아래턱 신경이 손상될 수 있다. 이 경우 수술 후에 마취가 덜 풀린 느낌 또는 찌릿찌릿한 느낌을 받을 수 있습니다. 양악 수술을 하면 필수적으로 신경이 노출되게 되고 당겨지게 되는 간접 손상을 받게 된다. 따라서 양악 수술 후 대부분의 환자들이 피부 감각이 저하된 느낌을 받게 되지만, 신경 손상이 간접 손상에 국한된 경우 대부분의 경우 시간이 지남에 따라 회복이 된다. 하지만 이러한 회복이 자연적으로 일어나는 것이다 보니 일부의 경우 완전히 회복되지 않고 감각저하나 이상 감각의 증상이 남는 경우도 있다. 이 경우에도 대부분의 경우 증상은 심하지 않아 크게 문제가 되지 않는다.

수술 중 신경이 직접적으로 다치거나 끊어지는 경우, 피부나 입안 감각이 완전히 없는 경우가 생길 수 있다. 이러한 신경은 대부분 감각신경이어서 간접손상인 경우 외관상으로 차이가 있거나 기능의 이상이 있는 경우는 거의 없지만, 직접적으로 신경이 끊어져 감각이 완전히 없어지는 경우에는 입을 잘 못 다문다거나 침을 흘리는 등 기능의 이상이 생길 수 있어 더욱 심각하다. 환자의 해부학적 구조가 특이하여 신경의 직접적인 손상을 피하지 못하는 경우도 있긴 하지만, 대부분의 경우 수술 시 신경의 위치를 확인하고 이를 보호하면서 수술을 진행하면 직접적인 손상은 막을 수 있다. 따라서 숙달된 외과의사에서 수술을 받는 것이 신경손상을 막기 위해서 중요하다.

(3) 연조직의 변화

턱교정 수술을 하기 위해서는 피부 절개를 하고 뼈 주변 근육들을 박리하여야 하는데 이러한 과정에서 연조직의 변화가 생기게 된다. 즉, 코가 퍼지거나 코 끝이 들려 보이고, 입술이 얇아지는 경향이 생긴다. 이를 막기 위해서 녹는 실을 이용하여 코의 양쪽을 퍼지지 않도록 잡아두기도 하고, 입술을 적절한 조치를 취하여 봉합하기도 하지만 미세한 변화는 막을 수 없다. 다행인 것은 적절한 조치를 취할 경우 이러한 변화는 대부분 크지 않아 문제가 되지 않지만, 아주 예민한 사람에서는 문제가 되기도 한다.

(4) 부종

수술 후 붓기는 사람마다 다르다. 똑 같은 방법으로 수술을 하더라도 어떤 사람은 거의 붓지 않지만 어떤 사람은 많이 붓는다. 주로 피부가 두꺼운 사람이 많은 붓는 경향이 있다. 전에 얼굴 부분을 수술했을 때 붓기가 많이 붓고 오래 갔던 사람들은 양악 수술을 하도 마찬가지로 붓기가 심할 수 있다.

수술 방법에 따라서도 붓기가 다를 수 있다. 수술 시 피부를 많이 당기고 거칠게 수술을 하면 많이 부을 수 있다. 이 경우 대부분 통증도 심하다. 수술을 빨리 하는 것이 장점이 아닌 이유 중 하나가 바로 이것이다. 수술 후 피통을 달아서 상처 부위의 피를 빼주면 붓기를 줄이는 데 도움이 된다. 또한 스테로이드 같은 약을 쓰는 것도 좋다.

(5) 출혈

양악 수술을 기준으로 하더라도 정상적으로 수술이 이루어졌을 경우 출혈의 양은 그렇게 많지 않다. 경우에 따라서는 수술 전에 자기 피를 뽑아 두었다가 수술 시 수혈에 이용하는 자가 혈액 수혈을 이용하기도 하지만, 이 방법도 감염과 같은 부작용의 가능성을 완전히 배제할 수 는 없어 모든 경우에 사용하지는 않는다. 다만 술전 검사 시 혈색소 수치가 낮은 경우에는 도움이 될 수 있다.

(6) 통증

수술이 조심해서 부드럽게 이루어졌을 경우 양악 수술로 인한 통증은 그리 크지 않다. 또한 요즘은 대부분의 병원에서 자가 통증 조절장치를 사용하고, 필요시 진통제를 주기 때문에 통증은 대부분 조절이 된다.

(7) 감염

턱교정 수술은 입안으로 수술을 하여 상처가 입안에 있기 때문에 특히 감염이 잘 생긴다. 입안은 항상 젖어 있고 음식물 찌거기가 많을 수 있어 세균 감염에 취약하다. 수술 후 입안이 부어 있고, 치아 장치를 물고 고무줄을 걸고 있다 보면 입안 소독이 쉽지 않아 감염이 생기기가 쉽다. 혹시 감염이 되었을 경우, 즉각적인 감염 치료를 하면 감염 자체가 문제가 되는 경우는 거의 없지만, 감염이 되면 붓고 아프기 때문에 환자가 고생하는 경향이 있다. 입안 소독이 어렵더라도 최대한 열심히 자주 소독하여야 한다. 입안 소독만 잘 되면 대부부의 경우 감염을 예방할 수 있다.

통증 - 양악 수술을 하면 죽을 만큼 아프다?

요즘 TV나 신문 등 많은 매체에서 양악 수술에 대한 기사를 쏟아내고 있다. 양악 수술을 한 연예인들이 나와서 양악 수술로 인한 효과와 회복 과정의 고통을 얘기한다. 그러나 양악 수술을 직접 집도하는 의사로서 그 내용을 잘 이해되지 않은 점이 많다. 그 중 대표적인 것이 수술 후 통증에 대한 이야기이다.

"양악 수술을 하면 죽을 만큼 아프다?"
"양악 수술을 하기 전 날에 유서를 썼다?"

물론 그들이 거짓말을 하는 것은 아니겠지만, 통상적인 양악 수술 후 통증은 크지 않다. 특히 1980년대 이후로 무통주사라고 불리는 자가통증조절장치(patient-controlled alagesia, PCA)가 사용되고 난 후로는 술 후 통증은 통상적인 수술 후의 잘 조절되는 통증 정도의 수준이다.

1997년 미국 구강악안면외과 학회지(Journal of Oral and Maxillofacial Surgery)에 발표된 연구에 의하면 양악 수술을 시행한 환자에 있어서 수술 후 통증은 잘 조절되는 정도였다.[1] 캐나다 Dalhouse 대학의 구강악안면외과 연구팀은 턱교정 수술을 시행한 75명의 환자를 대상으로 수술 후 통증에 관한 전향적, 무작위적 임상 연구(Prospective, randomized clinical trial)를 시행하였다. 이 연구에서 통증의 정도는 시각적 아날로그 측정법(visual analog scale, VAS)로 측정하였다. VAS법은 환자가 자신의 통증 상태를 직접 10cm 수평 직선 상에 표시하는 방법으로 통증이 전혀 없는 편안한 상태를 0cm, 극심한 최대의 통증 상태를 10cm로 표시하여 길이를 점수화하는 방식으로 일반적인 통증의 연구에서 가장 많이 쓰이는 방식이다. 그 결과 자가통증조절장치를 사용한 군에서 수술 후 통증은 수술 첫째 날은 VAS 수치가 평균 2.3을, 둘째 날은 1.9, 셋째 날은 2.1을 보였다. 일반적으로 VAS 수치가 3이하일 경우 임상적으로 통증이 잘 조절되는 것으로 보기 때문에 이 수치는 통증이 잘 조절되고 있음을 의미한다. 그리고 수술 후 2일간 통증이 VAS 수치3이하로 조절되어 환자가 통증이 거의 없이 편안하게 느낄 확률이 74% 였다. 따라서 올바르게 시행된 양악 수술의 경우 수술 후 통증은 무통주사라고 불리는 자가통증조절장치로 잘 조절되는 정도이라고 볼 수 있다.

국내에도 유사한 연구들이 있었는데, 1999년 대한악안면성형재건외과학회지에 발표된 연구에 의하면 양

1 David S. Precious et al. A comparison of patient-controlled and fixed schedule analgesia after orthognathic surgery. J Oral Maxillofac Surg, 1997:55:33-39

악 수술을 한 21명의 환자에서 자가통증조절장치를 사용하였을 경우 수술 후 통증은 수술 첫 날 평균 VAS 수치가3.2~4.1정도였고, 둘째 날은 2.6~3.1 정도로 잘 조절 되었다.[2] 또한 2005년 대한구강악안면외과 학회지에 발표된 연구에 의하면 양악 수술을 시행한 31명의 환자에서 자가통증조절장치를 사용하였을 경우, 수술 후 첫째 날 평균 VAS 수치는 2.5~3.9 정도였고, 둘째 날에는 1.9, 셋째 날에는 1.6정도로 통증이 상당히 잘 조절되었다.[3]

저자 등의 경험에 의해서도 턱교정 수술 후 통증은 자가통증조절장치를 썼을 경우 크지 않다. 그럼에도 불구하고 TV에 나오는 연예인들이 수술 후 극심한 통증을 경험했다고 하고, 인터넷 등에서 볼 수 있는 후기에서도 수술 후 힘들었다고 하는 이유는 무엇일까? 그것은 아마도 이런 환자들의 수술이 올바르게 이루어지지 못해서 그럴 것으로 생각된다.

모든 수술이 다 그렇지만, 특히 양악 수술은 수술이 입안으로만 이루어지기 때문에 수술에 익숙하지 않은 의사가 수술을 할 경우 수술 부위 피부에 많은 힘이 가해지게 되고, 그 결과 수술 후 얼굴이 많이 붓거나 통증이 심해지게 된다. 위에서 언급한 논문들은 모두 치과병원 구강악안면외과(구강외과)에서 수술이 이루어진 경우로, 수술이 정상적으로 잘 이루어졌기 때문에 수술 후 통증이 심하지 않았을 것으로 짐작된다.

양악 수술은 수술이 정상적으로 잘 이루어졌을 경우, 수술로 인한 통증은 크지 않다. 다만 일정 기간 동안 먹고 말하는 과정이 불편한 정도이다. 하지만 그에 비해 부정교합의 해결이라는 기능적인 측면과 주걱턱, 무턱, 비대칭의 해결이라는 미용적인 측면에서 장점이 많다. 그렇기 때문에 적절한 검사에 의해 수술이 필요하다고 진단된 환자의 경우 통증이 무서워서 수술을 망설이지는 않아도 될 것 같다.

---

2 양병은, 송상훈, 엄기훈, 유준영. 악교정 수술 후 자가통증조절장치의 사용 효과에 관한 연구. 대한악안면성형재건외과학회지 1999;21:382-387

3 박미화, 김재현, 백상흠, 차두원, 이상한. 악교정 수술 후 근주와 자가통증조절장치의 제통효과 비교. 대한구강악안면외과학회지 2005;31:260-265

Ⅶ. 수술 후 교정

1. 수술에 대한 평가
2. 수술 후 교정
3. 유지 및 계속관리

Ⅶ. 수술 후 교정

1. 수술에 대한 평가

수술 후 교정을 시행하기 앞서 수술에 대한 평가를 교정치과의사, 수술집도 외과의사가 같이 하는 것은 무척 중요한 의미가 있다. 수술이 계획한대로 잘 이루어졌는지, 미흡한 부분이 있으면 어느 부위가 왜 그렇게 됐는지 평가하는 과정에서 상호 공감대가 더욱 커지고 향후 발전의 중요한 토대가 된다. 특히, 3D 방사선 영상에서는 2D 영상에 비해 수술 부위를 정확하게 볼 수 있기 때문에 외과의사에게 큰 도움이 된다. 저자가 3차원영상으로 수술의 결과를 분석하는 방법을 발표하였다(PCSO Bulletin 2009년)[3]. 그리고 수술평가 후 수술이 일부 미흡한 부분이 발견되면 수술 후 교정치료에서 보완될 수 있다.

2. 수술 후 교정

수술 후 3-5일후부터 수술 후 교정치료가 시작된다. 수술 후 교정치료의 목적은 위, 아래 치아들간에 좋은 맞물림(교합)을 만드는 것 이다.

수술 후 교정치료는 크게 두단계로 나뉘어져 진행된다.

첫 번째 단계는 수술한 턱뼈전체를 좋은 위치에 안정화 시키는 과정이다. 이는 수술턱뼈 위치조정(Segmental Management)이라고 하며 작년에 미국 구강외과 학회지(JOMS 2012년 4월호)에 저자가 발표한 논문에 원리와 방법이 상술되어 있다[4]. 수술직후 수술을 통해 옮겨진 위, 아래턱뼈의 새로운 위치는 수술부위가 아물 때까지 매우 유동적이다. 이는 역으로 수술부위가 완전히 아물어 고정되기 전에 수술한 아래턱-위턱뼈의 위치를 위, 아래 치아의 맞물림(교합)이 좋게 되는 위치로 유도할수 있음을 의미한다. 전통적인 수술 후 고정방법은 수술 후 턱을 움직이지 못하게 위, 아래의 치아들을 묶어 고정하는 것이었다. 하지만 새로운 수술 후 치료개념인 Segmental management에서는 위, 아래 치아를 고정 하지 않는다. 대신 아주 약한 교정용 고무줄을 사용하여 위, 아래 턱뼈를 위, 아래치아가 잘맞물릴수 있는 위치로 유도한다. 약한 고무줄을 사용하는 이유는 환자가 약한 고무줄덕분에 입을 벌릴 수 있으며, 수술부위가 아프지 않은 범위 내에서 아래턱을 정상적으로 사용할수 있기 때문이다. 수술직후 입을 마음대로 벌릴수 있는것은 여러 가지 장점이 있는데 그중 대표적인것이 호흡이 편하다는것과 수술직후부터 정상적인 식사가 가능한 것을 들수 있다. 물론 수술직후에는 수술부위에 통증을 야기하지 않는 범위 내에서 부드러운 음식으로 식사해야 하며 점진적으로 정상적인 식사로 전환하게 된다. 이 시기의 치료는 최종적인 치아교합(치아의 맞물림)을 결정하는 매우 중요한 치료이며 교정치과의사가 환자를 일주일 간격으로 수술 부위의 회복과 턱뼈의 위치관계를 관찰한다. 이기간 중에 필요하면 고무줄의 방향을 조절해 준다. 일반적으로 Segmental management는 수술부위가 치유되어 고정되는 수술 후 8주동안에만 가능한 시술이며, 대부분의 경우 8주동안의 Segmental management가 적절히 시행되면 위, 아래의 치아의 맞물림은 거의 완성 된다.

수술 후 교정치료의 두 번째 단계는 다음과 같다.
수술 후 8주가 지나면 수술부위의 뼈가 충분히 아물어 더 이상 턱뼈자체의 위치 조정은 불가능하게 된다. 이후 필요한 만큼의 치아이동을 통해 정상적인 치아의 맞물림을 완성하게 된다. 이과정은 약 4~10개월 정도 소요된다.

3. 유지 및 계속관리

수술 후 교정의 목표를 달성하면 교정 장치를 제거하고 치열 유지 장치를 끼움으로써 유지관리 체제로 들어간다. 유지관리는 교정치과의사의 책임하에 이루어진다. 유지관리의 목적은 치열이 원래 상태로 되돌아가는 것을 최소화하는 것이다. 일반교정과 유지관리 방식은 같지만 위턱, 아래턱을 수술했기 때문에 치아뿐 아니라 골격의 변화 및 이와 연관된 연조직과 기능 특히, 턱관절에 대한 특별한 관찰이 필요하다.

치료받을 때 처럼 매달 치과에 올 필요는 없지만 일년에 한두번 정도 병원을 방문하여 평생 유지관리를 받게 된다.

Ⅷ. 수술교정 매니지먼트

1. 의료인의 마음가짐
2. 환자의 심리관리

Ⅷ. 수술교정 매니지먼트

1. 의료진의 마음가짐

"양악수술은 영혼을 터치하는 시술이다."

양악수술은 치료받는 환자 입장에서는 일생에 딱 한 번 하는 일생 일대의 이벤트이다. 수술에 대한 두려움을 참고 수술 교정을 선택하는 사람들의 마음은 처절하다고 표현해도 될 정도로 심각하다. 일부 사람들은 지푸라기라도 잡는 심정으로 병원을 찾는다.

이러한 점을 감안하면 어느 한 부분이라도 소홀할 수 없다. 안타깝게도 많은 사람들이 수술한 것을 후회하고 일부는 소비자원에 피해신고를 하고 또 일부는 의료소송을 낸다. 극히 일부지만 수술 결과에 실망한 나머지 자살을 하는 경우도 있다. 정확한 분석을 바탕으로 정밀한 치료계획을 수립하고 이를 잘 실행할 수 있는 능력을 갖추는 것이 무엇보다 중요하다. 이를 위해서는 교정 치과의사와 수술 집도 외과의사간에 충분한 임상적 공감대와 긴밀한 의사소통이 필수적이다.

양악수술을 단순한 얼굴 미용 수술로만 인식하는 것은 위험하다. 양악수술은 단순한 미용수술이 아니다. 그렇기 때문에 적당히 분석진단해서 바로 수술하는 행태는 잘못된 것이다. 충분한 지식과 임상 훈련의 경험을 쌓아야만 할 수 있는 시술이다.

양악수술에 임하는 의사는 "양악수술은 영혼을 터치하는 시술이다."라는 말을 가슴에 새기고 항상 겸손하고 배려하는 마음으로 모든 환자들을 대해야 한다.

2. 환자의 심리관리

"양악수술은 영혼을 터치하는 시술이다."

양악수술을 선택할 때 그리고 수술이 끝난후 등의 과정에서 환자의 심리상태는 크게 바뀔 수 있다. 교정치과의사와 외과의사는 이 과정에서 환자의 심리상태를 잘 헤아리고 다룰 수 있는 능력을 갖춰야 한다. 그럼으로써 양악수술에 대한 만족도를 크게 높아 질수 있다.

1) 양악수술을 선택할 때

양악수술을 하기로 결심을 할 때 어떤 동기로 결심하게 되었는지 잘 알아야 한다. 인터넷이나 버스광고의 잘 된 양악수술 사례를 보고 결심했는지, 유명 탤런트나 배우의 양악수술 사례를 보고 결심했는지 등에 대하여 파악하는 것이 중요하다. 혹시, 본인이 그렇게 될 것을 기대하는 것은 아닌지 확인해야 한다. 기대가 너무 크면 실망이 클 가능성이 높다. 만약에 그렇다면 먼저 환자 본인의 문제점을 정확하게 지적해주고 치료 후 현실가능한 변화에 대하여 알려주어 너무 과장된 목표를 갖지 않도록 해주는 것이 필요하다. 이 때 수술 후를 가상한 시뮬레이션 기법이 효과가 크다.

본인이 본인의 문제점을 정확히 알고 있는가를 확인하는 것 또한 중요하다. 맞든 틀리든 인터넷 등 외부의 영향을 크게 받지 않고 본인이 본인의 어느 부분을 어떻게 고치고 싶은지에 대한 나름의 자기 의견이 있는 경우에는 비교적 빠른 시간에 합리적인 의사소통이 가능하다.

결론적으로 중요한 것은 환자 본인에게 성취 가능한 기대치를 갖도록 만들어주는 것이다. 그래야 수술 후 불만족이 없고 만족도가 높아 질수 있다.

2) 수술 후

수술에 대한 불만족은 전혀 예상하지 못한 데서 비롯될 수 있다. 수술결과가 좋지 않은 경우에 불만족스러운 것은 자연스러운 것이지만 수술 결과가 잘 나왔는데도 불구하고 불만족스러운 경우가 있고 이 때 교정치과 의사나 외과의사는 크게 당황하게 된다.

주걱턱을 수술한 경우를 예로 들면, 정확한 분석진단과 치료계획을 세우고 좋은 수술결과를 만들었는데 환자가 별로 만족하지 않는 경우가 있다. 왜냐하면 수술 후 가까운 주변 사람들의 부정적인 코멘트 때문이다. 환자 부모와 가까운 친구, 친지들에게는 친숙했던 얼굴이 갑자기 너무 변하니 받아들이기가 쉽지 않을 수 있다. 특히, 수술 직 후 이들이 던지는 한마디 코멘트, 예를 들면 "어! 네 얼굴 이상해"라는 표현이 환자에게는 큰 충격이 될 수 있다. 굉장한 기대를 갖고 어렵게 결정하고 힘든 수술도 받았기 때문에 가까운 사람들로부터 좋은 평가, 그것도 무척 좋은 평가를 받을 것으로 기대했는데 그렇지 못했을 때 환자의 심리상태는 실망스럽고 경우에 따라서는 패닉에 빠질 수도 있다. 어느 여성이 심한 주걱턱 수술을 받고 퇴원해 귀가했는데 남편이 보자마자 무심결에 한 "얼굴이 뭐 그렇게 이상하게 변했어." 한마디에 충격을 받고 찾아와서 원상태로 다시 돌려달라고 요구하는 사례가 있었다. 그렇기 때문에 수술 전에 환자의 보호자에게 이런 점에 대하여 설명하고 협조를 요청하는 것이 필요하다. 즉, 수술 후 환자를 처음 대면할 때 반드시 긍정적인 코멘트를 하도록 한다. 가까운 친구나 친지들이 집으로 찾아오면 환자를 대면하기 전에 수술 결과에 대하여 좋은 얘기 해달라고 미리 부탁하는 것이다.

다시 강조하지만 양악수술은 '영혼을 터치하는 시술' 이다. 그렇기 때문에 환자의 감성이 조금이라도 손상 받지 않게 아주 세심한 심리적 배려가 중요하다. 간혹, 친구들 중에는 양악수술에 의해 너무 예뻐진 모습에 질투가 나서 의도적으로 부정적인 코멘트를 하는 경우도 있다. 그러나 수술직후부터 가까운 주변 사람들로부터 좋은 평가를 받아 자신감이 충만해진 상황에서는 별 영향을 받지 않는다.

이렇듯 양악수술분야에 종사하는 교정치과의사, 외과의사 등 의료진은 환자의 섬세한 심리를 어루만져주는 세심한 배려가 중요하다는 점을 다시 강조한다.

Ⅸ. 3D 분석법(3차원 분석)에 대하여

IX. 3D 분석법(3차원 분석)에 대하여

1937년 Broadbent에 의해 처음으로 제시된 두경부 방사선은 초기에는 두경부 성장발육의 연구에 사용되어 졌다. 이 당시 두경부 방사선 사진은 주로 연구목적으로 치과대학들에서 사용되어 졌다. 1950년대 이전까지는 교정치료를 위한 분석자료로는 치아석고 모형과 환자의 얼굴사진이 주로 사용되었다. 치아석고 모형을 토대로 부정교합을 분석하고 치료계획을 수립하는 것이었다. 1950년대에 들어서서 두경부 방사선 사진이 교정환자의 진단에 사용되기 시작하였다. 1950년대 이후 여러 가지 두경부 골격및 치아 분석법이 제시 되었다. 이때 제시된 다양한 두개안면부 골격및 치아 분석법 (Cephalometric Analysis)들은 부정교합의 진단과 교정치료 계획수립에 획기적인 발전의 계기를 제공했다. 이 분석법들을 사용하여 두개안면골의 성장발육에 대한 연구뿐 아니라 임상교정분야에서도 안면골의 구조에 대한 정확한 분석이 가능해졌기 때문에 연구와 임상분야가 크게 발전하게 되었다. 그래서 두경부 방사선 사진없이 교정치료 하는 것은 상상하기 어려울 정도로 두경부 분석법(Cephalometric Analysis)의 사용이 일상화 되었다. 그러나 2차원 두경부 방사선이 갖고 있는 결정적인 단점은 3차원 구조의 두개안면부를 2차원적으로 볼 수밖에 없는 것이었다. 특히, 좌우 비대칭 이미지의 경우 진짜 비대칭인지 아니면 가짜 비대칭인지 그리고 비대칭이라면 비대칭의 정도를 판별하는 것은 불가능했다. Hatcher는 2차원 두경부 방사선을 이용한 두개안면분석법의 한계를 정확히 정리해서 보고 하였다[5].

2D의 단점을 극복하기 위해 2000년대 들어서서 3D (3차원 입체)를 활용한 다양한 시도와 노력들이 생겨났고 이 책의 저자인 조헌제 박사가 미국 샌프란시스코의 퍼시픽 치과대학 교정과 교수로 재직 중이던 2009년에 미국 임상교정학회지 (JCO : Journal of Clinical Orthodontics) 2009년 4월호에 세계 최초의 3D 분석법(Cho Analysis)을 발표하면서 교정분야에 3D 시대의 막이 열리게 되었다[6].

3D 분석은 2D분석으로는 찾아낼 수 없는 조그만 이상도 정밀하게 찾아낼 수 있기때문에 훨씬 정밀한 치료계획을 세울수 있고, 이에 따라 정밀한 치료결과를 얻을수 있게 되었다. 특히, 3D진단은 양악수술 분야를 획기적으로 발전시킬 것으로 예상된다.

3D 분석으로 뼈구조를 좌우, 전후, 상하 3차원상에서 0.01mm 단위로 분석을 할 수 있고, 아주 조그만

비대칭을 찾아낼 수 있기 때문에 훨씬 정밀도가 높은 수술을 할 수 있게 만들어 준다. 그리고 수술 후 수술에 대한 평가 또한 정밀하게 할 수 있고 이것은 수술 후 교정에 반영된다. 3D는 양악수술에서 가장 중요한 교정치과의사–외과의사간의 정밀한 소통도 가능하게 한다.

다음은 JCO 편집인들이 이 책의 저자인 조헌제 박사의 '3D 분석법(Cho Analysis)' 에 대해 평가한 것을 인용 하였다.

"JCO (미국 임상교정 학회지) 이번호에 Pacific 치과대학 교정과의 조헌제 교수가 3D 진단분석시스템을 발표한다. ' Cho 분석법' 으로 널리 알려질 이 시스템은 두개 안면부 골격을 3차원으로 분석하는 매우 포괄적이고 종합적인 방법이다. 우리는 가까운 장래에 이번에 JCO에 실린 'Cho 분석법' 을 이용하여 많은 치료사례들이 발표되기를 애타게 기다리고 있다."

– Robert G. Keim –

(미국 임상교정학회지(JCO) 편집장)

"이번 달의 Cutting Edge(최첨단) 논문은 두개안면부 구조의 성장발육을 이해하는데 있어서의 거대한 도약이 어떤것인지를 알려주고 있다. 조헌제 교수의 3D 시스템은 그 방향으로의 첫번째 발걸음이다. 교정치료를 혁명적으로 바꾸게 될 그의 분석법은 과거에는 진단하지 못한 조그만 비대칭을 정확하게 찾아낼 수 있다."

– W. Ronald Redmond –

(미국 임상교정학회지 (JCO) 편집인)

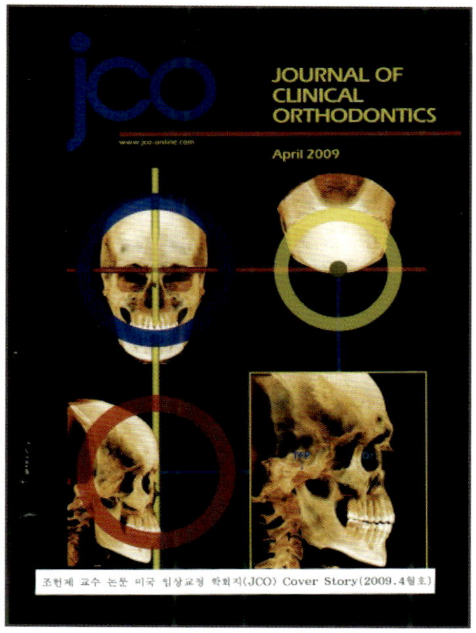

<미국 임상교정학회지 2009년 4월호 표지>
조헌제 박사의 '3D 분석법'

3D 분석법은 이 책 후반에 실려있는 논문에 자세히 설명 되어 있다. 저자의 앵글치과에서 실제 사용하는 3D 분석법을 CP9 분류의 한 증례를 통하여 예시하고자 한다. 3차원 진단과 치료계획이 자세히 제시되어있다. 3D 분석법을 습득하고자 하는 분들에게 많은 도움이 되기를 기대한다. 환자의 얼굴사진과 구강 내 사진은 제외하였다.

3D 진단및 치료계획

3D Analysis

- Gender: F
- Age: 19Y10M
- CC :
  - Chin Asymmetry
  - Lip protrusion
  - History of TMJ Pain
    - Onset : 1 year ago
    - Splint for a year, currently no pain
    - Joint sound (opening click)

Initial Pano

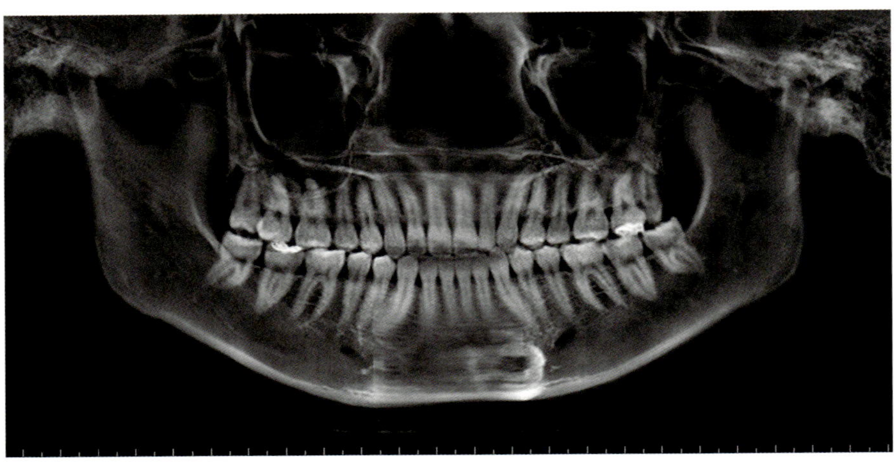

Initial F Ceph

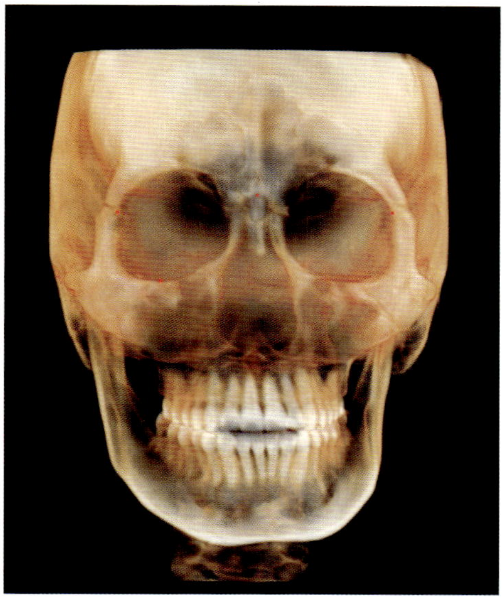

Initial F Ceph with ST

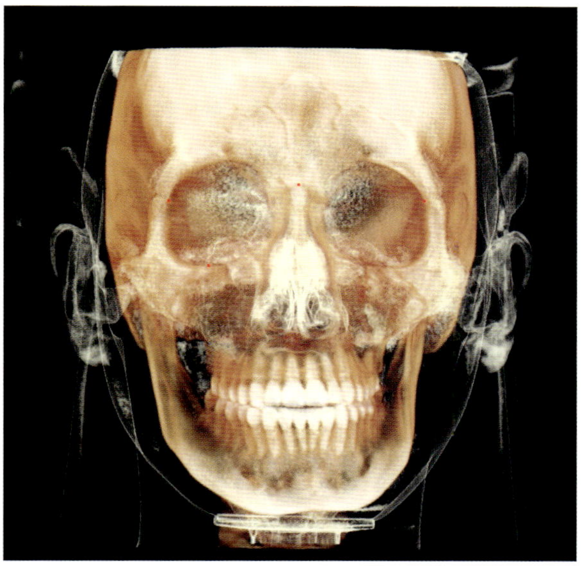

Initial F Ceph

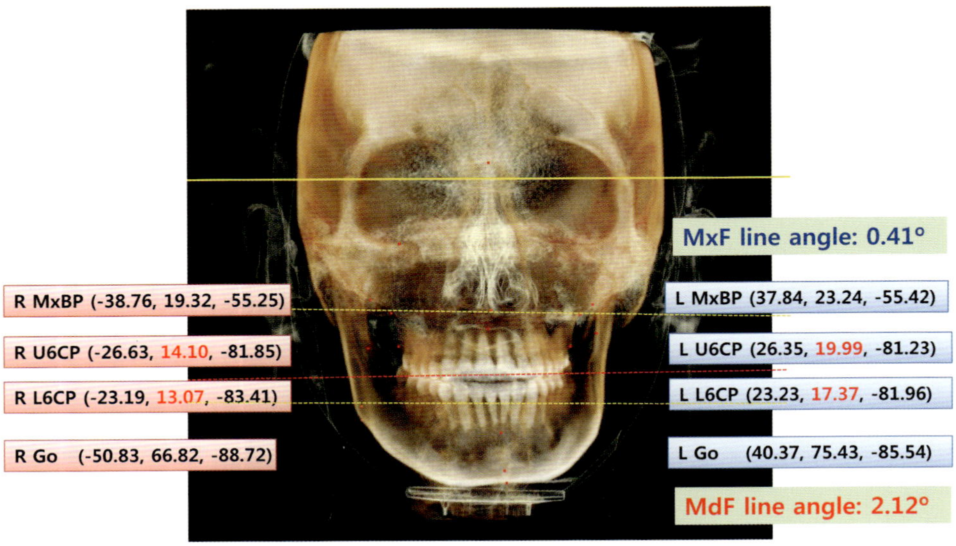

Initial Ramal angle
(Condyle head – R1)

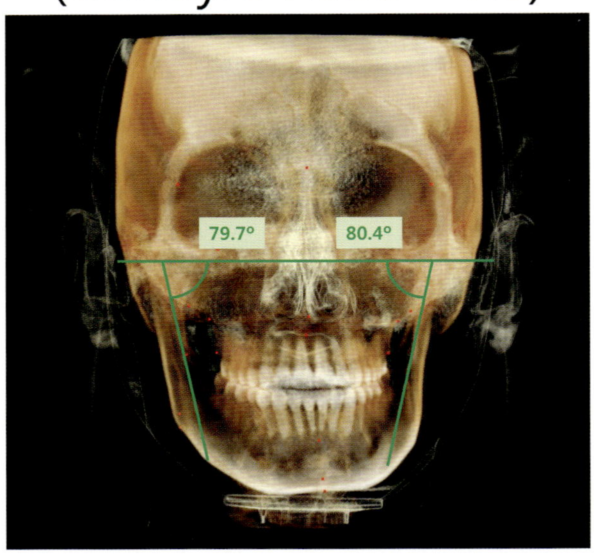

Initial Ramal angle (Condyle lateral point – Inf.Go)

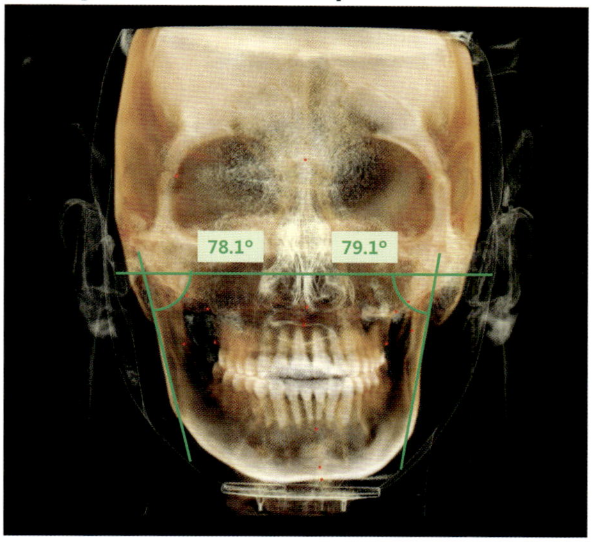

Initial L Ceph with ST

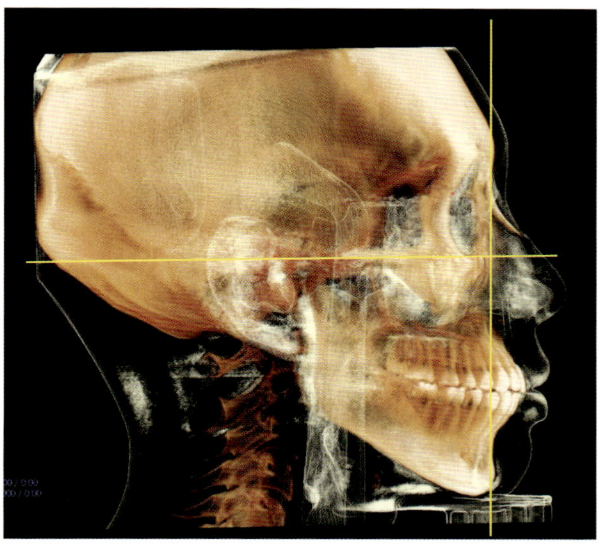

ANS (-0.25, -5.90, -56.73)
PNS (-2.3, 43.76, -55.78)
A (-0.01, -3.96, -63.01)

B (5.12, -0.29, -103.14)
Pog (8.16, -0.67, -117.47)
Me (7.76, 5.77, -123.88)

Initial L Ceph with ST

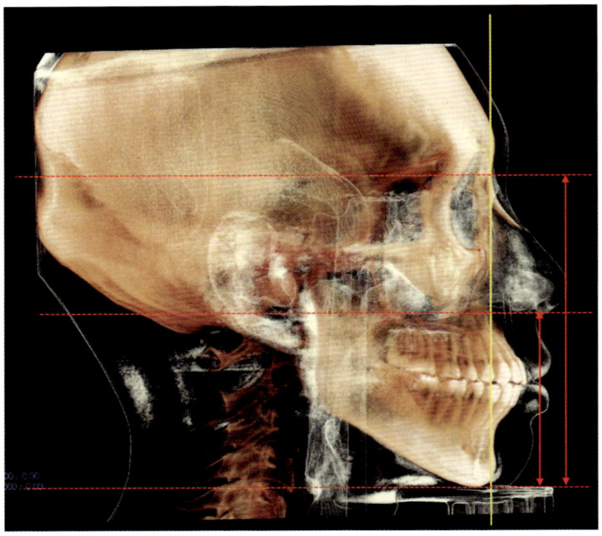

N-Me: 124.67mm

ANS-Me: 67.66mm

ANS-Me/N-Me: 54.27%
Mean: 57~60%

Initial L Ceph with ST

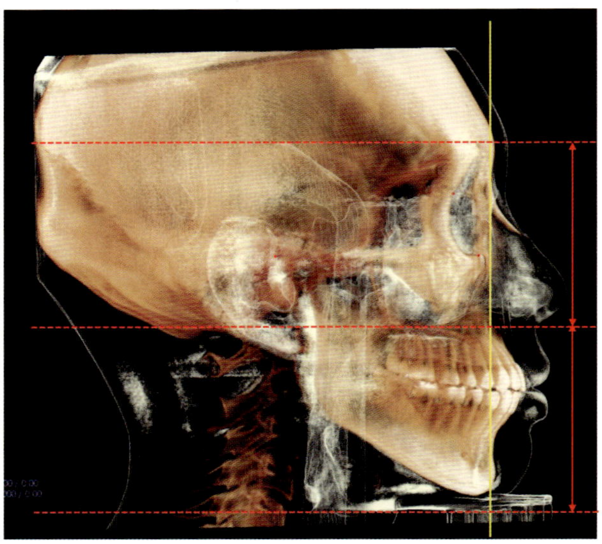

66.29mm

IS = 2mm

70.17mm

Initial L Ceph

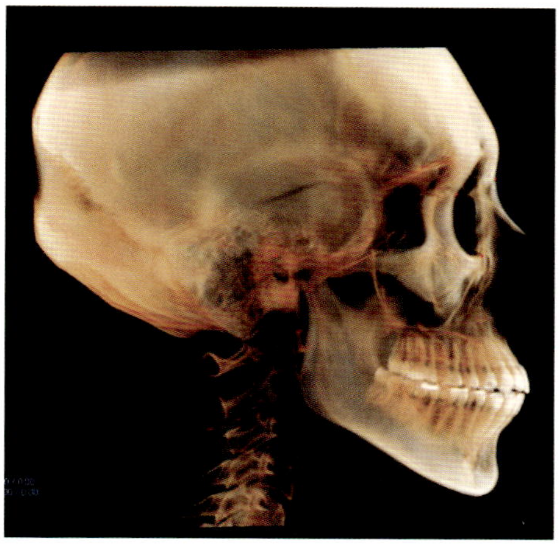

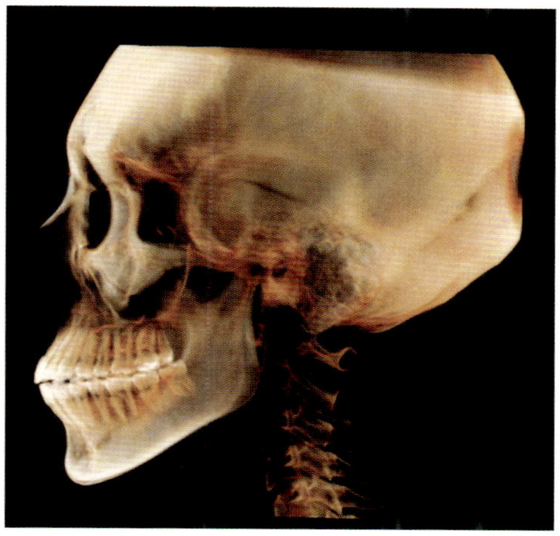

Initial VSV & SVV

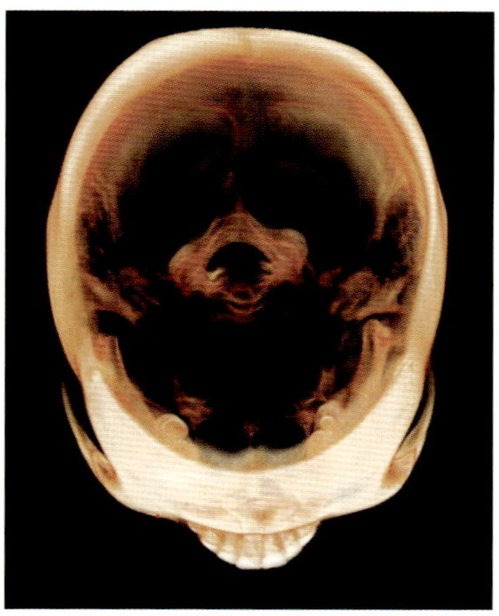

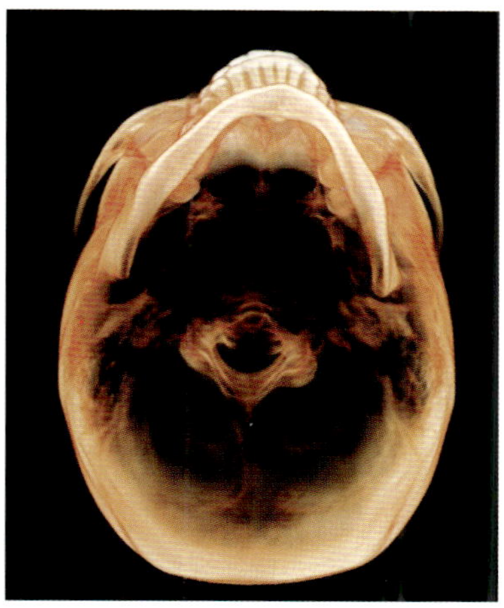

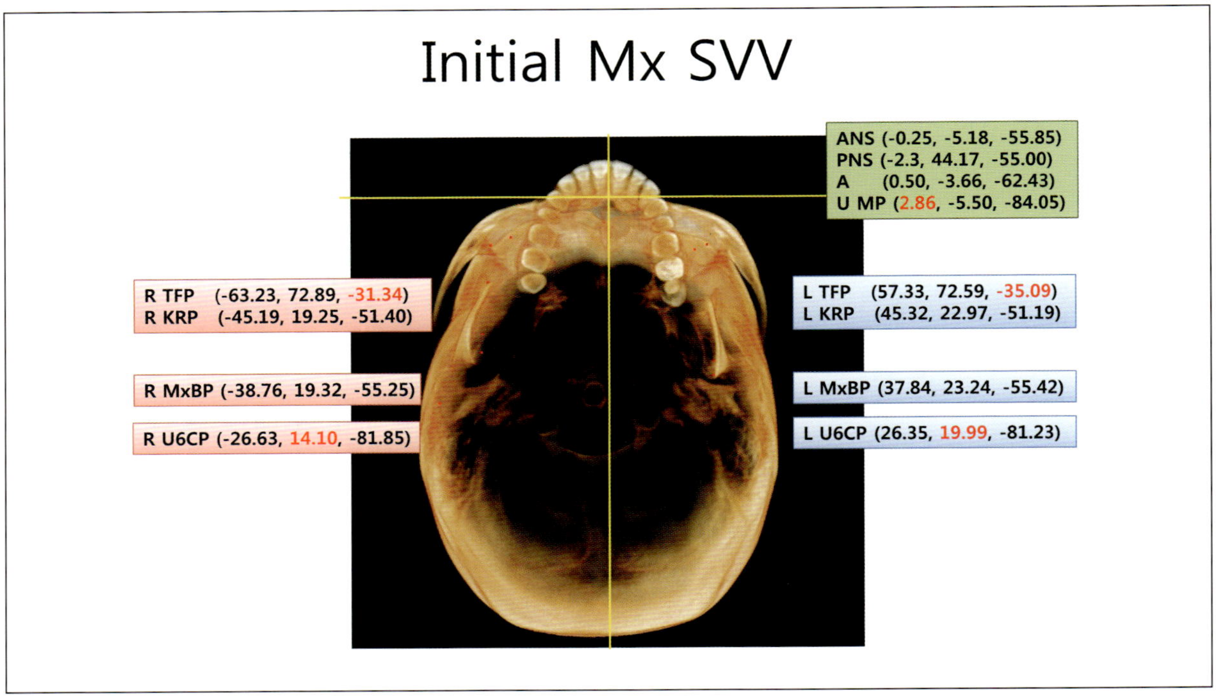
Initial Mx SVV
ANS (-0.25, -5.18, -55.85)
PNS (-2.3, 44.17, -55.00)
A (0.50, -3.66, -62.43)
U MP (2.86, -5.50, -84.05)
R TFP (-63.23, 72.89, -31.34)
R KRP (-45.19, 19.25, -51.40)
L TFP (57.33, 72.59, -35.09)
L KRP (45.32, 22.97, -51.19)
R MxBP (-38.76, 19.32, -55.25)
L MxBP (37.84, 23.24, -55.42)
R U6CP (-26.63, 14.10, -81.85)
L U6CP (26.35, 19.99, -81.23)

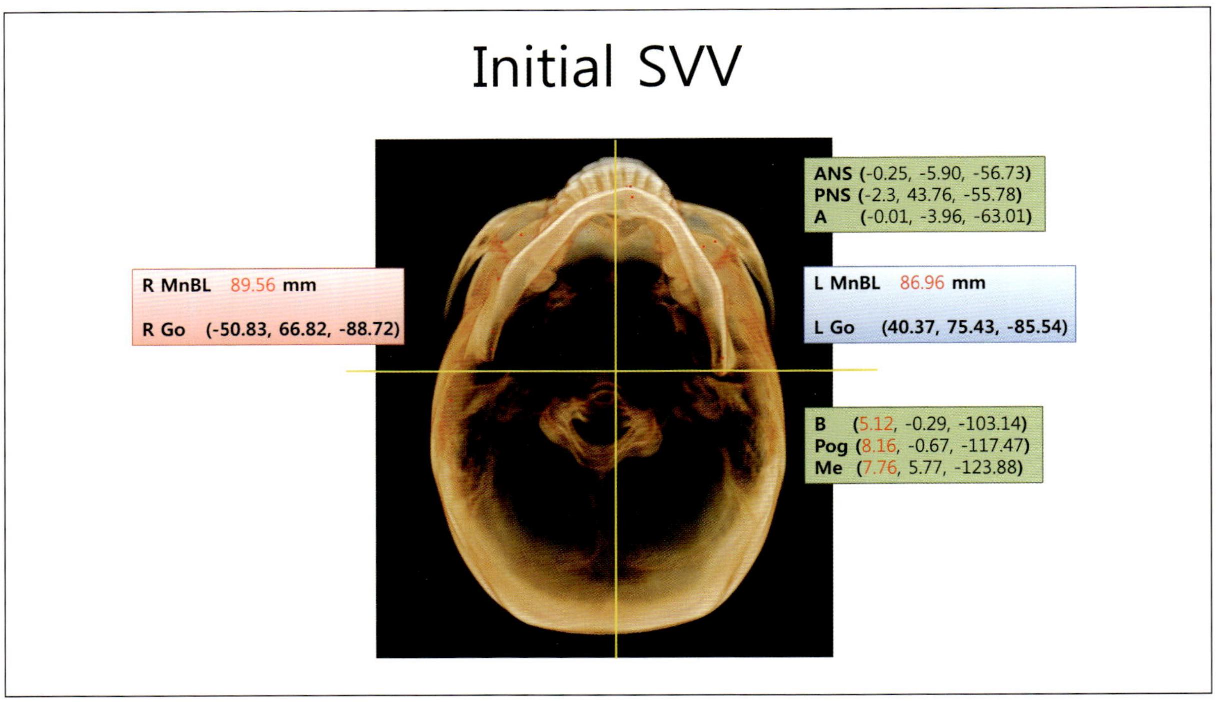
Initial SVV
ANS (-0.25, -5.90, -56.73)
PNS (-2.3, 43.76, -55.78)
A (-0.01, -3.96, -63.01)
R MnBL 89.56 mm
R Go (-50.83, 66.82, -88.72)
L MnBL 86.96 mm
L Go (40.37, 75.43, -85.54)
B (5.12, -0.29, -103.14)
Pog (8.16, -0.67, -117.47)
Me (7.76, 5.77, -123.88)

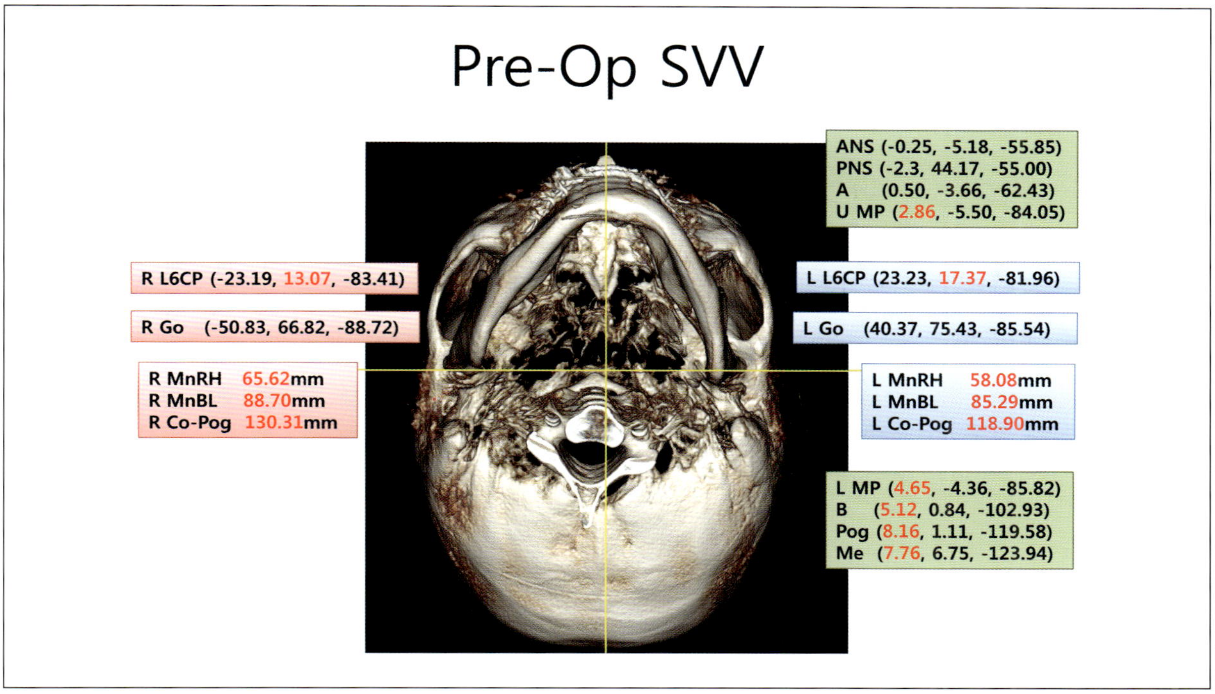
Pre-Op SVV
ANS (-0.25, -5.18, -55.85)
PNS (-2.3, 44.17, -55.00)
A (0.50, -3.66, -62.43)
U MP (2.86, -5.50, -84.05)
R L6CP (-23.19, 13.07, -83.41)
L L6CP (23.23, 17.37, -81.96)
R Go (-50.83, 66.82, -88.72)
L Go (40.37, 75.43, -85.54)
R MnRH 65.62mm
R MnBL 88.70mm
R Co-Pog 130.31mm
L MnRH 58.08mm
L MnBL 85.29mm
L Co-Pog 118.90mm
L MP (4.65, -4.36, -85.82)
B (5.12, 0.84, -102.93)
Pog (8.16, 1.11, -119.58)
Me (7.76, 6.75, -123.94)

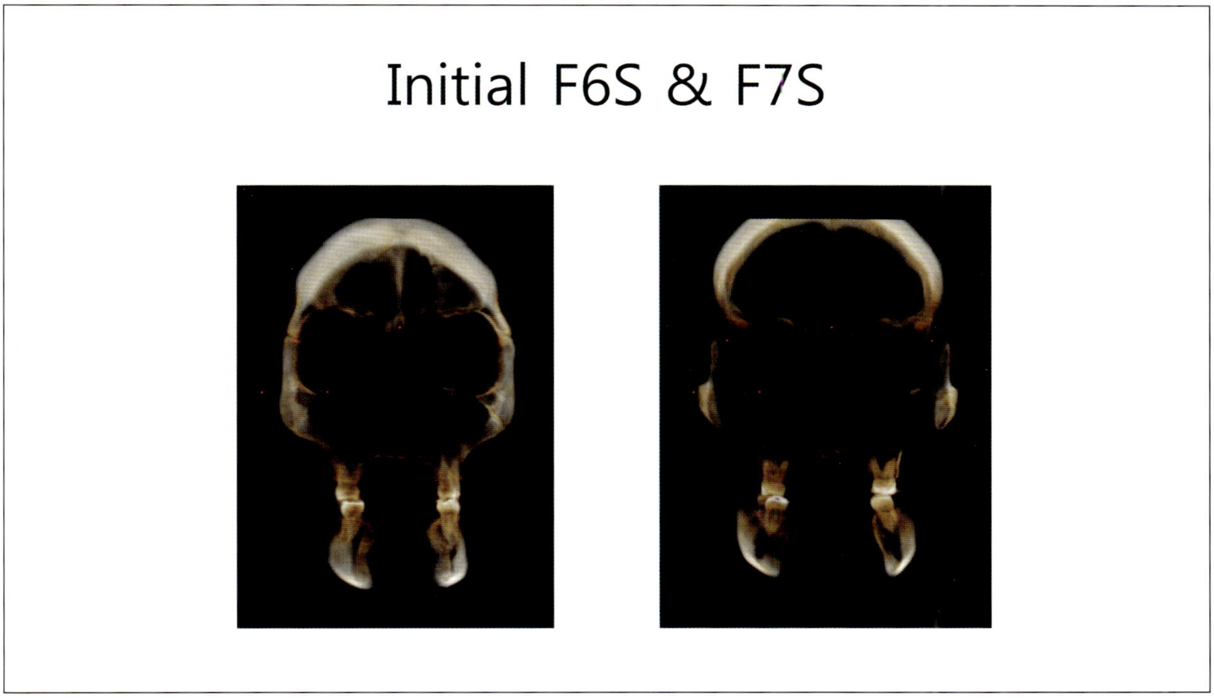
Initial F6S & F7S

Initial L Ceph

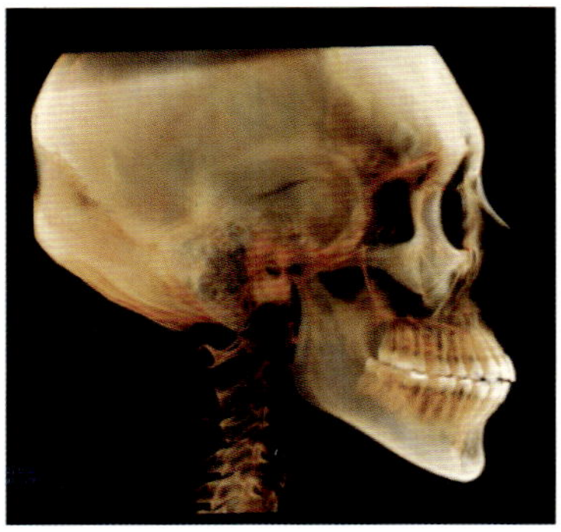

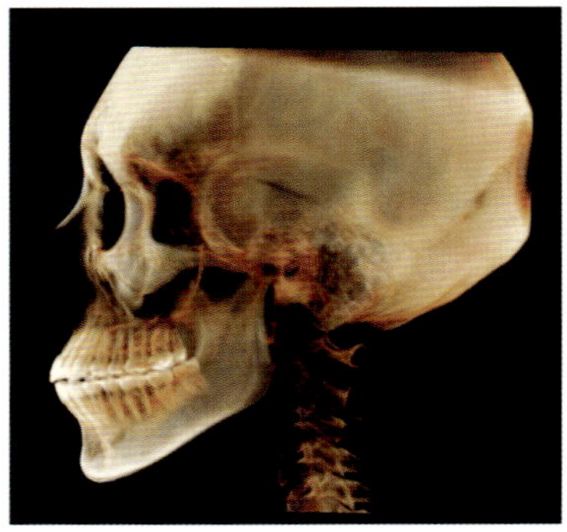

R U1SI : 119.41°
R U1SP: 6.91mm

R L1SI : 98.56°
R L1SP: 9.57mm
R MdS line angle : 47.73°

L U1SI : 123.48° (106~114°)
L U1SP: 6.37mm (2.5mm)

L L1SI : 98.14° (97°)
L L1SP: 9.75mm (6.5mm)
L MdS line angle : 46.54°(26.0~26.5°)

Initial L Ceph

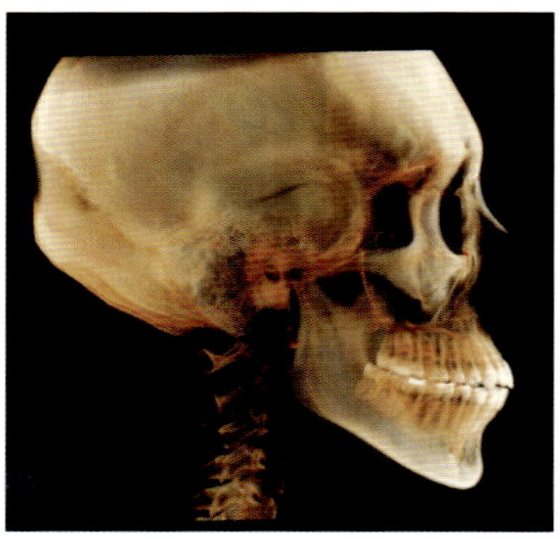

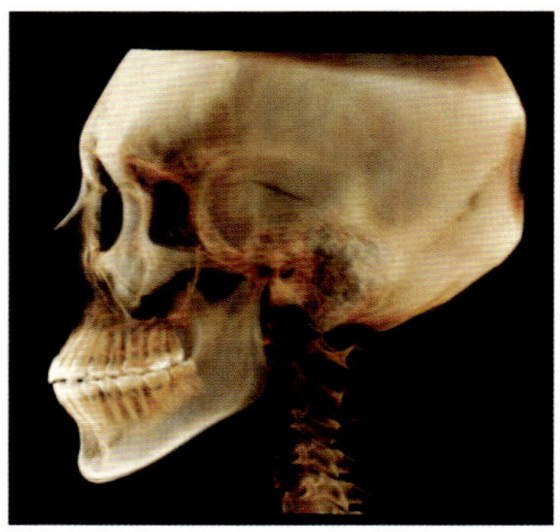

R U6SI : 98.19°
R U6SP: 6.12mm

R L6SI : 81.51°
R L6SP: 13.74mm
R MdS line angle : 47.73°

L U6SI : 91.16° (89.5~95.0°)
L U6SP: 4.19mm (3.0~3.5mm)

L L6SI : 81.36° (87.0~89.0°)
L L6SP: 18.04mm (21.5~22.5mm)
L MdS line angle : 46.54° (26.0~26.5°)

Initial L Ceph with ST

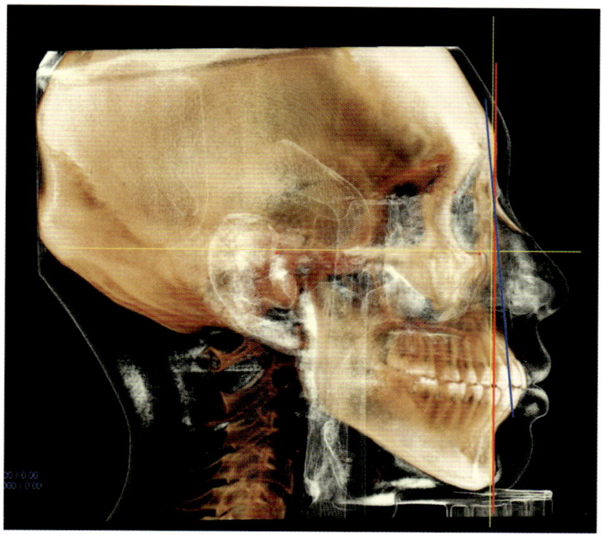

U1 to N-A
Distance: 7.12mm
Inclination: 26.1°

L1 to N-B:
Distance: 9.83mm
Inclination: 38.2°

Pog to N-B: 0.42mm

Initial L Ceph

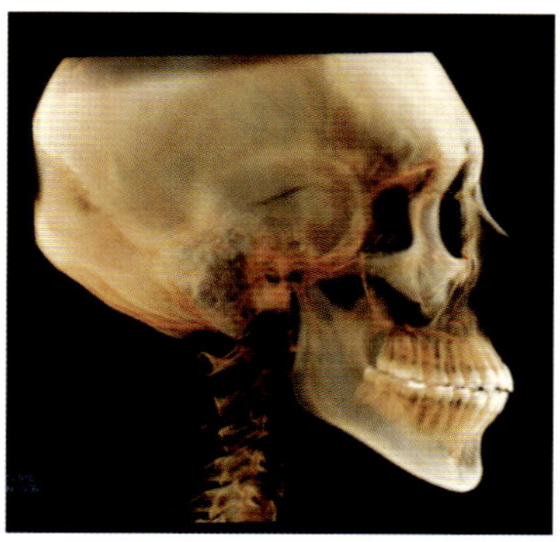

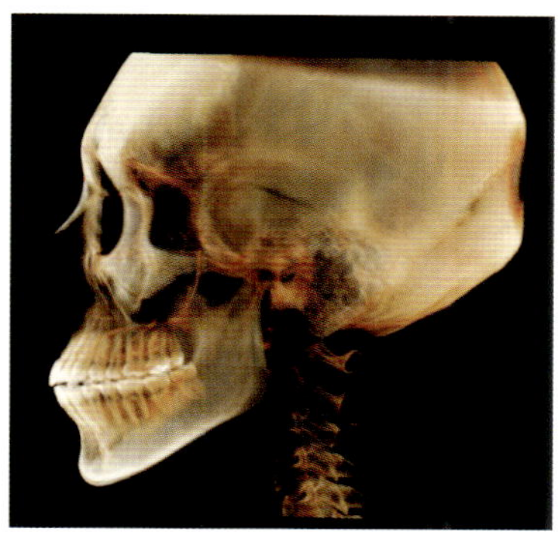

R U1VD, 27.75mm
R U6VD, 24.87mm

R L1VD, 41.90mm
R L6VD, 32.98mm

L U1VD, 27.86mm (30.0mm)
L U6VD, 25.62mm (23.0mm)

L L1VD, 41.75mm (26.0mm)
L L6VD, 33.11mm (35.5mm)

Initial F6S

R U6FI : 87.30°
U6FI: 83~85°
R U6FP: 26.96mm
(23.5~25.0)

R L6FI : 87.74°
L6FI: 82~83°
R L6FP: 28.29mm
(17.5~20.0)

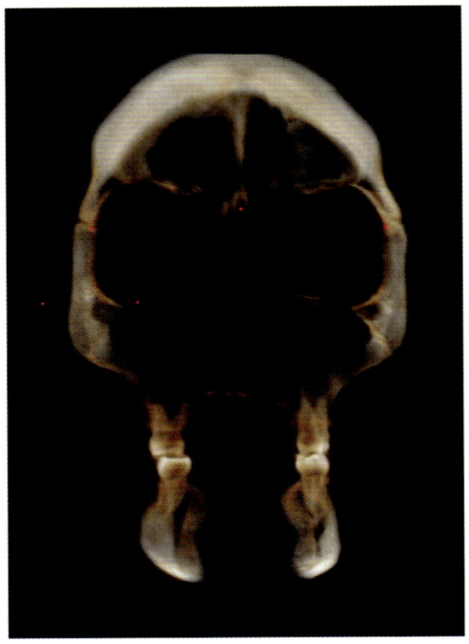

L U6FI : 90.26°
U6FI: 83~85°
L U6FP: 26.01mm
(23.5~25.0)

L L6FI : 80.34°
L6FI: 82~83°
L L6FP: 18.14mm
(17.5~20.0)

Initial F6SM

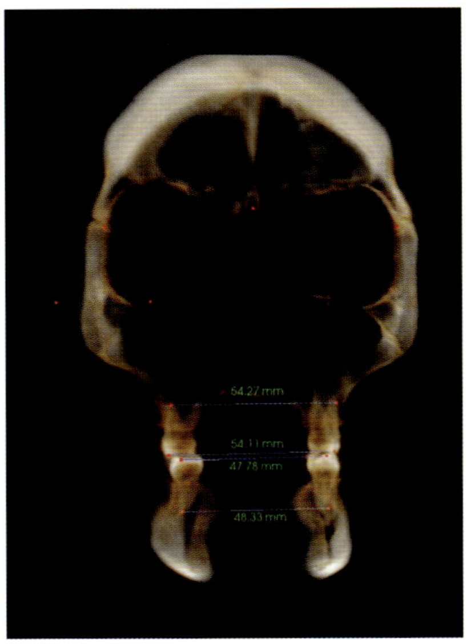

Initial R TMJ

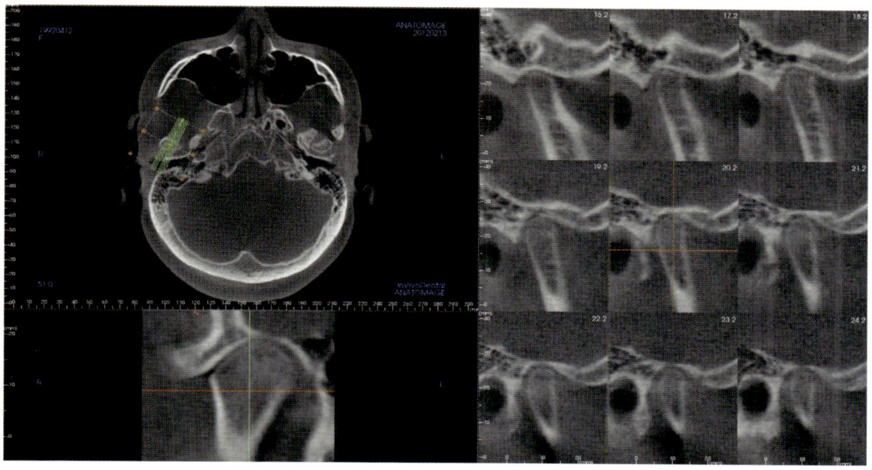

Initial L TMJ

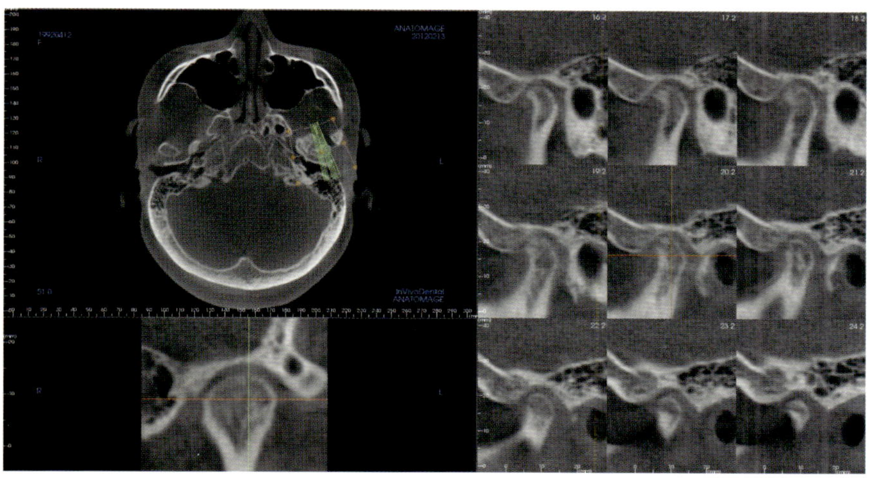

Initial TMJ

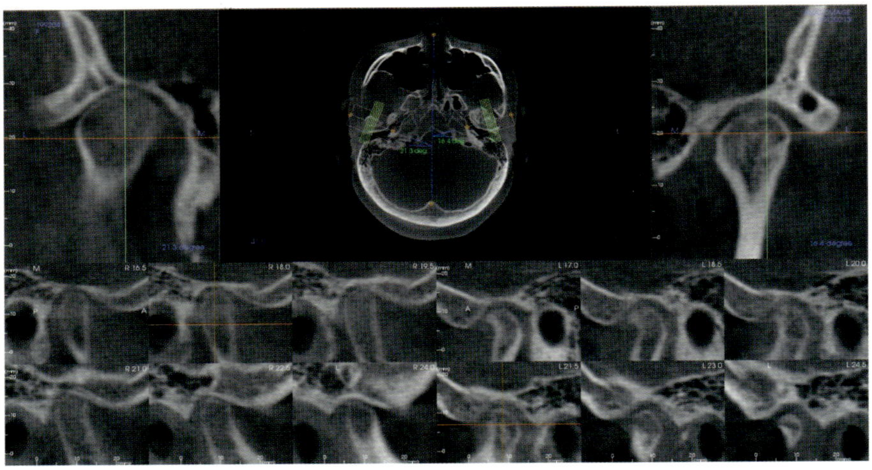

Dx & Tx Plan

- Skeletal CI & dental CI
- Bimaxillary DA protrusion
- Facial asymmetry due to horizontal rotation of Mx/Mn toward left side (yaw) with U&L midline deviation to the Lt
  - U: 2.86 / L: 4.65mm
- Occlusal plane canting (Rt side down 2mm)
- OJ/OB = 2/-1

- Pre-Op ortho tx with ext of four 4s
- Surgery
  - Mx
    - Canting correction
    - R ↑ / L ↓
    - Yaw correction
      - Rt setback & Lt advancement
    - Total shift to the Rt as needed
  - Mn
    - Yawing correction
    - Angle reduction (Rt>Lt)
  - Genioplasty as needed

Asymmetry in Cranial Base - TFPs

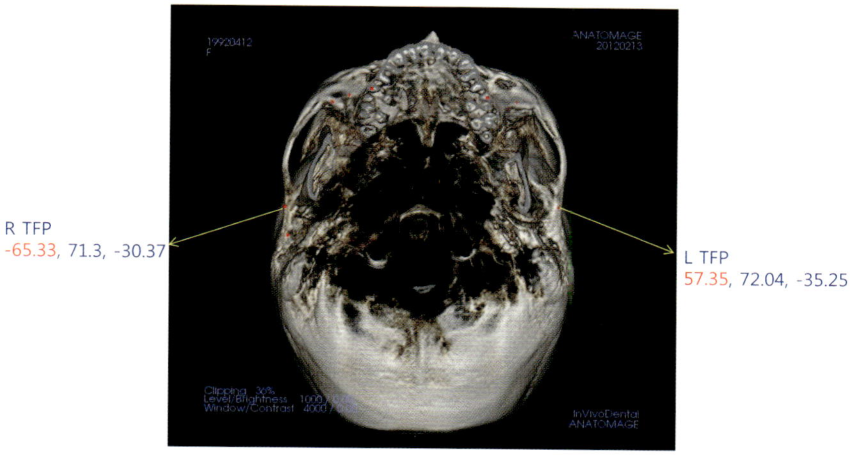

Maxillary Asymmetry in Yaw

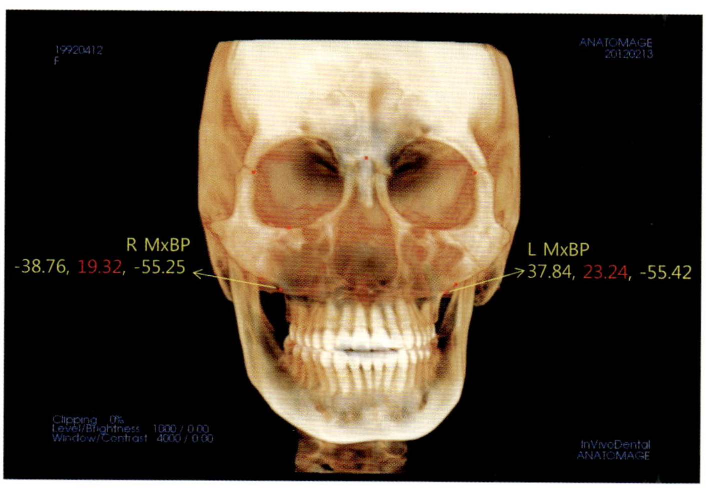

Maxillary Asymmetry in Yaw

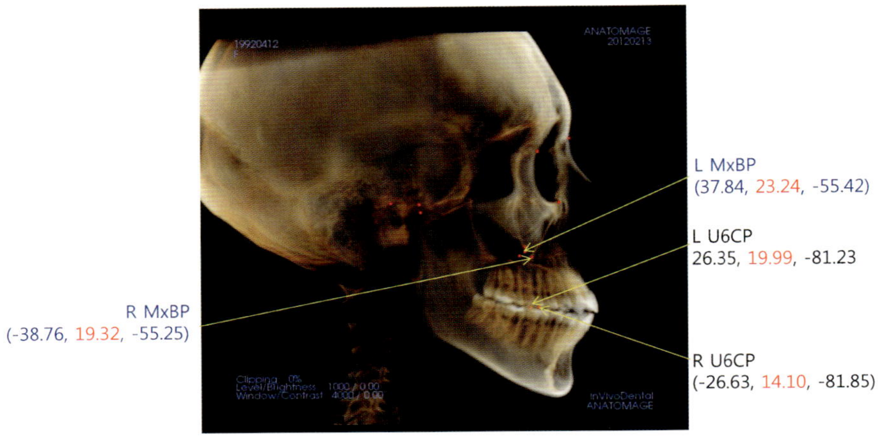

Maxillary Asymmetry in Yaw

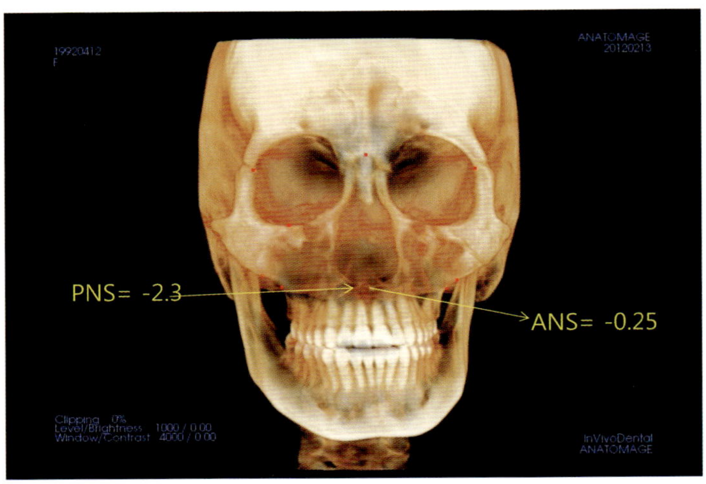

Yaw Correction in Maxilla

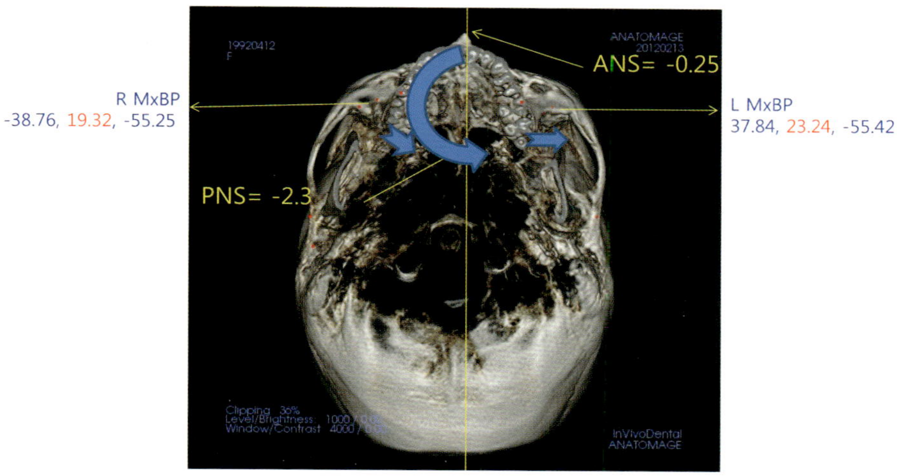

Yaw Correction in Maxilla

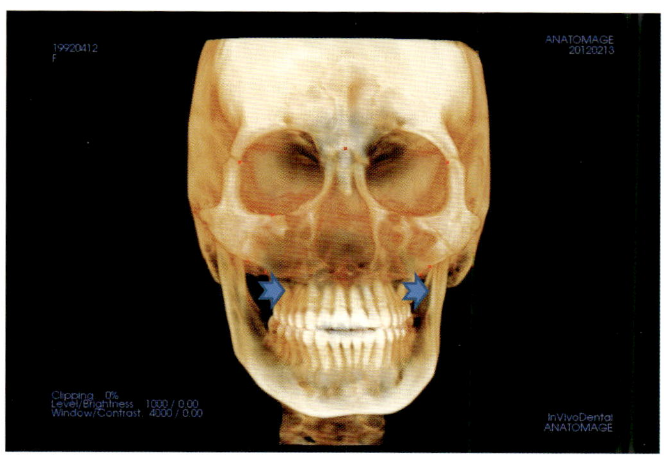

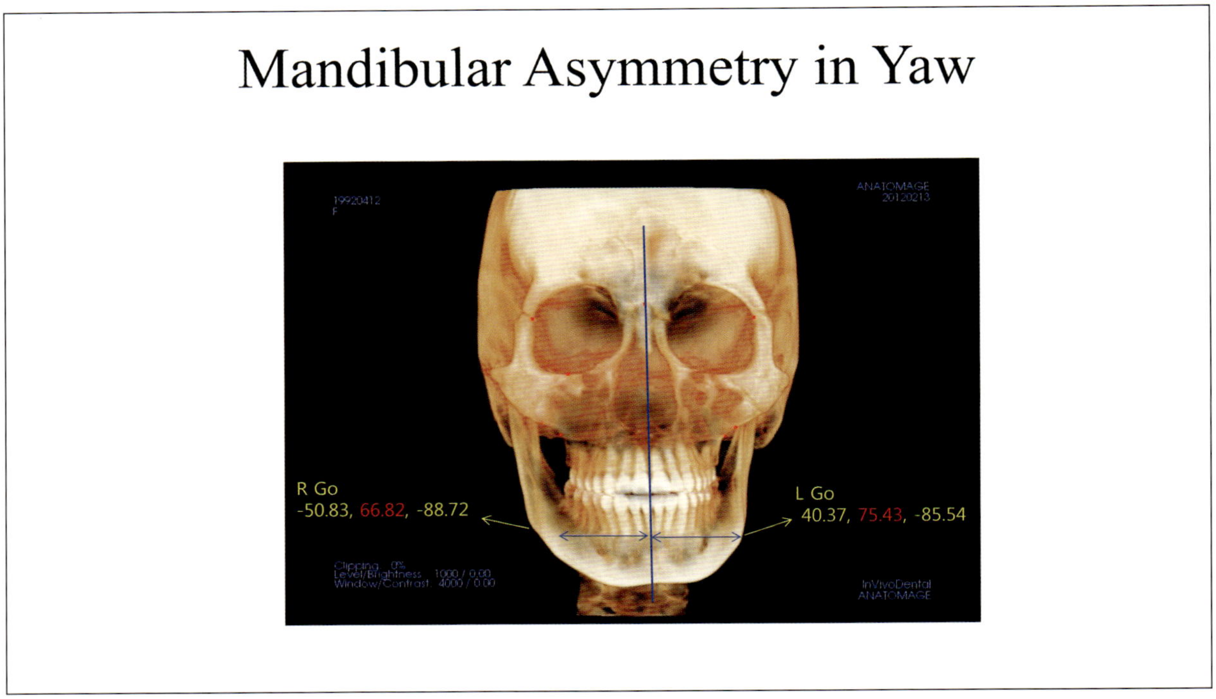
Mandibular Asymmetry in Yaw
R Go
-50.83, 66.82, -88.72
L Go
40.37, 75.43, -85.54
ANATOMAGE
InVivoDental
ANATOMAGE

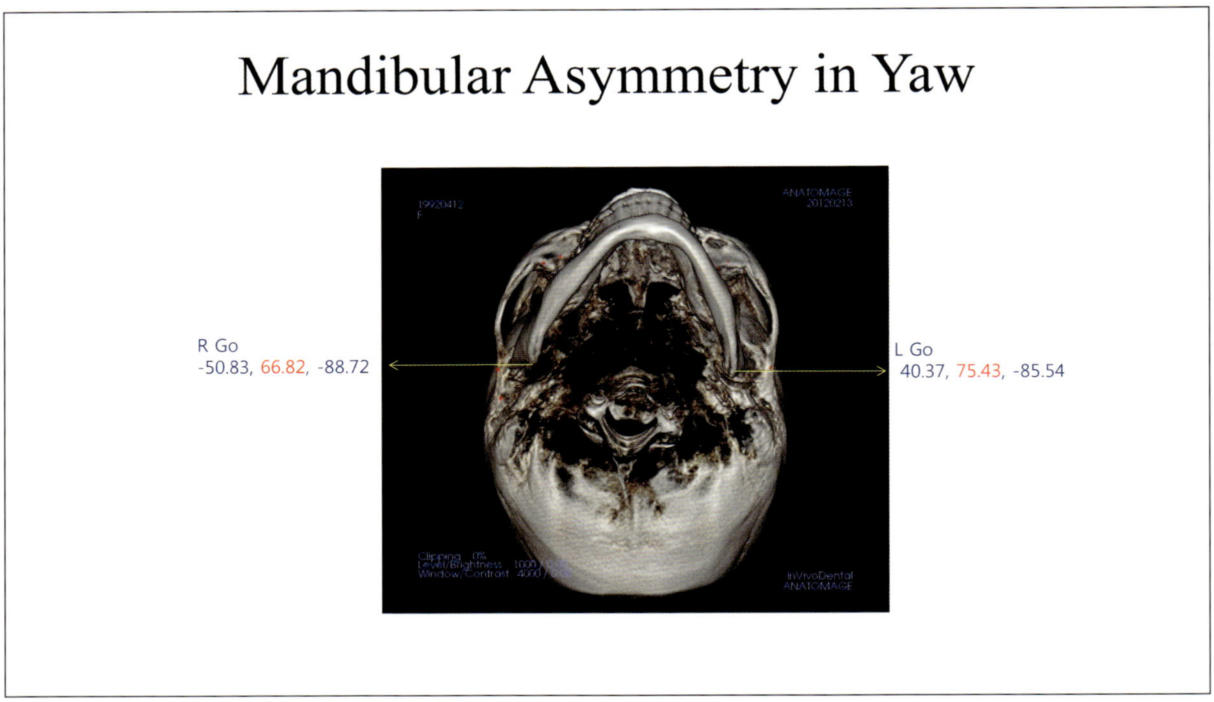
Mandibular Asymmetry in Yaw
R Go
-50.83, 66.82, -88.72
L Go
40.37, 75.43, -85.54
ANATOMAGE
InVivoDental
ANATOMAGE

Yaw Correction in Mandible

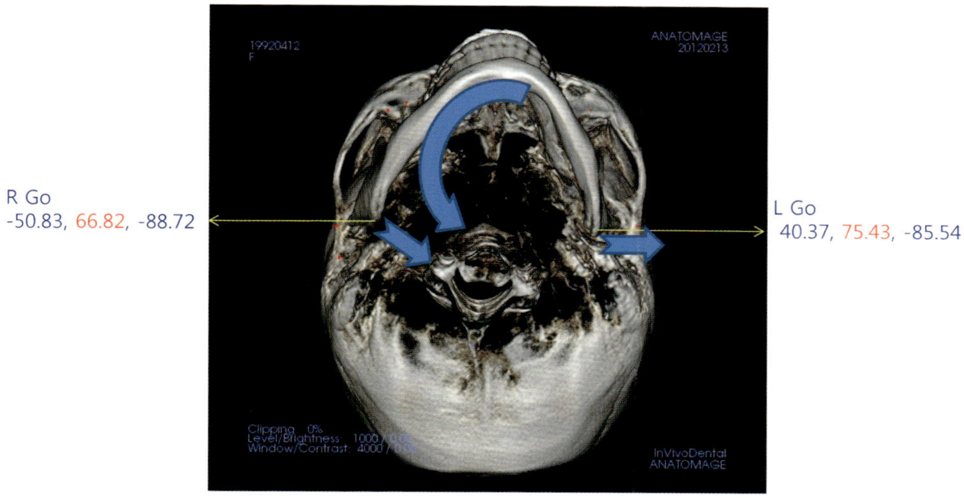

Yaw Correction in Mx & Mn

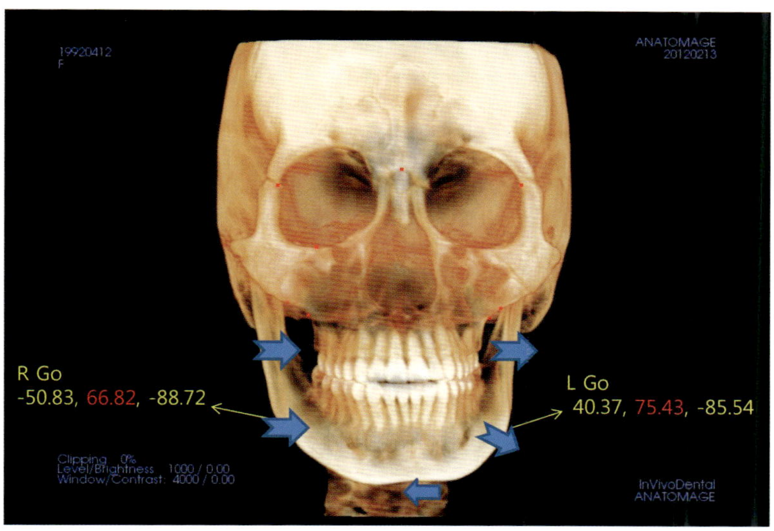

Correction of L6 Position in Frontal Plan
e - L6FP

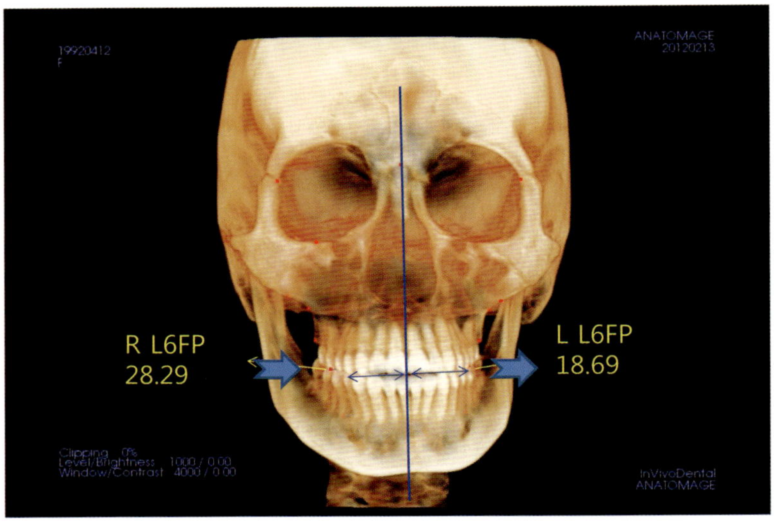

참고문헌

1. Cho HJ, T Nguyen: A class i f i cation system of mandibular prognathism. Oral Surgery, 2008;1:125-134
2. Cho HJ: Long-term Stability of Surg i cal Mandibular Setback. Angle Orthodontist, 2007;77:851-856
3. Cho HJ: Three-Dimensional Superimposition. PCSO Bulletin Summer 2010. 23-27
4. Cho HJ: Effect of Rigid Fixation on Orthodontic Finishing After Mandibular Bilate ral Sagittal Split Setback: The Case for Miniplate Monoco r t i cal Fixation. J Oral Maxillo fac Surg 70:e310-e321, 2012
5. Hatcher DC: Maxillofacial imaging. In McNeill C, ed: Science and practice of occlusion, Chicago, 1997, Quintessence.
6. Cho HJ: A 3 Dimensional Cephalometric Analysis System. J. of Clinical Orthodontics, 2009; 43(4):235-252
7. Cho 3D Cephalometric Analysis Appendix

X. 부록

-영국 구강외과 학회지 2008년-

Oral Surgery ISSN 1752-2471

ORIGINAL ARTICLE

A classification system of mandibular prognathism

H.J. Cho & T. Nguyen

Arthur A. Dugoni School of Dentistry – Orthodontics, University of the Pacific, San Francisco, CA, USA

Key words:
classification, diagnosis, mandibular prognathism, orthognathic surgery

Correspondence to:
Dr HJ Cho
Program Director
Associate Professor
Department of Orthodontics
Arthur A Dugoni School of Dentistry
University of the Pacific
2155 Webster St.
San Francisco, CA 94115
USA
Tel.: +1 415-351-7118
Fax: +1 415-749-3390
email: hcho@pacific.edu

Accepted: 29 August 2008

doi:10.1111/j.1752-248X.2008.00032.x

Abstract

Aim: To provide a classification system of mandibular prognathism (MP) as a guide for proper diagnosis and treatment planning of the various forms of skeletal discrepancies seen in mandibular prognathism and to a communication tool among orthodontists and surgeons.
Materials and Methods: Six different types of MP were presented. Recommended surgical procedures for each MP categories were presented. Twenty-three consecutive MP patients were evaluated by a panel of three orthodontists. The panel categorized each patient according to Cho's MP classification system. The recommended surgery by the MP classification system and actual surgery performed for each were compared.
Result: The recommended surgical procedure(s) respective to the MP category of each individual corresponded to the actual surgery performed with exception of a few individuals.
Conclusion: This MP classification system proved to be a good diagnostic tool and led to an appropriate orthodontic and surgical treatment plan.

Introduction

Mandibular prognathism (MP) is not a single clinical entity; there are several coexisting skeletal issues that can complicate the overall picture. In children, Class III malocclusion showed other structural deformities of the orofacial region in addition to MP[1–6]. Adult MP and/or Class III malocclusion is even more complex. Discrepancies can occur in the three dimensional planes affecting both the skeleton and the dentition[2,7–9]. Correction of a severe adult MP often requires surgery in conjunction with orthodontic treatment to achieve favourable results[10–12]. Alling[13] reviewed various surgical procedures to correct the skeletal disharmonies. As a result of these compounding factors, diagnosis and treatment planning of surgical orthodontic cases may be difficult without a proper classification system of the skeletal discrepancies.

The publication of Dr Edward H. Angle's[14,15] classification of malocclusion in the 1890s was a significant contribution to the field of orthodontics. He defined normal occlusion and classified three major schemes of malocclusions. Angle's classification is simple and certain, each class of malocclusion quite clearly displays it own pattern in the sagittal dimension. Without the establishment of a classification system, any deviation from the norm may appear intricate and complex. As with this article, our belief is no different. A classification for MP provides a valuable method to systematically categorise the skeletal variations. It assists the clinician to visualise the underlying skeletal pattern more easily, which leads to a logical construction of the problem list. Thereafter will a proper diagnosis and appropriate treatment plan be achieved.

The overall goal of this article is to provide a classification (1) as a guide for proper diagnosis and treatment planning of the various forms of skeletal discrepancies seen in MP; and (2) to develop a communication tool among orthodontists and surgeons.

The classification of MP consists of six categories (Table 1) that describe various forms of the underlying skeletal issue(s). The six categories outline variations of MP in three dimensional planes, whether discrepancies are in the sagittal, horizontal and/or coronal planes,

Table 1 Classification of mandibular prognathism (MP)

MP 1	Symmetric MP
MP 2	Chin asymmetry in the horizontal plane
MP 3	Chin asymmetry in the coronal plane
MP 4	Sagittal maxillary deficiency along with a symmetric prognathic mandible
MP 5	Vertical maxillary excess along with a symmetric prognathic mandible
MP 6	Combination of 2 or more MP 2–5 parameters

Table 2 Recommended surgery for each classification of mandibular prognathism (MP)

Classification	Mandibular setback surgery	Maxillary surgery
MP 1	Symmetric	None
MP 2	Differential	None
MP 3	Differential	Differential impaction
MP 4	Symmetric	Symmetric advancement
MP 5	Symmetric	Symmetric impaction
MP 6	Varies	Varies

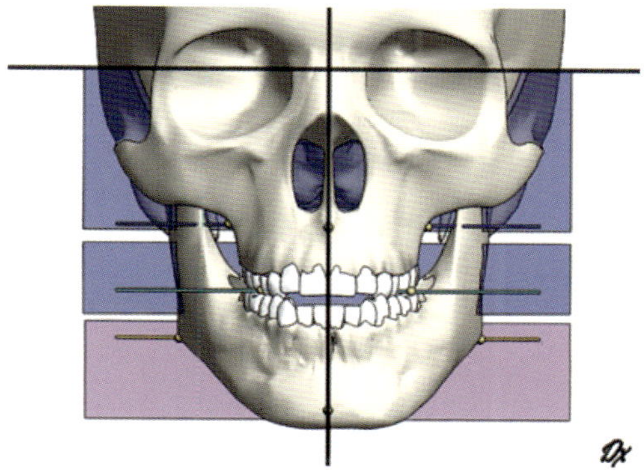

Figure 1 Mandibular prognathism 1 frontal view.

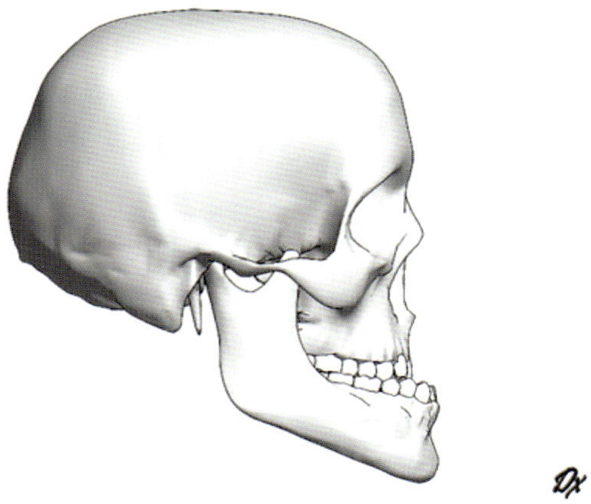

Figure 2 Mandibular prognathism 1 lateral view.

as well as the relative position of the maxilla. Table 2 reviews the recommended surgical procedures associated with each MP category.

The development of the MP classification is based on 20 years of clinical experience of the main author. During his practice and orthodontic treatment of over 250 cases with MP involving surgical skeletal correction, he recognised patterns among his patients. The classification originally began with four categories, but deficiencies to fully classify variations in the skeletal disharmony were immediately recognised. Eventually, six categories evolved. Numerous combinations of the discrepancies are conceivable, but from the main author's experience, the combinations as described in the MP classification are the most frequently observed variations.

Classification of MP

MP1. Symmetric MP

MP1 describes a symmetric excess of the mandible exclusively in the sagittal plane without any other apparent skeletal discrepancies. A deviation of the chin position relative to the facial midline is not observed. The severity of a Class III molar relationship is bilaterally symmetric and the dental midlines are also coincident. Neither a vertical asymmetry nor sagittal discrepancy is seen in the maxilla. Severe vertical asymmetries between right and left borders of the mandible or posterior occlusal planes are not apparent on a lateral radiograph. The degree of mandibular excess can be evaluated radiographically using Frankfort Horizontal-Nasion perpendicular to Pogonion (FH-Nper to Pog)* (Figs. 1 and 2).

Recommended surgical treatment plan: Mandibular symmetric setback

At this point, it is prudent to review the facial midline. Assessment of facial midline takes into account the overall facial structures with knowledge that deviations in the soft tissue can occur, and often using a line from glabella to nose tip as a reference. The

* The cephalometric and clinical measurements noted in this article are of the main author's preference and suggestion for diagnosis. Alternative methods of analysis are possible and are clinician-dependent.

Oral Surgery 1 (2008) 125–134. © 2008 The Authors Journal compilation © 2008 Blackwell Munksgaard

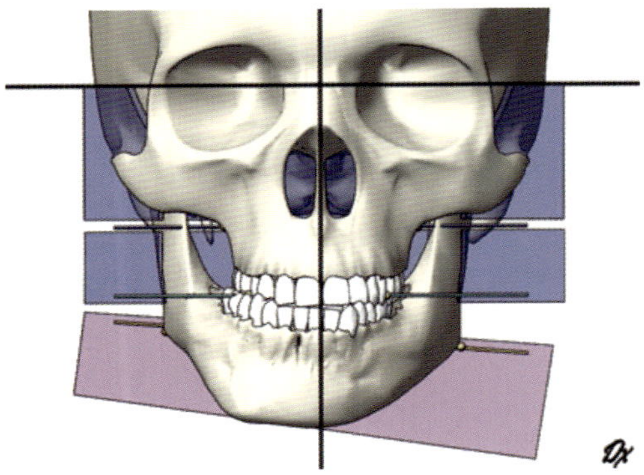

Figure 3 Mandibular prognathism 2 frontal view.

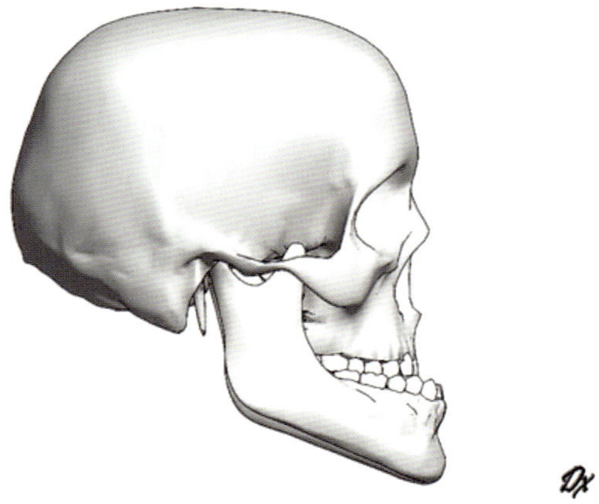

Figure 4 Mandibular prognathism 2 lateral view.

philtrum, the upper lip and the overall soft tissue of the lower third of the face, is not recommended as a reference as the entire soft tissue envelope of the lower face tends to follow any deviations of the mandible in the horizontal or coronal planes, thus could potentially be misleading.

MP2. Asymmetry in the horizontal plane

Along with prognathism, the mandible presents with an asymmetry in the horizontal plane as well. This is a result of a differential growth in body length between the right and left sides of the mandible. The distinct clinical feature is an asymmetry in the chin position relative to the facial midline, either a noticeable deviation to the right or left. Deviation of the chin and the mandibular dental midline is to the opposite side of the greater amount of total mandibular growth. The molar relationship on the side with greater overall growth has a more severe Class III relationship (Figs. 3 and 4). It is also common to see a unilateral posterior crossbite on the opposite side of greater mandibular growth. With the advent of three-dimensional cone beam imaging in orthodontics, the underlying skeletal cause of a chin asymmetry is better assessed. Using the submental vertex and profile views of the mandible in a volumetric image, an estimate and comparison of body and ramus lengths of the left and right sides are possible.

Deviation of the maxillary midline is possible, but the underlying cause is rarely because of a maxillary skeletal deviation in the horizontal plane. Caution should be taken when evaluating the maxillary dental midline in reference to the facial midline. This can be misleading as the overall soft tissue envelope of the lower face tends to follow the chin deviation. A more accurate assessment of the maxillary dental midline is performed by having the patient reposition his/her mandible medially to reduce the chin and soft tissue asymmetry. However, a discrepancy of the maxillary dental midline can manifest from dental crowding, asymmetric absence of teeth or a tooth size discrepancy (i.e. unilateral peg-shaped lateral incisor). Management of the maxillary dental midline deviation through orthodontic tooth movement is possible without the demands of surgical correction of the maxilla in horizontal plane.

Recommended surgical treatment plan: Mandibular differential setback.

MP3. Asymmetry in the coronal plane

This type of discrepancy is optimally observed from the frontal view as both the maxilla and mandible are usually affected. An obvious clinical sign is canting of the occlusal plane observed clinically and radiographically in the frontal plane. Using a line through the bilateral fronto-zygomatic sutures as a horizontal reference on an anterior–posterior radiograph, a vertical deviation of the occlusal plane of four degrees or greater is considered significant by the authors and others[16]. Bilateral difference in molar relationship and dental midline discrepancies are usually less than in MP2 (Figs. 5 and 6).

The nature of this skeletal asymmetry is a result of a significant differential vertical growth in the right and left mandibular condyles and/or rami, and a compensatory differential vertical growth of the maxillary alveolar process. A severe vertical discrepancy between the right and left borders of the mandible and the

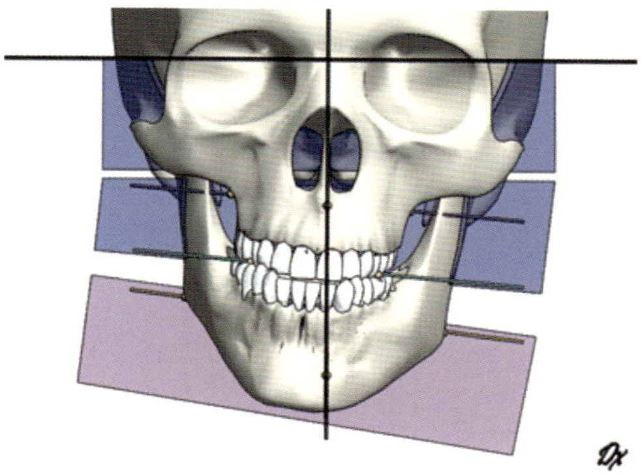

Figure 5 Mandibular prognathism 3 frontal view.

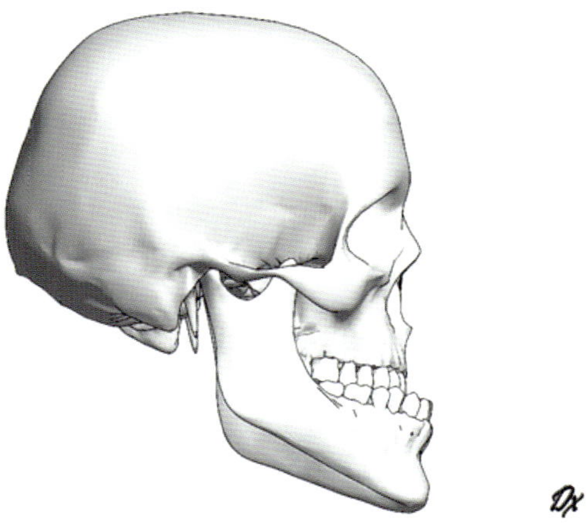

Figure 6 Mandibular prognathism 3 lateral view.

occlusal plane is apparent on a lateral radiograph. Clinically, the overall facial midline is a good reference to assess the cant. A deviation of the chin is observed. In MP3, MP may be less distinct in profile view rather than in the sagittal direction because of a predominant vertical component of excessive growth.

Recommended surgical treatment plan: Maxillary differential impaction and mandibular differential setback

MP4. Sagittal maxillary deficiency along with a symmetric prognathic mandible

The distinguishing factor for MP4 is a symmetric sagittal underdevelopment of the maxilla relative to the

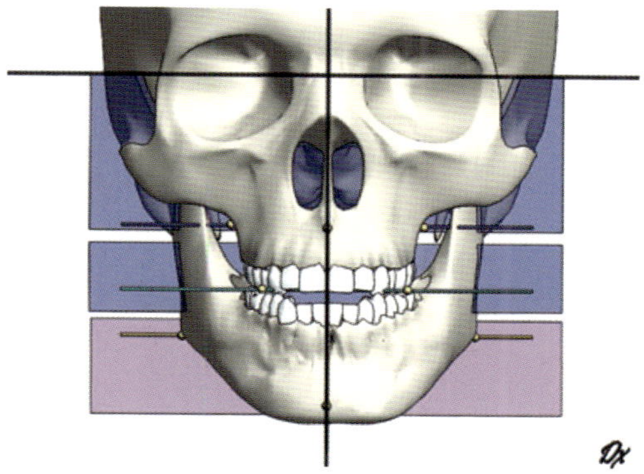

Figure 7 Mandibular prognathism 4 frontal view.

cranial base, which accounts for the characteristic feature of a midface deficiency. MP4 is also without asymmetries in the horizontal and coronal planes as described in MP2 or MP3 respectively. For the mandible, the prognathism is as described in MP1.

As a result of a combination of a deficiency of the maxilla and an excess of mandible sagittally, the appearance of the Class III skeletal and dental patterns are exacerbated. The facial concavity in the patient's profile view is also more pronounced. Diagnosis of the degree of the discrepancies can be viewed on a cephalometric radiograph using FH-Nper to A point to assess the maxillary position, and FH-Nper to Pog for the mandible. The Class III molar relationship and the amount of anterior crossbite are generally the most severe among the six classification types (Figs. 7 and 8).

Recommended surgical treatment plan: Maxillary symmetric advancement and mandibular symmetric setback.

MP5. Vertical maxillary excess along with a symmetric prognathic mandible

The characterising element of MP5 is a symmetric excessive vertical development of the maxilla relative to the cranial base, commonly recognised as vertical maxillary excess (VME). VME can be described as an inferior position of the maxilla relative to the nose and upper lip because of excessive vertical maxillary growth[17,18]. This results in an excessive lower facial height and a steep mandibular plane angle relative to the FH line as a result of a backward rotation of the mandible[17,19–21]. Common clinical observations are an anterior open bite and lip incompetence because of

Oral Surgery 1 (2008) 125–134. © 2008 The Authors
Journal compilation © 2008 Blackwell Munksgaard

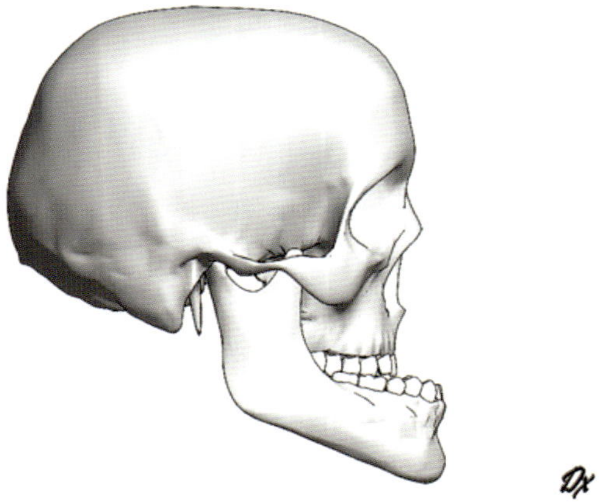

Figure 8 Mandibular prognathism 4 lateral view.

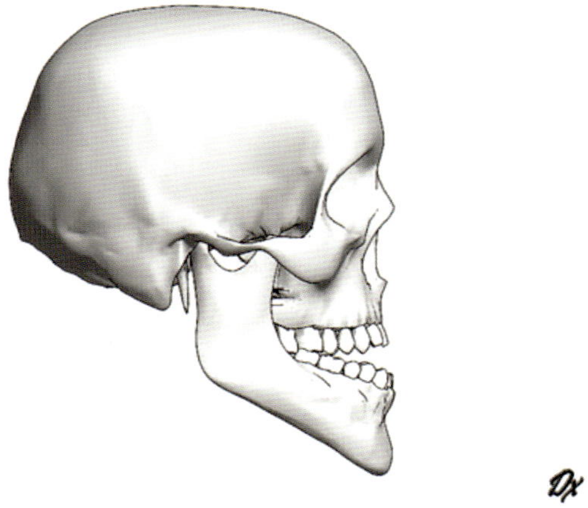

Figure 10 Mandibular prognathism 5 lateral view.

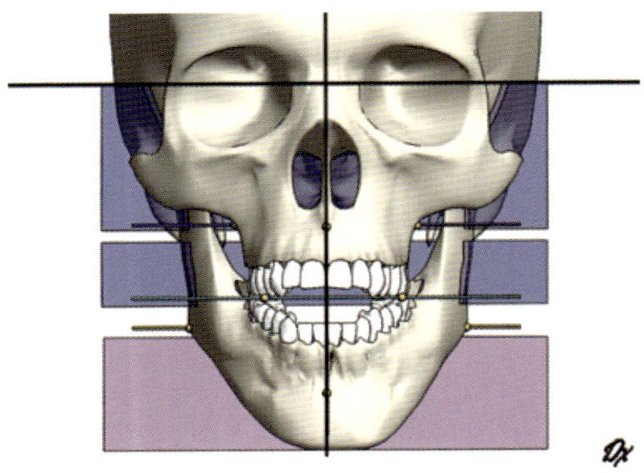

Figure 9 Mandibular prognathism 5 frontal view.

excessive lower facial height with varying degrees of maxillary gingival display. Evaluation of the incisor–stomion relationship aids in assessment of the degree of VME in the incisor region, whereas posterior VME is evaluated by the excessive divergence of the occlusal and palatal plane angles. The ideal incisor–stomion value ranges from 2 to 3 mm. MP is assumed as MP1 unless otherwise specified (Figs. 9 and 10).

Recommended surgical treatment plan: Maxillary impaction with varying degrees of internal maxillary rotation, which usually results in an overall clockwise rotation of the maxilla and subsequent mandibular autorotation, and mandibular symmetric setback.

MP6. Combination of two or more of MP2–5 parameters and others

Classification of MP6 utilises any combination of MP2 to MP5 parameters and others not already specified in order to completely address the existing skeletal disharmonies. The discrepancies beyond MP1–MP5 parameters are also identified as MP6. MP6 encompasses the misalignment of the maxilla and/or mandible that can occur in more than one dimension. It is used to account for each deficiency, excess and/or asymmetry in the three dimensional planes; essentially, the overall existing skeletal disharmonies. This category is necessary in order to address the issue of variation of the skeletal alignment (Figs. 11 and 12).

Clinical application

Application of the MP classification and its clinical use are illustrated in Tables 2–4. Following the establishment of the MP classification, a panel of three orthodontists evaluated consecutively treated patients with MP of the main author's practice from December 2000 to January 2002. A total of 23 patients in the sample were being treated with a combination of orthodontic and surgical correction, and who had the surgeries performed during this 13 month period. The panel categorised each patient according to the parameters set in the MP classification (Table 3) without knowledge of the actual surgery performed. Less than 9% was diagnosed as having only a symmetric prognathic mandible (MP1), but an additional 35%, in combina-

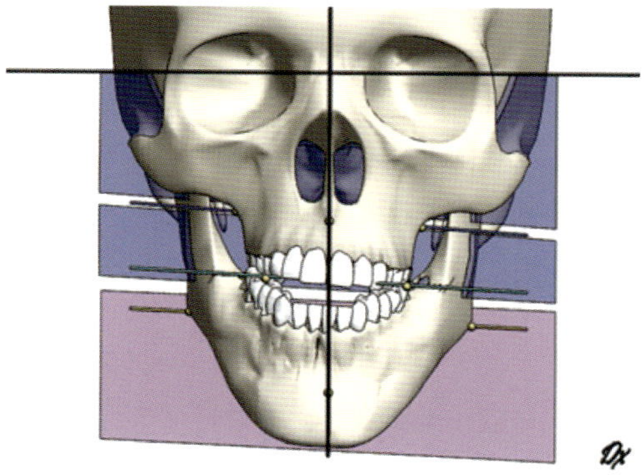

Figure 11 Mandibular prognathism 6 frontal view.

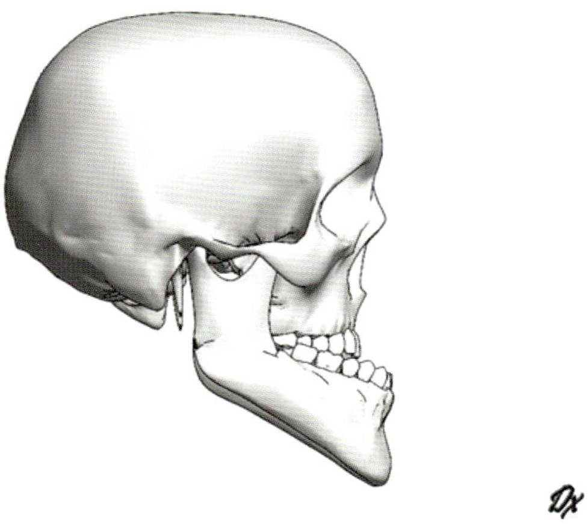

Figure 12 Mandibular prognathism 6 lateral view.

Table 3 Distribution of the patients in MP classification

Classification	Number of patients	% Total
MP 1	2	8.7
MP 2	7	30.5
MP 3	2	8.7
MP 4	3	13
MP 5	3	13
MP 6	6	26
Total	23	99.9

tion with a maxillary discrepancy and a symmetric prognathic mandible, was seen in MP4–MP6. A chin deviation because of an asymmetry in the horizontal or coronal planes was observed in 57% of the entire sample. Approximately 39% of the patients received surgical correction of the mandible only, whereas the remaining 61% required a two-jaw procedure. MP2 contributed to the single largest skeletal discrepancy (30%); and secondly was MP6 (26%). Ninety one percent (MP2–MP6) of the sample presented with additional skeletal discrepancies beyond symmetric MP. This is indicative of the complex nature of MP.

Table 4 lists each individual patient with the associated MP category as determined by the panel, the recommended surgery according to the MP classification and finally, the comparison of the actual surgery performed. The recommended surgical procedure(s) respective to the MP category of each individual corresponded to the actual surgery performed with the exception of a few individuals, which will be discussed later. Patients classified as MP1 to MP2 received the recommended surgical correction of a mandibular symmetric and differential setback respectively. Patients classified as MP3, MP4 and MP5 were treated with the recommended surgical correction of both the maxilla and mandible as listed in Table 4, with the exception of Case 14.

Case 14 – MP4: According to the MP classification, MP4 is a sagittal deficiency of the maxilla along with a symmetric prognathic mandible relative to the cranial base. The recommended surgery to correct the skeletal disharmony would be an advancement of the maxilla and a symmetric setback of the mandible. In Case 14, however, this patient received a mandibular symmetric setback only. The patient was recorded to refuse the recommended two-jaw surgery. Within the framework of the maximising benefits for the patient with the least risks involved, as a compromise, a paranasal augmentation was performed in lieu of a maxillary advancement to compensate for the midface deficiency.

Classification of MP6 applies the elements set by MP2–MP5 in addition to specifying discrepancies not addressed in these main parameters, in order to fully describe the skeletal disharmony.

Case 19 – MP6: The recommended surgical procedures were a maxillary advancement and impaction along with a mandibular differential setback. The maxillary discrepancy consisted of a deficiency in the sagittal plane (MP4) and an excess in the vertical axis (MP5), which accounts for the surgical advancement and impaction respectively. In the mandible, the recommended surgery was a differential setback in order to correct an asymmetry in the horizontal plane.

Case 21 – MP6: The recommended surgeries were an advancement and differential impaction of the maxilla, as well as a differential setback of the mandible. In the sagittal plane, a maxillary deficiency (MP4) necessi-

Oral Surgery **1** (2008) 125–134. © 2008 The Authors
Journal compilation © 2008 Blackwell Munksgaard

Table 4 Comparison of recommended surgery to actual surgery performed

Case	Age at time of surgery	Mandibular prognathism classification	Recommended surgery	Actual surgery performed
1	28Y 07M	MP 1	Mandibular symmetric setback	Mandibular symmetric setback
2	34Y 03M	MP 1	Mandibular symmetric setback	Mandibular symmetric setback
3	21Y 02M	MP 2	Mandibular differential setback	Mandibular differential setback
4	18Y 10M	MP 2	Mandibular differential setback	Mandibular differential setback
5	32Y 01M	MP 2	Mandibular differential setback	Mandibular differential setback
6	21Y 02M	MP 2	Mandibular differential setback	Mandibular differential setback
7	19Y 09M	MP 2	Mandibular differential setback	Mandibular differential setback
8	32Y 00M	MP 2	Mandibular differential setback	Mandibular differential setback
9	21Y03M	MP 2	Mandibular differential setback	Mandibular differential setback
10	25Y 01M	MP 3	Maxillary differential impaction Mandibular differential setback	Maxillary differential impaction Mandibular differential setback
11	23Y 00M	MP 3	Maxillary differential impaction Mandibular differential setback	Maxillary differential impaction Mandibular differential setback
12	28Y 01M	MP 4	Maxillary advancement Mandibular symmetric setback	Maxillary advancement Mandibular symmetric setback
13	29Y 02M	MP 4	Maxillary advancement Mandibular symmetric setback	Maxillary advancement Mandibular symmetric setback
14*	18Y 08M	MP 4	Maxillary advancement Mandibular symmetric setback	Paranasal augmentation Mandibular symmetric setback
15	21Y 02M	MP 5	Maxillary posterior impaction Mandibular symmetric setback	Maxillary posterior impaction Mandibular symmetric setback
16	17Y 00M	MP 5	Maxillary impaction Mandibular symmetric setback	Maxillary impaction Mandibular symmetric setback
17	20Y 02M	MP 5	Maxillary posterior impaction Mandibular symmetric setback	Maxillary posterior impaction Mandibular symmetric setback
18	21Y 03M	MP 6	Maxillary advancement and downward repositioning Mandibular symmetric setback	Maxillary advancement and downward repositioning Mandibular symmetric setback
19	20Y 09M	MP 6	Maxillary advancement and impaction Mandibular differential setback	Maxillary advancement and impaction Mandibular differential setback
20	30Y 10M	MP 6	Maxillary advancement and differential impaction Mandibular differential setback	Maxillary advancement and differential impaction Mandibular differential setback
21	18Y 0M	MP 6	Maxillary advancement and differential impaction Mandibular differential setback	Maxillary advancement and differential impaction Mandibular differential setback
22	37Y 5M	MP 6	Maxillary differential impaction Mandibular differential setback	Maxillary differential impaction Mandibular differential setback
23	20Y 01M	MP 6	Maxillary impaction and setback Mandibular symmetric setback	Maxillary impaction and setback Mandibular symmetric setback

* Patient who had different surgery than recommended.

tates correction by advancement. Asymmetry was also present in the coronal plane (MP3) of both the maxilla and the mandible. Therefore, the recommended surgical procedures were a maxillary advancement and differential impaction and mandibular differential setback. With the complexity of the interrelationship of the maxilla and mandible, this is an example of the importance of clinical judgment of the underlying etiology and the degree of the discrepancies.

Case 23 – MP6: The recommended surgical procedures were a maxillary impaction and setback along with a mandibular symmetry setback. A vertical (MP5) excess and sagittal excess of the maxilla indicates correction by maxillary impaction and setback procedures respectively. The maxillary setback surgery is possible up to a certain point with the surgical reduction of the tuberosity area. A symmetric prognathic mandible is corrected by a symmetric setback. This is an example of a skeletal discrepancy that was beyond the major MP parameters, thus, categorising the discrepancy as MP6. From the main author's perspective, sagittal maxillary excess was rarely observed in his patients with MP, and thus, was not included as a main MP parameter. Awareness of variations beyond the main MP categories is essential for an accurate diagnosis of the skeletal disharmony, and the discrepancies described in MP1–MP5 are the most frequently observed by the main author.

Discussion

Classification of MP provides valuable guidance towards a successful outcome. By subdividing the skeletal discrepancies of each jaw, as well as illustrating the clinical and radiographic features that manifest, this aids the clinician to visualise the underlying skeletal pattern and to logically construct the problem list. Thereafter, a proper diagnosis and an appropriate orthodontic and surgical treatment plan can be achieved. Without the establishment of a good classification system, any deviation from the norm may appear intricate and complex, especially if coexisting discrepancies exist.

A chin asymmetry was observed in 57% of the patients in this sample. It is often the result of an overall differential growth of the body (MP2) or condyle/ramus (MP3) of the mandible, or even a combination of both. Similarly, attempts of classification of mandibular asymmetries were previously done by Obwegeser[22]. He categorised abnormal mandibular growth patterns into two groups: (1) hemimandibular elongation – the elongation of either the condyle or ramus in the vertical plane or the mandibular body in the horizontal plane; and (2) hemimandibular hyperplasia – the enlargement of half of the mandible. Both types of skeletal discrepancy result in an asymmetry of the mandible. It is essential for the clinician to differentiate between the factors of the underlying etiology because this can dictate different surgeries. Each MP classification leads to a specific surgical plan. However, there are always gray zones. Classification is based on the clinician's judgment of the quantity and the quality of the deformity.

Of the 23 patients in this sample, seven (30%) had a sagittal deficiency of the maxilla as a component of the skeletal discrepancy along with MP. Guyer *et al.*[4] reported that 25% of their Class III sample had pure maxillary skeletal retrusion and 22% of their Class III sample had a combination of maxillary skeletal retrusion and mandibular skeletal protrusion. Sanborn[8] reported that 33% of his adult Class III sample had maxillary skeletal retrusion without mandibular MP. He also reported that 9.5% of his Class III sample had maxillary retrusion as well as mandibular protrusion. Ellis and McNamara[9] found that about 53% of their sample of adult Class III subjects showed maxillary skeletal retrusion. Dietrich[1] reported the incidences of pure maxillary skeletal retrusion change from 26% in the primary dentition and 44% in the mixed dentition, to 37% in the permanent dentition. Many authors reported the treatment effect of maxillary protraction for maxillary sagittal deficiency in growing children developing a Class III malocclusion[23–26]. Recently, Pangrazio-Kulbersh *et al.*[27] reported long-term stability of two different treatments for Class III malocclusion, maxillary protraction with facemask and LeFort I maxillary advancement. The most striking findings of their study were the general similarity between the protraction and the surgical advancement groups at T3 (7Y6M postprotraction and 1Y5M postsurgery), and the overall stability of both treatment modalities over time. These findings suggest that early intervention of maxillary protraction may be able to eliminate the need for a maxillary advancement surgery as seen in MP4 patients.

With the advent of microimplant anchorage, certain skeletal discrepancies are able to be corrected without the demands of surgery. For example, in MP3 patients, the recommended surgery for the maxilla is a differential impaction. Using microimplant anchorage, correction of the maxillary vertical asymmetry with differential intrusion of the maxillary dentition may be possible without surgical intervention[28,29]. Depending on the severity, intrusion of the entire dentition, maxillary, mandibular or both, may eliminate the need for a maxillary impaction (MP5). Microimplant anchorage has certainly enhanced orthodontics, and the continuing development of new treatment concepts will further broaden our capabilities as a clinician.

Finally, this classification system is based on the main author's practice sample that represents East Asian population. Future study to test the efficacy of this classification system with different ethnic sample would be necessary.

Conclusion

Angle's classification (14, 15) simplified the multifactorial abnormality in the occlusion.

Subsequently, orthodontists were able to visualise inherent patterns in each particular malocclusion. Importantly, like Angle's classification, because of the interrelationship of the skeleton and dentition, there are no clear distinct differences between MP categories; there are always gray zones. Classification is based on the clinician's judgment of the quantity and the quality of the deformity. Surgical plans are decidedly based on the amount of the deformity and more critically, the patient's desire on his/her esthetic and functional demands.

As we take on the role as the orthodontist in surgical cases, we take responsibility for the whole treatment outcome. We provide our professional opinion and guidance for diagnosis of the problem, selection of orthodontic and surgical treatment plan, and selection

Oral Surgery **1** (2008) 125–134. © 2008 The Authors
Journal compilation © 2008 Blackwell Munksgaard

of a skilled surgeon. Ultimately, the final treatment plan should ideally be decided from a multidisciplinary approach involving the orthodontist, the surgeon and the patient.

The authors' goals in this article are to introduce a classification for MP in order to provide the following:

1. An MP classification to aid the clinician to visualise the underlying skeletal pattern and to logically construct the problem list.
2. Each classification in this system has proper diagnostic components and can lead to an appropriate orthodontic and surgical treatment plan.
3. This MP classification system can function as a good common language to communicate among the treating professionals.

Acknowledgement

The authors would like to extend their gratitude to Dr Bong-Gyu Chang for his contribution of graphic illustration in this article. It is the authors' belief that with his outstanding figures, the readers will be able to understand more easily the characteristics of each classification.

References

1. Dietrich UC. Morphological variability of skeletal Class III relationships as revealed by cephalometric analysis. Trans Eur Orthod Soc 1970;46:131–43.
2. Jacobson A, Evans WG, Preston CB, Sadowski PL. Mandibular prognathism. Am J Orthod 1974;66:140–71.
3. Williams S, Andersen CE. The morphology of potential Class III skeletal pattern in the growing child. Am J Orthod 1986;89:302–11.
4. Guyer EC, Ellis E, McNamara JA Jr, Hehrents RG. Components of Class III malocclusion in juvenile and adolescents. Angle Orthod 1986;56:7–31.
5. Chang HP, Kinoshita Z, Kawamoto T. Craniofacial pattern of Class III deciduous dentition. Angle Orthod 1992;62:139–44.
6. Mouakeh M. Cephalometric evaluation of craniofacial pattern of Syrian children with Class III malocclusion. Am J Orthod Dentofacial Orthop 2001;119:640–9.
7. Stapf WC. A cephalometric roentgenographic appraisal of the facial pattern in Class III malocclusion. Angle Orthod 1948;18:20–3.
8. Sanborn RT. Differences between facial skeletal patterns of Class III malocclusion and normal occlusion. Angle Orthod 1955;25:208–22.
9. Ellis E, McNamara JA Jr. Components of adult Class III malocclusion. Am J Oral Maxillofacial Surg 1984;42:295–305.
10. Cho HJ. Patient with severe skeletal Class III malocclusion and severe open bite treated by orthodontics and orthognathic surgery – a case report. Am J Orthod Dentofacial Orthop 1996;119:640–9.
11. Collins SM, Poulton DR. Orthodontic and orthognathic surgical correction of Class III malocclusion. Am J Orthod Dentofacial Orthop 1996;109:111–5.
12. Baker RW, Subtelny JD, Iranpour B. An American Board of Orthodontics case report correction of a Class III mandibular prognathism and asymmetry through orthodontics and orthoganthic surgery. Am J Orthod Dentofacial Orthop 1991;99:191–201.
13. Alling CC. Mandibular prognathism. Oral Surg 1961;14 (Suppl.):3–22.
14. Angle EH. Classification of malocclusion. Dent Cosm 1899;41:248–64, 350–7.
15. Angle EH. Malocclusion. In: Treatment of malocclusion of the teeth and fractures of the maxillae. Angle EH, editor. Philadelphia, PA: SS White Dental Mfg Co., 1907:28–59.
16. Padwa BL, Kaiser MO, Kaban LB. Occlusal cant in the frontal plane as a reflection of facial asymmetry. J Oral Maxillofac Surg 1997;55:811–6. discussion 817.
17. Sassouni V, Nanda S. Analysis of dentofacial vertical proportions. Am J Orthod 1964;50:801–23.
18. Ellis E. The nature of vertical maxillary deformities. J Oral Maxillofac Surg 1985;43:756–62.
19. Shudy FF. The rotation of the mandible resulting from the growth: its implication in orthodontic treatment. Angle Orthod 1965;35:36–50.
20. Sassouni V. A classification of skeletal facial types. Am J Orthod 1969;55:109–23.
21. Björk A, Skieller V. Facial development and tooth eruption: an implant study at the age of puberty. Am J Orthod 1972;62:339–83.
22. Obwegeser HL, Makek MS. Hemimandibular hyperplasia: hemimandibular elongation. J Maxillofac Surg 1986;14:183–208.
23. Frankel R. Maxillary retrusion in Class III and treatment with functional corrector III. Trans Eur Orthod Soc 1970;46:249–59.
24. Ngan N, Hägg U, Yiu C, Merwin D, Wie SHY. Soft tissue and dentoskeletal profile changes associated with maxillary expansion and protraction headgear treatment. Am J Orthod Dentofacial Orthop 1996;109:38–49.
25. Delaire J. Maxillary development revisited: relevance to the orthopedic treatment of Class III malocclusion. Eur J Orthod 1997;19:289–311.
26. Kapust AJ, Sinclair PM, Truly PK. Cephalometric effects of face mask/expansion therapy in Class III children: a comparison of three age groups. Am J Orthod Dentofacial Orthop 1998;113:204–12.
27. Pangrazio-Kulbersh V, Berger JL, Janisse FN, Bayirli B. Long-term stability of Class III treatment: rapid palatal

expansion and protraction facemask vs LeFort I maxillary advancement osteotomy. Am J Ortho Dentofacial Orthop 2007;131:7.e9–19.
28. Jeon YJ, Kim YH, Son WS, Hans MG. Correction of a canted occlusal plane with miniscrews in a patient with facial asymmetry. Am J Orthod Dentofacial Orthop 2006;130:244–52.
29. Ko DI, Lim SH, Kim KW. Treatment of occlusal plane canting using miniscrew anchorage. World J Orthod 2006;7:269–78.

Oral Surgery 1 (2008) 125–134. © 2008 The Authors
Journal compilation © 2008 Blackwell Munksgaard

-앵글 교정학회지 2007 5월호-

Original Article

Long-Term Stability of Surgical Mandibular Setback

Heon Jae Cho[a]

ABSTRACT

Objective: To test the relationship between positional changes of the proximal segments during surgery and the positional rebound of the mandible during the postsurgical period of orthodontic treatment.

Materials and Methods: The sample included records for 34 patients who had received sagittal split surgery for the correction of mandibular prognathism. Data were collected from standardized cephalometric radiographs taken immediately prior to surgery (T2), immediately following surgery (T3), and following the completion of orthodontic treatment (T4). Linear and angular changes in the orientation of the posterior border of the ascending ramus between time points T2, T3, and T4 were measured relative to superimposition on the anterior cranial base. In addition, linear changes in the position of pogonion between T3 and T4 were measured.

Results: The magnitude of linear displacement of the posterior border of the proximal segment during surgery (T2 to T3) was statistically significantly correlated (r = .61) with the magnitude of linear displacement of pogonion during the postsurgical phase of orthodontic treatment (T3 to T4). There was a strong relationship between the magnitude of angular (r = .67) displacement of the posterior border of the proximal segments during surgery (T2 to T3) and the magnitude of angular rebound of the posterior border of the proximal segments that occurred during the postsurgical phase of orthodontic treatment (T3 to T4).

Conclusions: When rigid fixation procedures alter the position of the proximal segments during sagittal split osteotomy of the mandible, the proximal segments tend to go back toward their presurgical positions following surgery.

KEY WORDS: Stability; Surgical mandibular setback

INTRODUCTION

The correction of Class III skeletal malocclusions has been one of the most difficult problems confronting orthodontics. Combined orthodontic and surgical approaches appear to be the only appropriate treatment options for severe mandibular prognathism in adults.[1] Mandibular setback surgery is usually the surgical procedure of choice for most patients with severe mandibular prognathism, but the results of orthognathic surgery are frequently unstable even with rigid fixation.[2–6] Most relapse after orthognathic surgery seems to occur in the immediate postsurgical period.[7–9]

Sinclair[6] summarized the previous stability studies in 1993. According to his summary, in mandibular setback surgery the severity of the relapse is about 20%–30% of the surgical changes in the anterior direction using either wire or rigid fixation in both short- and long-term follow-up of the surgery.

Eggensperger et al[9] reported on the short- and long-term skeletal changes after mandibular setback using bilateral sagittal split ramus osteotomy with rigid screw fixation. During the first postoperative year, there was a skeletal relapse of 14% of the initial skeletal setback at B-point and pogonion.

Bailey[10] reported a study of stability based on the University of North Carolina dentofacial database which contains over 1400 patients with at least a 1-year follow-up. According to her paper, mandibular setback surgery is one of the three procedures which can be grouped in the "problematic category," which was defined as a 40%–50% chance of 2–4 mm postsurgical change and a significant chance of more than a 4-mm change.

[a] Associate Professor, Department of Orthodontics, Arthur A. Dugoni School of Dentistry, University of the Pacific, San Francisco, Calif.

Corresponding author: Dr Heon Jae Cho, Associate Professor, Department of Orthodontics, Arthur A. Dugoni School of Dentistry, University of the Pacific, 2155 Webster St, San Francisco, CA 94115
(e-mail: hcho@pacific.edu)

Accepted: November 2006. Submitted: May 2006.

© 2007 by The EH Angle Education and Research Foundation, Inc.

DOI: 10.2319/052306-209.1

Table 1. Time Points at Which Records Are Obtained

T1	Start of presurgical orthodontic treatment
T2	Immediately before surgery
T3	Immediately after surgery
T4	End of active orthodontic treatment

However, even with this information it is still not possible to determine which patients will show significant surgical relapse. Komori[11] reported a positive relationship between the positional changes of the proximal segment during surgery and postoperative relapse of the surgery. This is so far, one of very few studies possibly suggesting a main causative factor for the postoperative relapse of mandibular setback surgery.

The purpose of this study is to determine any relationship between positional changes of the proximal segments during surgery and the positional rebound of the mandible during the postsurgical period.

MATERIALS AND METHODS

The sample consisted of the records of 59 patients who had mandibular setback surgery for the correction of mandibular prognathism between 1992 and 1998. All subjects are from the author's practice and had an initial chief complaint of excessive chin prominence. The inclusion criteria were:

—Diagnosis of severe Class III skeletal malocclusion with prominent mandibular prognathism in a nongrowing adult.
—Treatment involving bilateral split osteotomy followed by rigid fixation of the proximal and distal segments.
—Availability of technically satisfactory lateral cephalograms at time points immediately prior to surgery (T2), immediately after surgery (T3), and at the end of active orthodontic treatment (T4) (Table 1).

The present investigation involved a comparison of measurements on the lateral cephalograms made at T2, T3, and T4 for all patients who met the criteria for inclusion in the experimental sample.

Of the 59 sagittal split osteotomy patients whose records were originally identified, 25 subjects were dropped because the quality of one or more of their cephalograms was deemed technically unsatisfactory for precise measurements. The final sample, therefore, included 34 patients (20 female and 14 male). The mean age of the patients at the time of surgery was 22 years 7 months. Presurgical decompensation was achieved in most of the subjects. For the presurgical orthodontic treatment, maxillary teeth were extracted in 18 subjects to eliminate maxillary crowding and to reduce upper incisor proclination. A total of 36 maxillary teeth were removed. Among these, 25 were bicuspids, 10 were molars, and one was an incisor. In the mandibular arch, alignment and proclination of incisors were accomplished mostly without extraction. There was only one subject who was treated with presurgical extraction of mandibular teeth (two bicuspids). The mean initial mandibular incisor plane angle (IMPA) was 81.9° (SD 8.36°), and mean presurgical IMPA was 89.0° (SD 6.17°). Average overall treatment duration (T1–T4) was 30.3 months (Table 2). The average interval between immediate presurgical records and immediate postsurgical records was six days. The average duration of postsurgical treatment (T3–T4) was 10.9 months. All orthodontic treatment was performed by the author; surgical procedures were performed by one of six experienced surgeons.

Measurements and Data Collection

Cephalograms taken at time points T2, T3, and T4 were traced and superimposed by the author using Björk's[12,13] structural cranial base method. Midlines were drawn for the double images in the inferior and posterior borders of the mandible. Five measurements were designed. All measurements were made to the nearest 0.5 mm and 1°. All linear measurements were made parallel to the Frankfort horizontal plane.

Measures A and B were made with the T2 and T3 films superimposed on the anterior cranial base, as shown in Figure 1. Measures C, D, and E were made with the T3 and T4 films superimposed on the anterior cranial base in the same manner, as shown in Figure 2.

A scatterplot and correlation test was used to check any relationship between the positional changes of the proximal segments of the mandible during surgery and the positional changes of the proximal and distal segments of the mandible during the postsurgical phase of orthodontic treatment.

RESULTS

All the measurements are summarized in Table 3.

Table 2. Intervals Between Different Time Points

Duration of presurgical orthodontic treatment (T1–T2)	19.3 ± 5.9 months
Interval between immediate presurgical records and immediate postsurgical records (T2–T3)	~6 days
Duration of postsurgical orthodontic treatment (T3–T4)	10.9 ± 4.1 months
Duration of overall orthodontic treatment (T1–T4)	30.3 ± 7.7 months

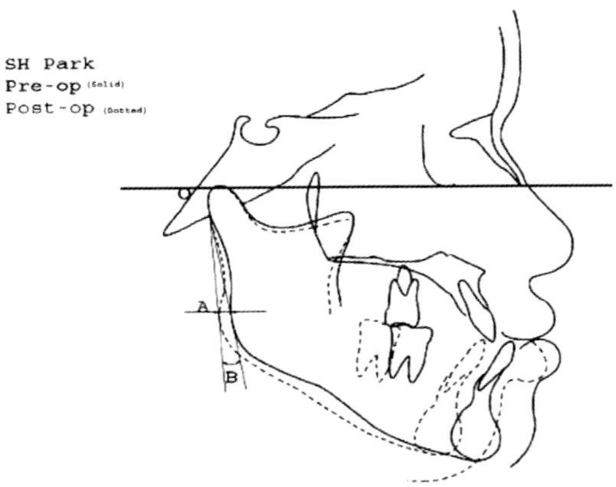

Figure 1. Measure A (ΔRam-mm T3–T2): The amount of linear changes at the distal border of proximal segments that occurred during surgery (T2–T3). Measure A was a measurement of the most displaced distance between two images of T2 and T3 tracings at the distal border of the proximal segments on the line parallel to FH plane in superimposition between T2 and T3 tracings. Measure B (ΔRam-deg T3–T2): The amount of angular changes at the distal border of proximal segments that occurred during surgery (T2–T3). Measure B was a measurement of the angle made by a tangent line at the distal border of proximal segments at T2 and a tangent line at the distal border of proximal segments at T3 in superimposition between T2 and T3 tracings.

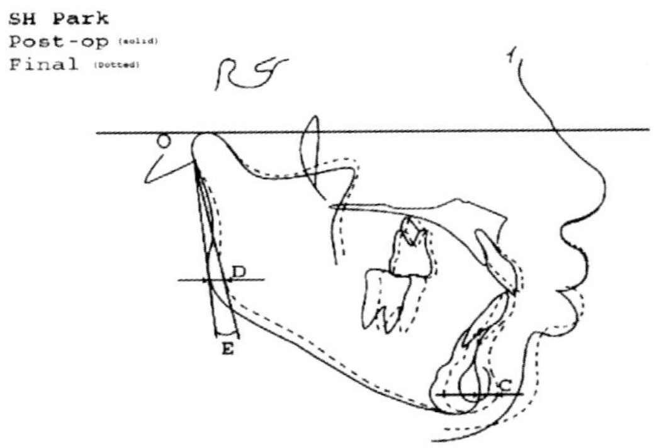

Figure 2. Measure C (ΔPog-mm T4–T3): The amount of linear change at the pogonion that occurred during the postoperative phase of orthodontic treatment (T3–T4). Measure C was a measurement of the most displaced distance between two images of T3–T4 at the pogonion on the line parallel to FH plane in superimposition between T3 and T4 tracings. Measure D (ΔRam-mm T4–T3): The amount of linear change at the distal border of proximal segments that occurred during postoperative phase of orthodontic treatment (T3–T4). Measure D was a measurement of the most displaced distance between two images of T3 and T4 tracings at the distal border of proximal segments on the line parallel to FH plane in superimposition between T3 and T4 tracings. Measure E (ΔRam-deg T4–T3): The amount of angular change at the distal border of proximal segments that occurred during postoperative phase of orthodontic treatment (T3–T4). Measure E was a measurement of the angle made by a tangent line at the distal border of proximal segments at T3 and a tangent line at the distal border of proximal segments at T4 in superimposition between T3 and T4 tracings.

Analysis 1

Figure 3 shows a general tendency for the recovery in the position of the posterior border of the ascending ramus in the postsurgical phase (Measure D, ΔRam-mm T4–T3) to be greater in cases in which its posterior displacement during surgery (Measure A, ΔRam-mm T3–T2) was greater. The strength of the correlation between these two variables is $r = .65$, $P = .0001$. This means that, in this sample, the amount of linear displacement of the posterior border of the proximal segments during surgery (T3–T2) is closely related to the amount of linear rebound of the posterior border of the proximal segment during the postsurgical phase of orthodontic treatment (T4–T3).

Analysis 2

Figure 4 shows that Measure B (ΔRam-deg T3–T2) and Measure E (ΔRam-deg T4–T3) are very highly correlated, $r = .67$, $P = .0001$. This means that the amount of angular displacement of the posterior border of the proximal segments during surgery (T2–T3) is highly related to the amount of angular rebound of the posterior border of the proximal segments during the postsurgical phase of orthodontic treatment (T3–T4).

Analysis 3

A scatterplot and Pearson correlation (r) were used to investigate the relationship between the amount of linear displacement of the posterior border of the proximal segments during surgery (Measure A, ΔRam-mm T3–T2), and the amount of linear displacement of pogonion during the postsurgical phase of orthodontic treatment (Measure C, ΔPog-mm T4–T3). Figure 5 shows that there is a general tendency for the anterior displacement of pogonion in the postsurgical phase (T4–T3) to be greater in cases in which the posterior displacement of the posterior border of the proximal segment was greater during surgery (T3–T2). The strength of the correlation between the two variables is $r = .61$, $P = .0001$. This means that, in this sample, the amount of linear displacement of the posterior border of the proximal segments during surgery is closely related to the amount of linear rebound of pogonion during the postsurgical phase of orthodontic treatment.

DISCUSSION

Rivera et al[14] reported that patients underwent orthognathic surgery to improve esthetic, functional, and

Table 3. Measurements (See Figures 1 and 2)

Patient	A	B	C	D	E	Age at Surgery (Years-Months)
1	2.5	2.5	2.0	1.5	0.0	23-6
2	−3.5	−1.5	1.0	−1.0	−0.5	21-9
3	−1.0	−1	1.5	−1.0	0.0	20-5
4*	6.0	6	4.0	3.0	4.0	16-4
5*	4.0	5	2.0	1.0	1.0	14-8
6	8.0	9.5	2.0	1.5	4.0	24-6
7	0.0	1.5	0.0	0.0	0.0	23-5
8	4.0	2	4.0	0.0	−2.0	21-11
9	5.0	3	3.5	1.5	2.0	25-5
10	1.5	1.5	0.0	0.0	0.5	21-7
11	9.0	8	5.0	3.0	2.0	21-9
12	1.0	0.5	0.0	0.0	0.0	26-0
13	8.5	4	2.5	2.5	1.5	25-1
14*	1.0	4	0.5	1.0	1.0	18-5
15	2.5	4.5	3.0	0.0	2.5	25-8
16	6.5	8	2.0	2.0	2.0	24-1
17	2.0	3.5	2.5	2.0	3.5	26-3
18	4.0	5.5	3.0	4.0	5.5	20-6
19	2.0	1.5	1.0	1.0	1.0	22-2
20	2.0	2.5	0.0	0.0	−0.5	26-10
21	4.5	7	2.0	2.5	4.0	24-8
22	2.0	1	1.5	1.0	1.0	27-10
23	4.0	3.5	3.0	1.5	1.0	23-10
24*	2.0	2.5	2.5	2.0	2.5	19-2
25	3.5	3	2.0	2.0	2.0	25-7
26*	1.0	2	1.0	1.0	2.0	19-8
27	1.5	1.5	−2.5	2.5	2.0	21-9
28	0.0	1.5	−1.0	−1.0	1.0	20-11
29	3.0	6	−0.5	−1.0	2.5	22-3
30	−0.5	1	0.0	0.0	1.0	24-2
31*	0.0	1.5	2.0	2.0	2.5	18-6
32	0.0	0	0.0	−0.5	0.0	27-1
33	1.0	2	0.0	−0.5	0.0	23-3
34	4.5	7.5	1.5	2.5	3.5	20-3

* Patient less than 20 years of age at the time of surgery.

temporomandibular joint (TMJ) problems. However, these benefits from the orthognathic surgery are not always realized. One of main reasons for an unsatisfactory treatment outcome could be the frequently observed relapse of surgical changes. It also has been reported that the relapse rates following mandibular setback surgery are among the highest for any surgical procedure.[2,3,10]

According to the author's clinical observation, most relapse after mandibular setback surgery seems to occur during the immediate postsurgical phase within the first two months following surgery. Mobarak[12] reported similar findings. There seems to be additional minor relapse during the period from two months to one year after surgery. This author also has observed minimal relapse beyond the first post-postoperative year, similar to that reported by Eggensperger et al.[9]

According to Analyses 1 and 2, a strong relationship exists between the amount of positional change of the proximal segment during surgery and the amount of

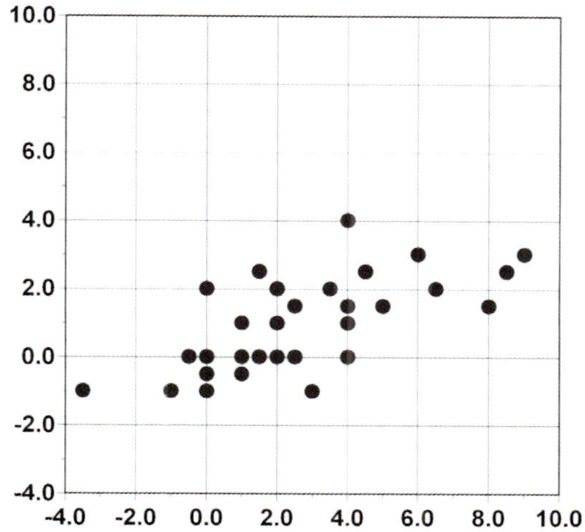

Figure 3. Correlation between the amount of linear displacement at the posterior border of proximal segments during surgery (Measure A, ΔRam-mm T3–T2) and the amount of linear rebound at the posterior border of proximal segments during postsurgical phase of orthodontic treatment (Measure D, ΔRam-mm T4–T3), $r = .65$, and $P = .0001$.

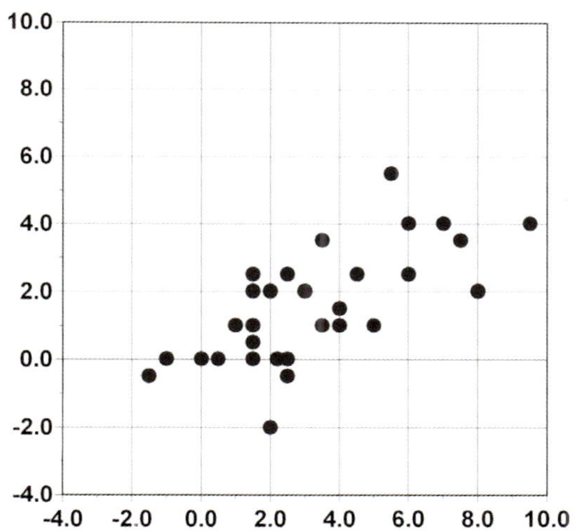

Figure 4. Correlation between the amount of angular displacement at the posterior border of proximal segments during surgery (Measure B, ΔRam-deg T3–T2) and the amount of angular rebound at the posterior border of proximal segments during postsurgical phase of orthodontic treatment (Measure E, ΔRam-deg T4–T3), $r = .67$, $P = .0001$.

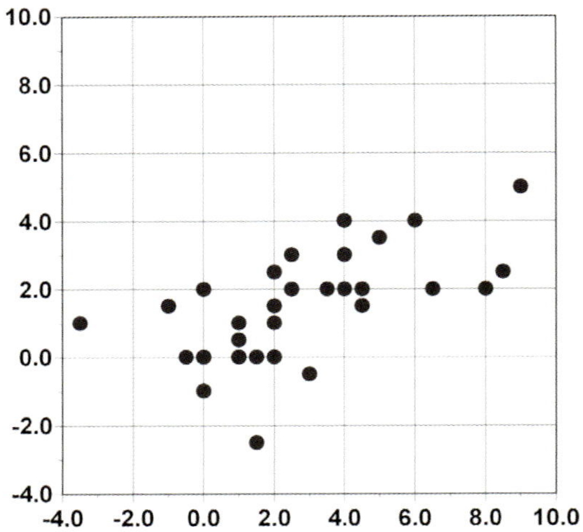

Figure 5. Correlation between the amount of linear displacement at the posterior border of proximal segments during surgery (Measure A, ΔRam-mm T3–T2) and the amount of linear displacement at the pogonion during postsurgical phase of orthodontic treatment (Measure C, ΔPog-mm T4–T3), $r = .61$, and $P = .0001$.

positional relapse of the proximal segments of the mandible during the postsurgical phase of orthodontic treatment. This rebound of the proximal segment can affect the final position of the distal segment of the mandible which holds the dentition and pogonion, Analysis 3. Thus, this rebound tendency definitely affects the final occlusion and facial esthetics. In Class III mandibular setback surgery, surgeons tend to push proximal segments backward during the fixation procedure. This seems to be the main reason for the forward rebound of mandible in the majority of the mandibular setback surgery subjects. Infrequently, the opposite situation may occur. In some of the mandibular setback surgery subjects, unusual postsurgical changes involving backward displacement of mandible can occur when the surgeon brings the proximal segments forward during the fixation procedure.

In nine of the 34 subjects, genioplasty was performed in order to achieve optimal esthetic results. The measurements of pogonion in this study were made at T3 and T4. Both of these time points followed surgery. Since the surgical fixation following genioplasty was performed with rigid plates and surgical screws, there could be little or no change in the relationship between the pogonion area and the mandibular body between these time points.

The correlation between the amount of surgical correction and the amount of relapse needs more thorough study. Sinclair[6] reported that the mean severity of the relapse of mandibular setback surgery is about 20%–30% of the total surgical change and is in the anterior direction. The percent of change varies greatly in different individuals and in some cases it is in the posterior direction. Bailey[10] said, "It is quite misleading to describe, in terms of the percentage of treatment, change that was retained at some follow-up time, as was done in many early articles on stability after orthognathic surgery. Reporting such percentages implies that the more we change, the more relapse would occur. In dentofacial patients, that almost never is the case." She also pointed out that it is hard to predict which patients will experience severe relapse after surgery.

In the present sample, six patients received maxillary surgery in addition to a mandibular setback. It is possible that postsurgical restriction of the space available for the tongue may have been a factor in mandibular relapse and that the alternative of maxillary advancement surgery would have provided more space for the tongue. Kawakami[15] and associates examined the effect of partial glossectomy on skeletal stability and postoperative change after mandibular setback surgery. They reported adaptations in hyoid bone position and tongue mass to the altered environment after setback surgery, but found no significant difference between the tongue reduction group and control group in the horizontal and vertical changes of incisor position one year after surgery.

Another possible factor in relapse after mandibular setback surgery is an expression of some remaining mandibular growth potential. Wolford et al[4] reported the efficacy of high condylectomy for management of condylar hyperplasia. In his study, the patients in group I (n = 12; average age at surgery 17.5 years) were treated only with orthognathic surgery, including bilateral sagittal split osteotomy (BSSO), while the patients in group II (n = 25; average age at surgery 16.7 years) had high condylectomy, articular disc repositioning, and orthognathic surgery including BSSO. All patients in group I grew back into skeletal and occlusal Class III relationships and required additional treatment. Only one patient in group II required secondary surgery. Wolford et al[4] also reported a statistically significant difference between groups in terms of stability at long-term follow-up. The patients in his sample were obviously growing at the time of surgery since patients with mandibular prognathism tend to have more mandibular growth and a longer growth period.

The protocol for this study, in terms of treatment timing for the patients with mandibular prognathism, is to check mandibular growth in serial lateral cephalometric radiographs taken at 6-month intervals. Presurgical orthodontic treatment is usually started after the completion of mandibular growth, defined as the absence of observable growth in the last three cephalograms. In the present sample, there were six patients who were younger than 20 years of age at the time of surgery (asterisk in Table 3). Interestingly, three of these patients showed very stable results.

The presurgical position of proximal segments relative to adjacent anatomic structures seems to be very critical in each person's stomatognathic system. Its position may be related to other important physiologic functions such as respiration, chewing, swallowing, and speech. So, if the presurgical position of proximal segments is changed during a treatment procedure, such as mandibular setback surgery, there is a strong tendency for the structure to return to its original position. Therefore, this strong return tendency of the proximal segment of the mandible can be a driving force for change of the distal segments of the mandible during the postsurgical phase of orthodontic treatment.

CONCLUSIONS

- If the position of the proximal segment of the mandible is changed during the fixation procedure during mandibular setback surgery, the proximal segment has a tendency to move back toward its presurgical position in the period following surgery.
- In the present sample, there were few or no changes in the mandibular position during the postsurgical phase of orthodontic treatment when the surgeon had maintained the presurgical positions of proximal segments during mandibular setback surgery.
- Maintaining the presurgical position of the proximal segments during surgery seems to be a major determinant of postsurgical stability.

ACKNOWLEDGMENT

The author would like to extend his gratitude to Professor Yun Bae Kim, Sungkyunkwan University, South Korea, for his guidance in research design and data analysis and Dr. Sheldon Baumrind for his editorial advice. The author would also like to acknowledge Dr. Robert R. Boyd, Chairman of the Department of Orthodontics, University of the Pacific, Arthur A. Dugoni School of Dentistry, for his administrative support.

REFERENCES

1. Cho HJ. Patient with severe skeletal Class III malocclusion and severe open bite treated by orthodontics and orthognathic surgery—a case report. *Am J Orthod Dentofacial Orthop.* 1996;110:155–162.
2. Proffit WR, Phillips C, Dann C, Turvey TA. Stability after surgical orthodontic correction of skeletal Class III malocclusion. I. Mandibular setback. *Int J Adult Orthodon Orthognath Surg.* 1991;6:7–18.
3. Proffit WR, Phillips C, Turvey TA. Stability after surgical orthodontic correction of skeletal Class III malocclusion. III. Combined maxillary and mandibular procedures. *Int J Adult Orthodon Orthognath Surg.* 1991;4:211–225.
4. Wolford LM, Mehra P, Reiche-Fischel O, Morales CA, Garcia-Morales P. Efficacy of high condylectomy for management of condylar hyperplasia. *Am J Orthod Dentofacial Orthop.* 2002;121:136–151.
5. Fuselier JC, Freitas RZ, Wolford LM. Stability of mandibular setback procedures with sagittal split osteotomies in nongrowing patients. *J Oral Maxillofac Surg.* 1999;57(suppl 1):94–95.
6. Sinclair PM. The long-term stability of orthognathic surgery. AAO audiotape, *PROD.* 1993; October:5–6.
7. Mobarak KA, Krogstad O, Espeland L, Lyberg T. Long-term stability of mandibular setback surgery: a follow-up of 80 bilateral sagittal split osteotomy patients. *Int J Adult Orthodon Orthognath Surg.* 2000;15:83–95.
8. Busby BR, Bailey LJ, Proffit WR, Phillips C, White RP. Long-term stability of surgical Class III treatment: a study of 5-year postsurgical results. *Int J Adult Orthodon Orthognath Surg.* 2002;17:159–170.
9. Eggensperger N, Raditsch T, Taghizadeh F, Iizuka T. Mandibular setback by sagittal ramus osteotomy: a 12-year follow-up. *Acta Odontol Scan.* 2005;63:183–188.
10. Bailey LJ, Cevidanes LH, Proffit WR. Stability and predictability of orthognathic surgery. *Am J Orthod Dentofacial Orthop.* 2004;126(3):273–277.
11. Komori E, Aigase K, Sugisaki M, Tanabe H. Cause of early skeletal relapse after mandibular setback. *Am J Orthod Dentofacial Orthop.* 1989;95:29–36.
12. Björk A, Skieller V. Normal and abnormal growth of the mandible. A synthesis of longitudinal cephalometric implant studies over a period of 25 years. *Eur J Orthod.* 1983;5:41–43.
13. Solow B. The dentoalveolar compensatory mechanism: background and clinical implications. *Br J Orthod.* 1980;7:145–161.
14. Rivera SM, Hatch JP, Dolce C, Bays RA, Van Sickels JE, Rugh JD. Patients' own reasons and patient-perceived recommendations for orthognathic surgery. *Am J Orthod Dentofacial Orthop.* 2000;118:134–141.
15. Kawakami M, Yamamoto K, Noshi T, Miyawaki S, Kirita T. Effect of surgical reduction of the tongue on dentofacial structure following mandibular setback. *J Oral Maxillofac Surg.* 2004;62:1188–1192.

–미국 퍼시픽 코스트 교정학회지 2010년 여름호 –

Three-Dimensional Superimposition

By Heon Jae Cho DDS, MSD, PhD. Edited by Ib Nielsen, DDS, MSc

Conventional lateral cephalometric radiographs have proven an invaluable part of initial and final records. Orthodontists typically superimpose cephalometric radiographs to evaluate skeletal and dental changes due to growth and orthodontic treatment (*Fig. 1*). A quality superimposition depends on the accuracy of each cephalometric tracing. Unfortunately, the conventional cephalometric radiographs suffer from a number of inherent flaws. Hatcher outlined and categorized the limitations of two dimensional cephalometric radiographs:[1]

- Patient orientation error: head position
- Hardware orientation error: alignment of imaging device, patient stabilizing device and the image-recording device
- Geometric error: differential magnification created by projection distance
- Association error: difficulty in identifying a point in two or more projections acquired from different points of view

Accordingly, two-dimensional (2D) cephalometric radiographs cannot produce an accurate and reliable image.

Three-dimensional (3D) imaging can overcome many 2D imaging limitations. The introduction of cone beam volumetric imaging (CBVI) has made it possible to overcome the first three limitations listed above. Various proprietary software products, such as OnDemand 3D (CyberMed) and InVivoDental (Anatomage), allow reorienting the 3D volumetric image in a standardized method (*Fig. 2*).[2] Association remains a source of possible error in CBVI, but recent landmark location and measurements have proven accurate and reliable.[3-8]

Among the many advantages that CBVI offers, the ability to perform a 3D superimposition is particularly valuable. It is possible to evaluate growth and treatment outcomes in all three dimensions of space. With dental and skeletal change is evident in 3D superimposition, it is easy to evaluate changes in the transverse dimension, which was impossible with conventional 2D cephalograms.

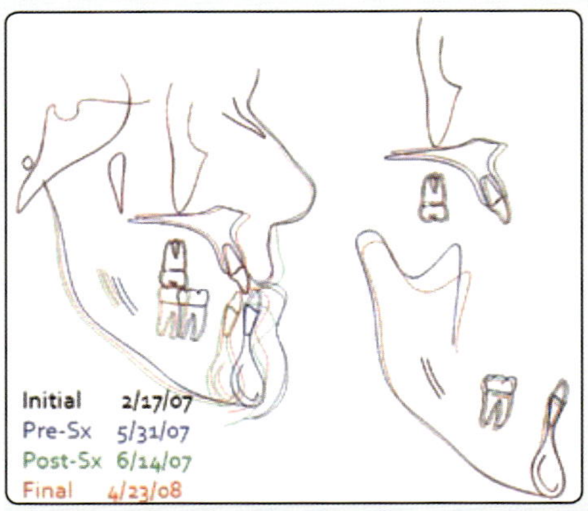

Figure 1 CONVENTIONAL LATERAL CEPHALOGRAM SUPERIMPOSITION SHOWING DENTAL AND SKELETAL CHANGES AFTER ORTHOGNATHIC SURGERY.

Confronted with dental or skeletal asymmetries, 3D superimposition allows one to evaluate the left and the right side of the dentition or jaws separately. When assessing changes due to orthognathic surgery, 3D superimposition reveals more detailed changes in position of the jaw segments and the condyles.

Although CBVI overcomes many 2D imaging limitations, 3D superimposition will not be any better unless the method of superimposition is accurate and reliable. There are two widely used methods for 2D superimposition—the best fit method and the structural method. In 1983, Björk suggested the structural method in which he showed anterior wall of Sella Turcica and anterior cranial base, including cribriform plate as stable structures from an early age (*Fig. 3*).[9] These structures can be reliable references for the overall superimposition. Likewise, the fundamental principles used in a 2D superimposition method can apply to a 3D superimposition. No matter what the method, it is imperative to use stable landmarks as reference structures.

Approaches to 3D Superimposition

Generally, there are two approaches to 3D superimposition, use of

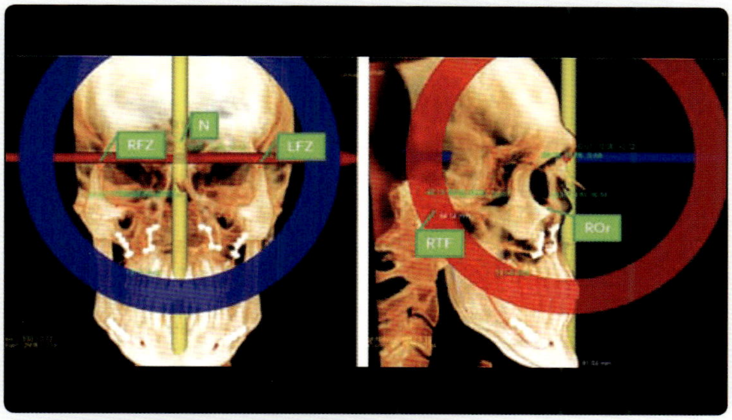

Figure 2 VOLUMETRIC IMAGES CAN BE REORIENTED BY USING A SET OF REFERENCE POINTS (NASION, RIGHT AND LEFT FRONTO-ZYGOMATIC POINTS, RIGHT TEMPORAL FOSSA POINT, AND RIGHT ORBITALE).

registration points or a mathematical algorithm.

Registration Points: This approach uses a number of reference points that are registered on two volumetric images. These points are made to coincide when superimposing two images. Dolphin 3D and InVivoDental both use this method, in which several landmarks are picked and registered on the surface of the skull as the reference points (*Fig. 4*). These registration points are then matched to superimpose two volumetric images from different time points.

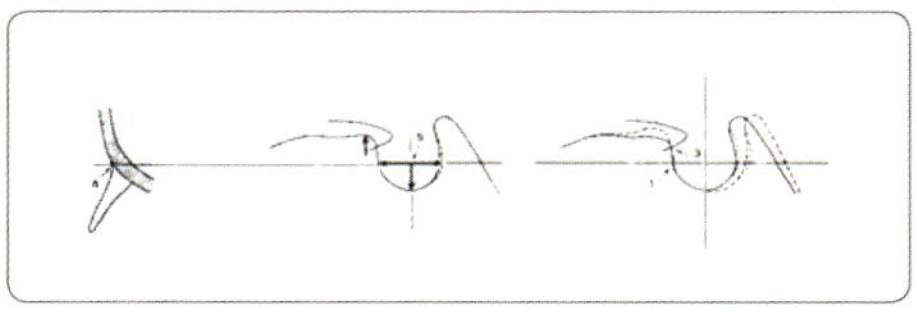

Figure 3 ANTERIOR WALL OF SELLA TURCICA AND WALKERS POINT ARE STABLE DURING GROWTH (AFTER AGE 7) WHILE THE FLOOR AND POSTERIOR WALL OF SELLA TURCIA SHOW CHANGE THROUGH MODELING.

After the software initially superimposes the two images, one may fine-tune the superimposition by manually moving the volumes in three planes of space (*Fig. 5*). This process is time-consuming (a few hours) and largely dependent on operator skill. Errors can occur anytime during landmark visualization, identification or location. It is also challenging to access the anterior cranial base area

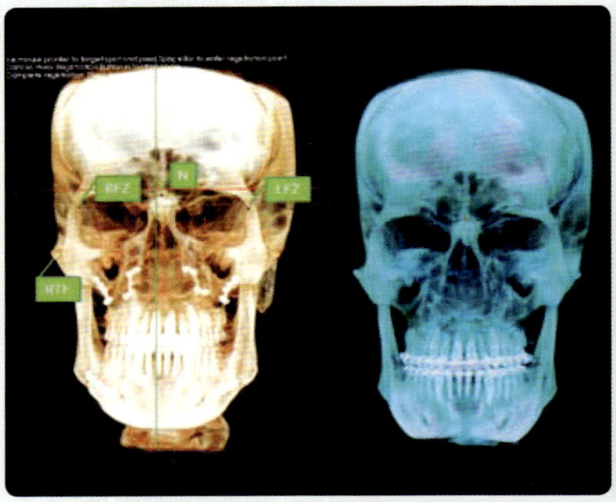

Figure 4 FOUR REFERENCE POINTS ARE REGISTERED ON TWO VOLUMETRIC IMAGES FOR SUPERIMPOSITION IN INVIVODENTAL.

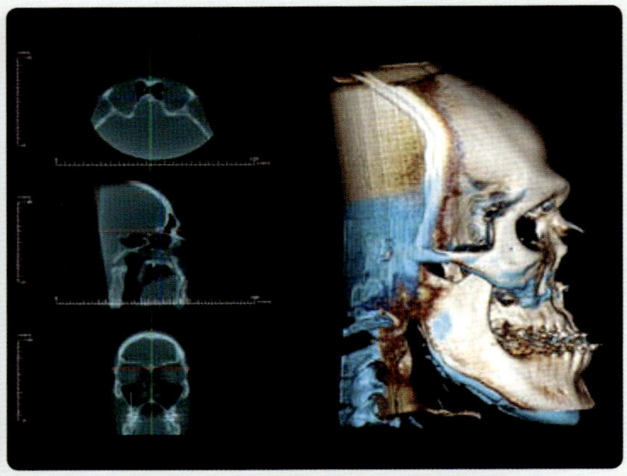

Figure 5 SUPERIMPOSED VOLUMETRIC IMAGES AFTER MANUAL FINE-TUNING IN INVIVODENTAL. FINE-TUNING INVOLVES MANUALLY MOVING ONE VOLUMETRIC IMAGE TO COINCIDE THE ANTERIOR WALL OF SELLA TURCICA AND ANTERIOR CRANIAL BASE. THIS SUPERIMPOSITION SHOWS DENTAL AND SKELETAL CHANGES FROM PRE-SURGERY (WHITE) TO IMMEDIATE POST-SURGERY (BLUE).

to register any landmarks, since the cranial base is inside the skull. Therefore, for the sake of clear visualization and accessibility, the landmarks such as Nasion on the skull's external surface are used as registration points. Apparently even an experienced operator can be inaccurate when registering reference points and performing a manual fine-tuning operation.

Mathematical Algorithm: The second approach to 3D superimposition uses the mathematical algorithm method, in which a certain volume of interest (VOI) is first defined for use as the reference volume. Then, a particular mathematical algorithm, based on the probability and information theory, calculates the best fit of the two VOIs and automatically superimposes the two volumetric images.

In the probability theory and the information theory, the mutual information of two random variables is a quantity that measures their mutual dependence:

$$I(X;Y) = \sum_{y\in Y}\sum_{x\in X} p(x,y)\log\left(\frac{p(x,y)}{p_1(x)\,p_2(y)}\right)$$

Maes proposed a new approach to image registration using a basic concept from the information theory, mutual information (MI), or relative entropy, as a new matching criterion[10]. It uses the statistical dependence or information redundancy between the image intensities of corresponding voxels in both images. Maes achieved subvoxel accuracy completely automatically and without any prior segmentation, feature extraction or other pre-processing steps—making this method very well-suited for clinical applications.

OnDemand 3D uses this method of superimposition, permitting the operator to select a VOI (*Fig. 6*). The registered VOI is then used to superimpose the two volumetric images automatically (*Fig. 7*). It not only surpasses dependency on the operator's skill to find and register reference structures, but also the automatic process (so-called "fusion") is much quicker than manual superimposition (a few seconds). Ultimately, this approach truly uses the structural superimposition method of Björk and will be the "gold standard" of 3D super-imposition.

In conclusion, with the advent of CBVI and relevant software technology, advancement is on the fast track. 3D superimposition provides a comprehensive, reliable and accurate way of evaluating growth and treatment outcomes.

Figure 6 IN ONDEMAND 3D, THE USER CAN SELECT A "VOLUME OF INTEREST" (VOI) TO USE AS A REFERENCE VOLUME. ANTERIOR WALL OF SELLA TURCICA AND ANTERIOR CRANIAL BASE WAS SELECTED.

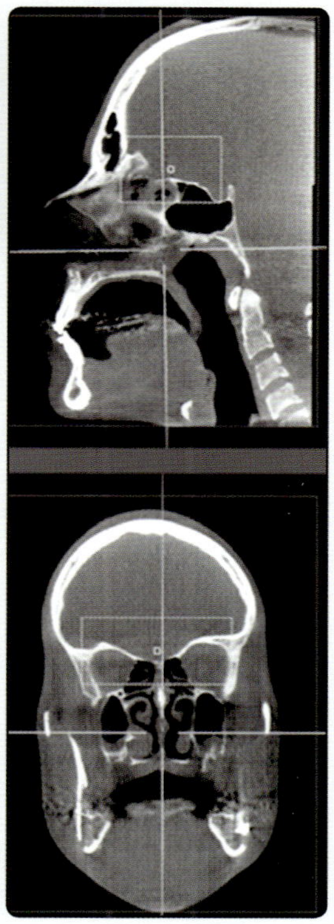

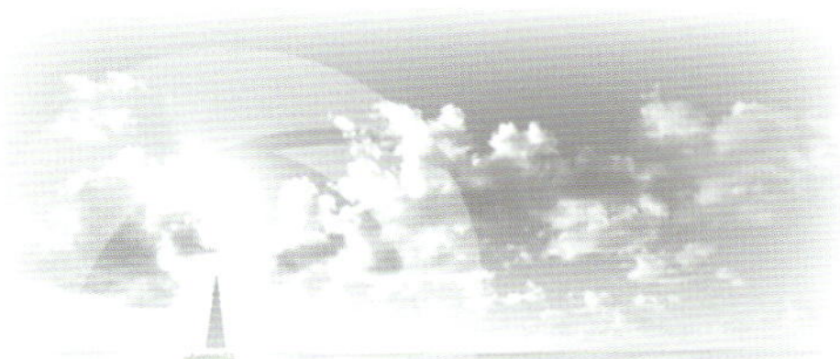

Creating Financial Freedom for Orthodontists

You want a secure, comfortable future. We can help. From our in-depth knowledge of the dental industry, to our solid, long-term investment strategies, we can steer you toward realizing your financial dreams.

Call us today to see how we can help you reach your destination.

Capital Performance Advisors

Thomas, Wirig, Doll & Co. CPAs

877.939.2500 **www.cpa4docs.com**

FACULTY FILES

HEON JAE CHO, DDS, MSD, PHD

*Program Director and Associate Professor,
Department of Orthodontics,
Arthur A. Dugoni School of Dentistry,
University of the Pacific*

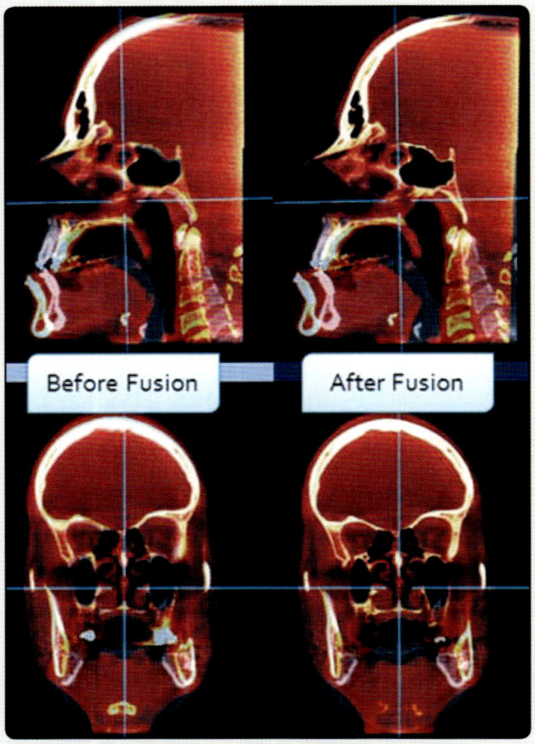

Figure 7 AUTOMATIC "FUSION" PROCESS SUPERIMPOSES TWO VOLUMETRIC IMAGES BY MATHEMATICALLY MATCHING THE VOIS.

AFTER FUSION, THE VOIS CLEARLY OVERLAP TO PRODUCE AN ACCURATE 3D SUPERIMPOSITION.

1. Hatcher DC: Maxillofacial imaging. In McNeill C, ed: Science and practice of occlusion, Chicago, 1997, Quintessence.
2. Cho HJ. A three-dimensional cephalometric analysis. J Clin Orthod. 2009 Apr;43(4):235-52.
3. Lou L, Lagravere MO, Compton S, Major PW, Flores-Mir C. Accuracy of measurements and reliability of landmark identification with computed tomography (CT) techniques in the maxillofacial area: a systematic review. Oral Surg Oral Med Oral Pathol Oral Radiol Endod. 2007 Sep;104(3):402-11.
4. Muramatsu A, Nawa H, Kimura M, Yoshida K, Maeda M, Katsumata A, Ariji E, Goto S. Reproducibility of maxillofacial anatomic landmarks on 3-dimensional computed tomographic images determined with the 95% confidence ellipse method. Angle Orthod. 2008 May;78(3):396-402.
5. Lagravère MO, Carey J, Toogood RW, Major PW. Three-dimensional accuracy of measurements made with software on cone-beam computed tomography images. Am J Orthod Dentofacial Orthop. 2008 Jul;134(1):112-6.
6. Brown AA, Scarfe WC, Scheetz JP, Silveira AM, Farman AG. Linear Accuracy of Cone Beam CT Derived 3D Images. Angle Orthod. 2009 Jan;79(1):150-7.
7. Periago DR, Scarfe WC, Moshiri M, Scheetz JP, Silveirae AM, Farmanf AG. Linear Accuracy and Reliability of Cone Beam CT Derived 3-Dimensional Images Constructed Using an Orthodontic Volumetric Rendering Program. Oral Surg Oral Med Oral Pathol Oral Radiol Endod. 2009 Feb;107(2):256-65.
8. Baumgaertel S, Palomo JM, Palomo L, Hans MG. Reliability and accuracy of cone-beam computed tomography dental measurements. Am J Orthod Dentofacial Orthop. 2009 Jul;136(1):19-25.
9. Björk A, Skieller V. Normal and abnormal growth of the mandible. A synthesis of longitudinal cephalometric implant studies over a period of 25 years. Eur J Orthod. 1983 Feb;5(1):1-46.
10. Maes F, Collignon A, Vandermeulen D, Marchal G, Suetens P. Multimodality image registration by maximization of mutual information. IEEE Trans Med Imaging. 1997 Apr; 16(2):187-98.

Effect of Rigid Fixation on Orthodontic Finishing After Mandibular Bilateral Sagittal Split Setback: The Case for Miniplate Monocortical Fixation

Heon Jae Cho, DDS, MSD, PhD

Purpose: This report reviews the diagnosis and management of patients with Class III skeletal patterns and discusses the rationale for monocortical plate fixation after bilateral sagittal split osteotomy for surgical precision, stability, and postsurgical management of patients with setback.

Materials and Methods: Two cases with significant Class III sagittal skeletal discrepancies were identified. The cases, which required maxillary advancement and mandibular setback surgery, are presented to describe the rationale and advantages for the monocortical rigid fixation method.

Conclusions: Monocortical plate fixation after bimaxillary surgery for the correction of Class III skeletal malocclusions has the advantages of excellent stability and latent postsurgical adjustability, qualities that are essential for favorable treatment outcomes.
© 2012 American Association of Oral and Maxillofacial Surgeons
J Oral Maxillofac Surg 70:e310-e321, 2012

Diagnosis and Management of Class III Skeletal Patterns

The correction of Class III skeletal malocclusions is one of the most difficult problems in orthodontics. The combination of orthodontic and surgical approaches appears to be the only appropriate treatment option for Class III skeletal malocclusions with severe mandibular prognathism in adults.[1] However, the diagnosis and management of these cases may be difficult because these skeletal problems are 3-dimensional (3D) and multifactorial, affecting the skeleton and dentition.[2-6] Cho and Nguyen[6] classified Class III skeletal malocclusion with mandibular prognathism into 6 different types. Mandibular setback surgery with or without maxillary advancement usually is the surgical procedure of choice for most patients with severe mandibular prognathism; however, the results of orthognathic surgery are frequently unstable, even with rigid fixation.[7-11] Bailey et al[11] reported a study of stability based on the UNC Dentofacial Database, which contains the data of more than 1,400 patients with at least 1-year follow-up. They found that mandibular setback surgery was 1 of the 3 procedures grouped in the "problematic category," defined as a 40% to 50% chance of a 2- to 4-mm postsurgical relapse and a significant chance of a larger than 4-mm relapse. However, most relapses after orthognathic surgery seem to occur in the immediate postsurgical period.[12-14] Eggensperger et al[14] reported short- and long-term skeletal changes after mandibular setback using bilateral sagittal split ramus osteotomy with rigid screw fixation. During the first postoperative year, there was skeletal relapse of 14% of the initial amount of surgical setback at the B-point and pogonion. From postoperative year 1 to year 12, the B-point and pogonion remained stable.

Adjunctive Associate Professor, Department of Orthodontics, University of the Pacific, Arthur A. Dugoni School of Dentistry, Seoul, South Korea.

Address correspondence and reprint requests to Dr Cho: Department of Orthodontics, University of the Pacific, Arthur A. Dugoni School of Dentistry, 267-23 Mable House #201, Nonhyun-dong, Gangnam-gu, Seoul 135-010, South Korea; e-mail: hjwucho@hanmail.net
© 2012 American Association of Oral and Maxillofacial Surgeons
0278-2391/12/7004-0$36.00/0
doi:10.1016/j.joms.2011.09.015

Amount of Setback

Liou et al[15] found that the amount of 1-year postoperative horizontal relapse was significantly correlated with the amount of horizontal mandibular setback and vertical changes at the pogonion point. Costa et al[16] studied the stability of 40 consecutive patients who had bilateral sagittal split osteotomy (BSSO) with wire fixation and Le Fort I osteotomy with rigid fixation. They found that maxillary advancement procedures with rigid fixation were stable. However, BSSO with wire fixation and intermax-

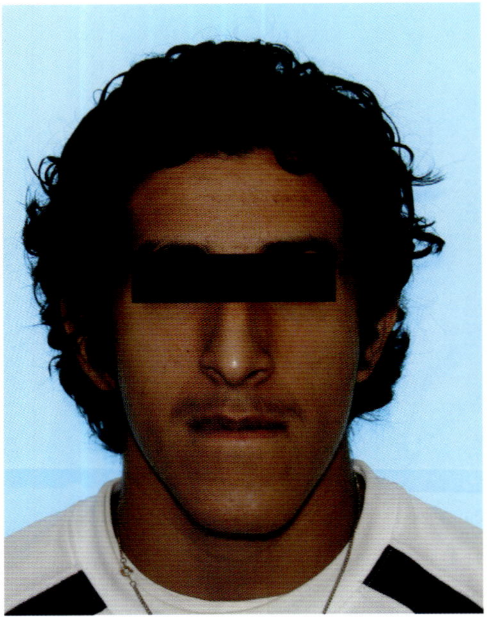

FIGURE 1. Case 1. Initial facial photographs.

Heon Jae Cho. Miniplate Monocortical Fixation. J Oral Maxillofac Surg 2012.

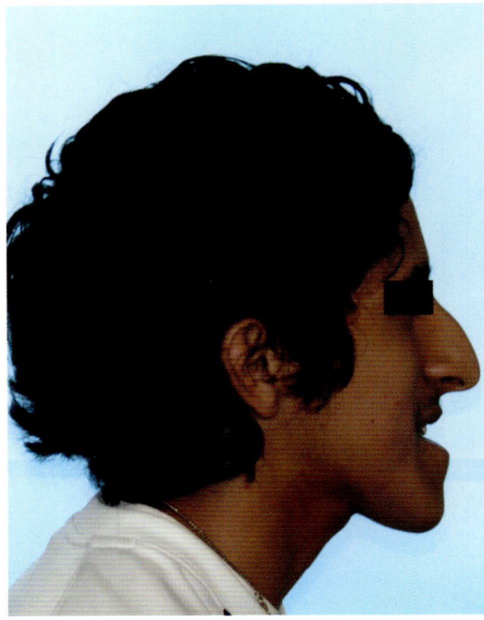

FIGURE 2. Case 1. Initial facial photographs.

Heon Jae Cho. Miniplate Monocortical Fixation. J Oral Maxillofac Surg 2012.

illary fixation (IMF) was not stable, and they noted that the single greatest variable was the amount of surgical setback. These findings need to be interpreted carefully because wire fixation and 6-week IMF were used for BSSO stabilization. Sorokolit and Nanda[17] found that postsurgical mandibular relapse after BSSO was not related to the magnitude of setback when stabilized with rigid fixation (11 mol/L and 14Fr). Lai et al[18] studied the skeletal stability of 24 patients with mandibular prognathism who underwent mandibular osteotomy. They found no correlation between the magnitude of setback and long-term (>6 mo) postoperative relapse. De Villa et al[19] studied 20 patients who underwent BSSO to set back the mandible and correlated the magnitude of setback and the amount of long-term (mean, 28 mo after surgery) postsurgical change at the B-point and the pogonion. They concluded that there was no correlation between the magnitude of setback and the amount of relapse at the B-point and the pogonion. They also reported that most maxillofacial changes occurred 1 year postoperatively.

These conflicting results may be due to a lack of methodologic coherence in research design. Most studies have analyzed the relation between the amount of mandibular setback at the pogonion and the amount of relapse at the B-point and the pogonion. Cho[20] found a significant correlation between the magnitude of distal displacement of the proximal segment during surgery and the amount of forward relapse at the pogonion at 1 year postoperatively. The amount of distal displacement of the proximal segment, rather than the amount of setback, needs to be evaluated in relation to the amount of relapse.

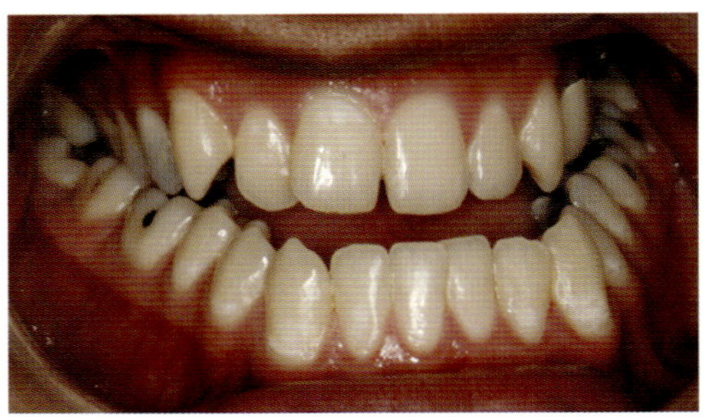

FIGURE 3. Case 1. Initial intraoral photographs.

Heon Jae Cho. Miniplate Monocortical Fixation. J Oral Maxillofac Surg 2012.

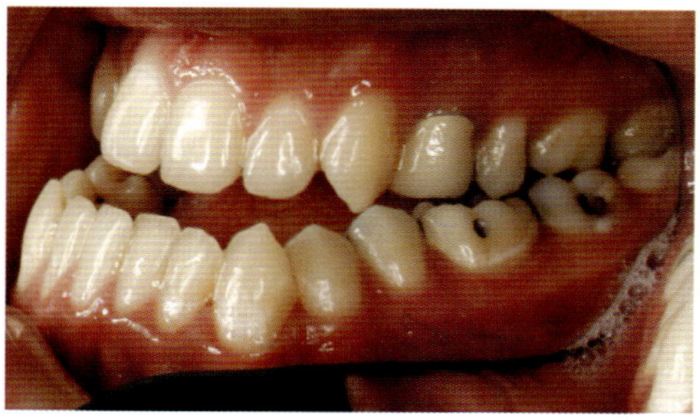

FIGURE 4. Case 1. Initial intraoral photographs.

Heon Jae Cho. Miniplate Monocortical Fixation. J Oral Maxillofac Surg 2012.

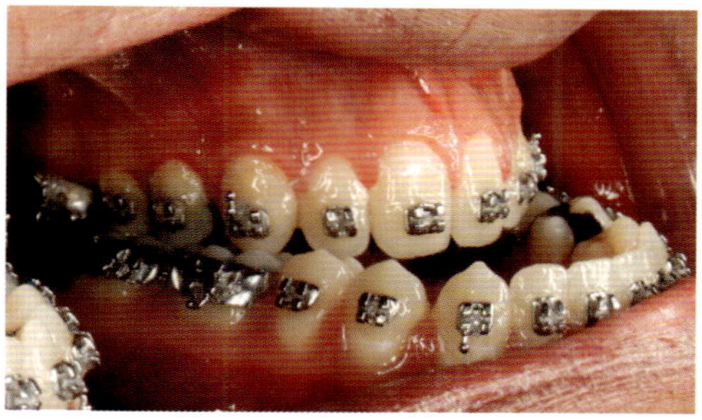

FIGURE 6. Case 1. Presurgical intraoral photograph.

Heon Jae Cho. Miniplate Monocortical Fixation. J Oral Maxillofac Surg 2012.

Accuracy of Predicted Results and Tendency/Prevalence for Relapse

Gil et al[21] evaluated the predictability of maxillary repositioning after Le Fort I osteotomy during bimaxillary surgery. They found no significant difference between the planned and the actual maxillary position in their 32 consecutive bimaxillary surgical patients. Sharifi et al[22] evaluated the accuracy of model surgery prediction after orthognathic surgery. They found no statistically significant difference between the prediction planning and the actual surgical changes. Donatsky et al[23] evaluated the immediate postoperative outcome of preoperatively planned and predicted positional changes in hard and soft tissues in 100 prospective and consecutive patients with planned single- or double-jaw surgery. They found a relatively high mean accuracy. However, the variability of the predicted outcome in individual hard and soft tissues was comparatively high. Although these studies reported relatively accurate mean immediate surgical outcomes, many found a high degree of individual variability. Because of this potential inaccuracy

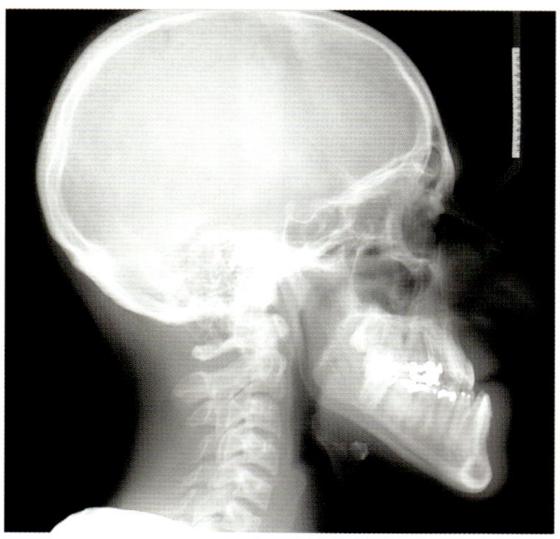

FIGURE 5. Case 1. Initial lateral cephalogram.

Heon Jae Cho. Miniplate Monocortical Fixation. J Oral Maxillofac Surg 2012.

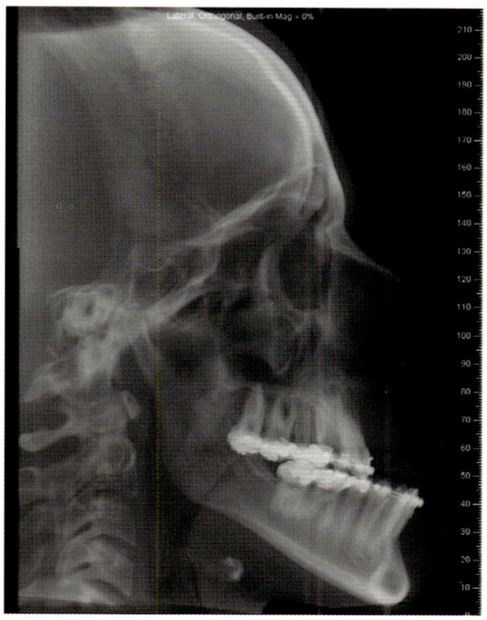

FIGURE 7. Case 1. Presurgical lateral cephalogram.

Heon Jae Cho. Miniplate Monocortical Fixation. J Oral Maxillofac Surg 2012.

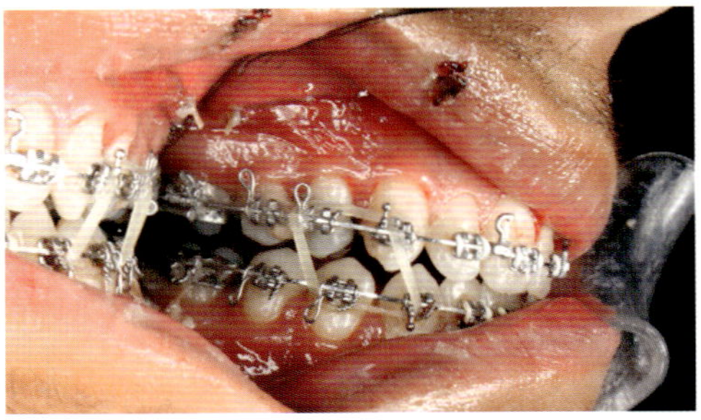

FIGURE 8. Case 1. Immediate postsurgical intraoral photographs.

Heon Jae Cho. Miniplate Monocortical Fixation. J Oral Maxillofac Surg 2012.

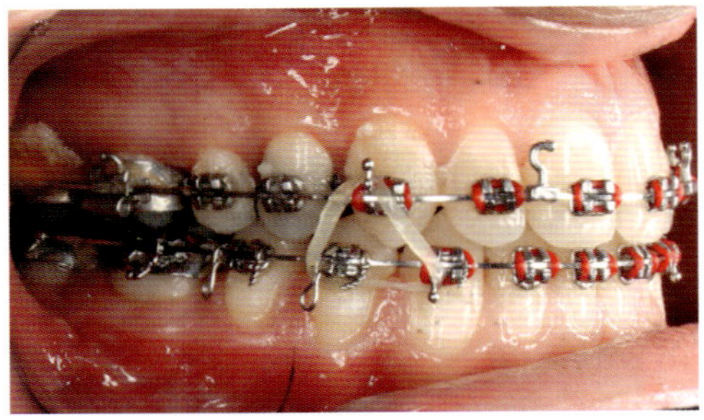

FIGURE 10. Case 1. Eight-week postsurgical intraoral photographs.

Heon Jae Cho. Miniplate Monocortical Fixation. J Oral Maxillofac Surg 2012.

of immediate surgical outcome, Joos[24] developed an adjustable bone fixation system for patients with sagittal split ramus osteotomy. He reported that 21 of the 40 patients required intraoperative adjustment of the temporary fixation system.

Numerous studies have reported unstable surgical results after mandibular setback.[7-19] Most of these studies have reported the mean incidence and mean severity of relapse, but this information does not indicate who will develop a significant surgical relapse. Komori et al[25] reported a positive relation between the positional changes of the proximal segment during surgery and the postoperative relapse of the surgery. Cho[20] reported a significant correlation between the amount of distal displacement of the proximal segment during mandibular setback surgery and the amount of postoperative forward relapse at the pogonion. These 2 studies have suggested the possible main causative factor of postoperative relapse of mandibular setback surgery.

Positive Aspects of Rigid Fixation With a Monocortical Screw Technique

There are 2 important aspects in the fixation protocol: immediate postsurgical stability and latent adjustability of surgical segments.

IMMEDIATE POSTSURGICAL STABILITY

The adoption of rigid fixation for orthognathic surgery was natural because many clinicians found poor immediate postoperative stability with wire fixation.[26] Monocortical and bicortical rigid fixations have provided good immediate postsurgical stability. Ueki et al[27] found no significant differences in postoperative time-course changes between bicortical plate fixation using a locking plate system and monocortical plate fixation using a conventional plate system. Chung et al[28] reported no significant differences in mandibular shape with monocortical or bicortical fixation after mandibular setback with BSSO. For immediate postsurgical stability, monocortical and bicortical fixations provided adequately rigid fixation.

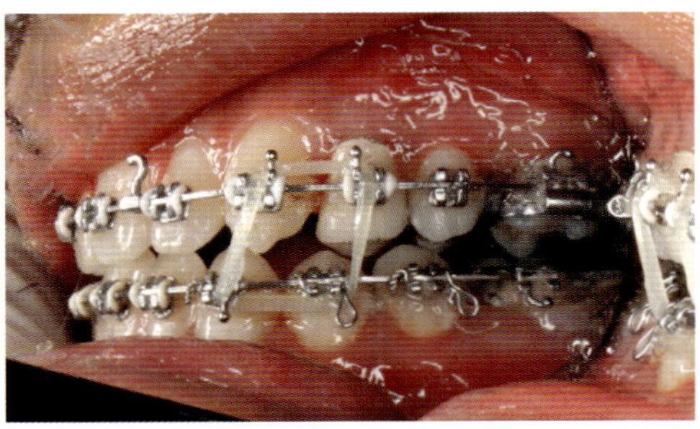

FIGURE 9. Case 1. Immediate postsurgical intraoral photographs.

Heon Jae Cho. Miniplate Monocortical Fixation. J Oral Maxillofac Surg 2012.

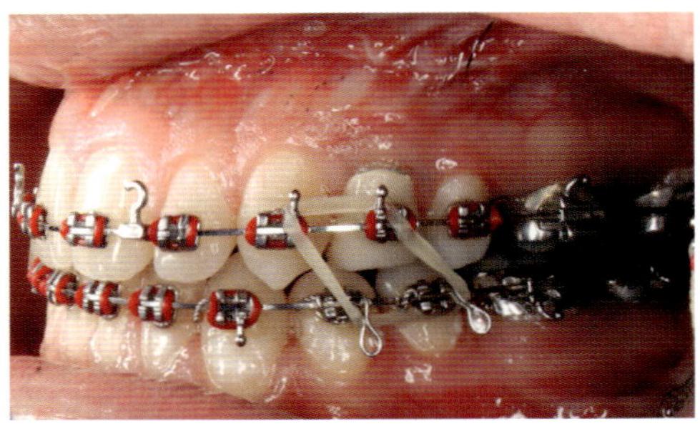

FIGURE 11. Case 1. Eight-week postsurgical intraoral photographs.

Heon Jae Cho. Miniplate Monocortical Fixation. J Oral Maxillofac Surg 2012.

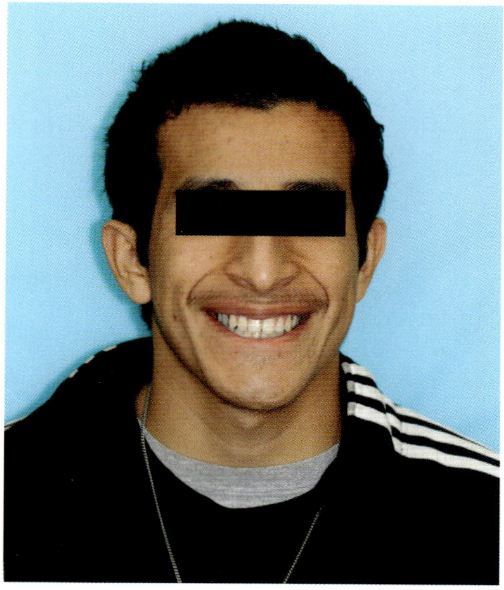

FIGURE 12. Case 1. Final facial photographs.

Heon Jae Cho. Miniplate Monocortical Fixation. J Oral Maxillofac Surg 2012.

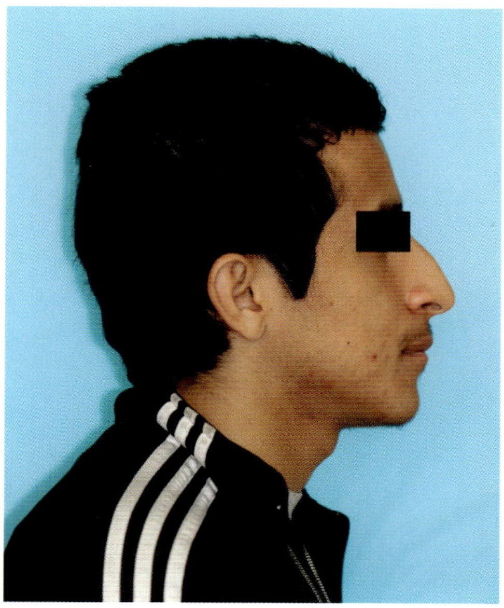

FIGURE 13. Case 1. Final facial photographs.

Heon Jae Cho. Miniplate Monocortical Fixation. J Oral Maxillofac Surg 2012.

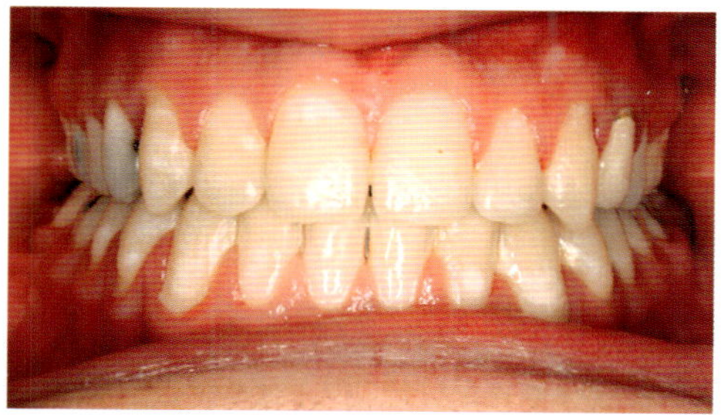

FIGURE 14. Case 1. Final intraoral photographs.

Heon Jae Cho. Miniplate Monocortical Fixation. J Oral Maxillofac Surg 2012.

LATENT ADJUSTABILITY (SEGMENTAL MANAGEMENT)

Postsurgical occlusal results rely on the precision and stability of the surgery. As discussed earlier, although some studies have reported relatively accurate mean immediate surgical outcomes (ie, predicted vs actual surgical result), it is common to observe quite inaccurate immediate surgical outcomes in many individual cases after the removal of IMF. In addition to this inaccurate surgical outcome, surgical relapse can compound the occlusal discrepancy after the removal of IMF. To cope with this inaccuracy, Joos[24] described the intraoperative adjustment of a temporary fixation system to maintain proximal segment position.

Based on the author's careful observation, a similar positional adjustment of the distal surgical segment can be performed nonsurgically with light intermaxillary traction over 8 to 10 weeks after mandibular setback. The protocol is as follows: *1)* the fixation method has to be monocortical rigid fixation; *2)* IMF is removed 5 to 7 days after surgery; *3)* light elastic traction should be initiated between the maxillary and

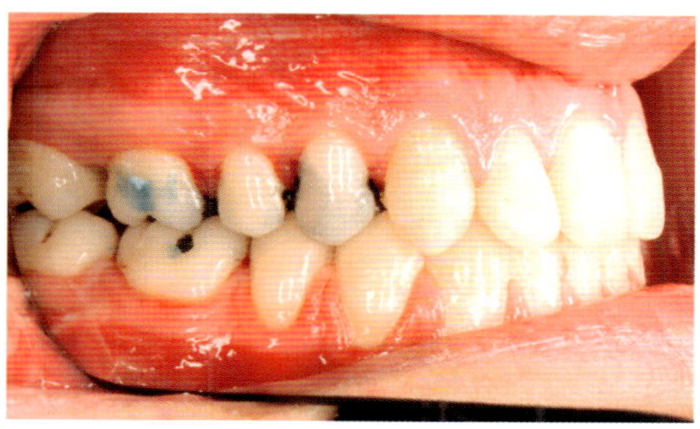

FIGURE 15. Case 1. Final intraoral photographs.

Heon Jae Cho. Miniplate Monocortical Fixation. J Oral Maxillofac Surg 2012.

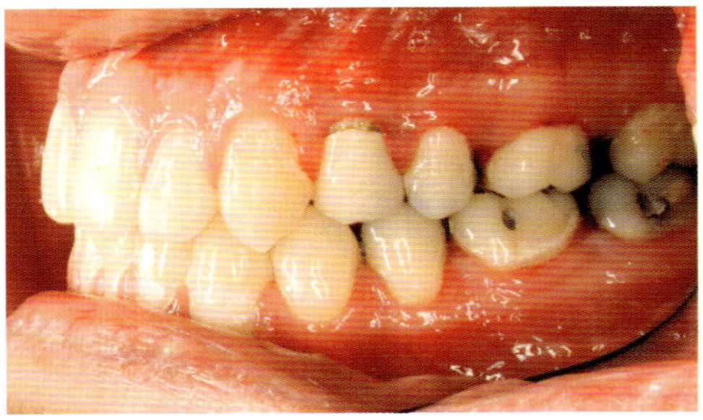

FIGURE 16. Case 1. Final intraoral photographs.

Heon Jae Cho. Miniplate Monocortical Fixation. J Oral Maxillofac Surg 2012.

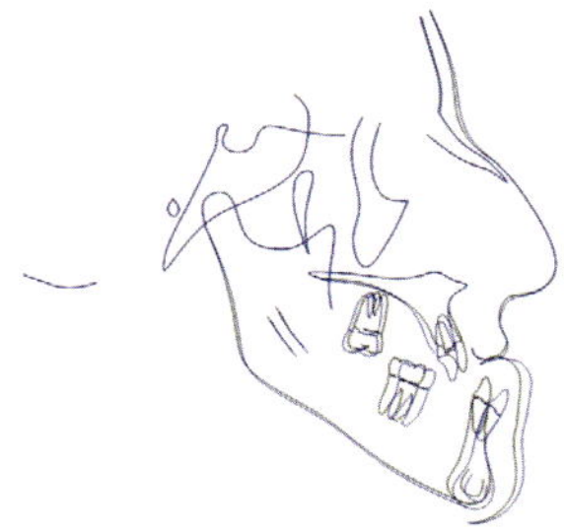

FIGURE 18. Case 1. Initial versus presurgical superimposition.

Heon Jae Cho. Miniplate Monocortical Fixation. J Oral Maxillofac Surg 2012.

mandibular dentitions to guide the surgical segment(s) to better occlusal interdigitation (patients are allowed to use the mandible for daily activities as long as this does not cause any pain/discomfort); *4)* the elastic traction vector is adjusted weekly based on the positional changes of the surgical segment until 8 weeks; *5)* the amount of mouth opening is checked every week (the amount of mouth opening will be increased gradually; 8 to 10 weeks after surgery, the mouth opening usually reaches an interincisal distance longer than 40 mm); and *6)* after the segmental management procedure, any remaining occlusal discrepancies are eliminated by routine orthodontic tooth movement.

After surgery, normal mandibular function will create constant microdamage in bone tissue near the screw.[29-35] This microdamage will induce targeted remodeling in the damaged areas.[36,37] Remodeling will form less mineralized new bone at the previously damaged areas near the screw.[38-42] This newly formed, less mineralized bone layer is very moldable, resulting in good positional adjustability of the surgical segments until the development of a clinically rigid connection at the osteotomy sites (8 to 10 weeks).[43,44] In the author's practice and school clinic, the application of this segmental management protocol obviates any additional surgical adjustments and consistently produces good occlusal outcomes.

Monocortical rigid fixation allows latent positional adjustability, but bicortical fixation does not.

In conclusion, monocortical rigid fixation is rigid enough for immediate surgical stability and allows positional adjustability through the bone biology by targeted remodeling from the development of strain

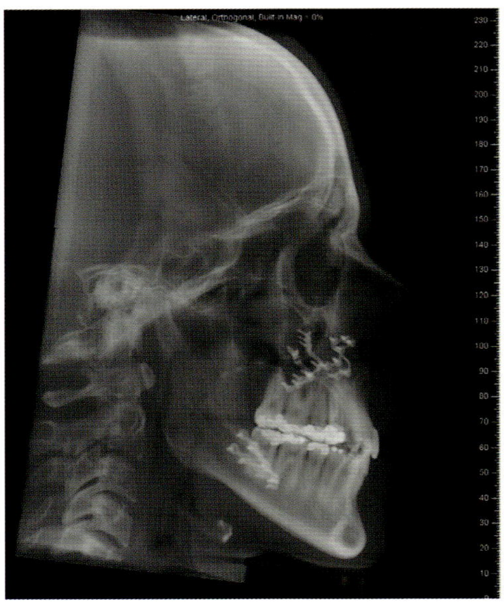

FIGURE 17. Case 1. Final lateral cephalogram.

Heon Jae Cho. Miniplate Monocortical Fixation. J Oral Maxillofac Surg 2012.

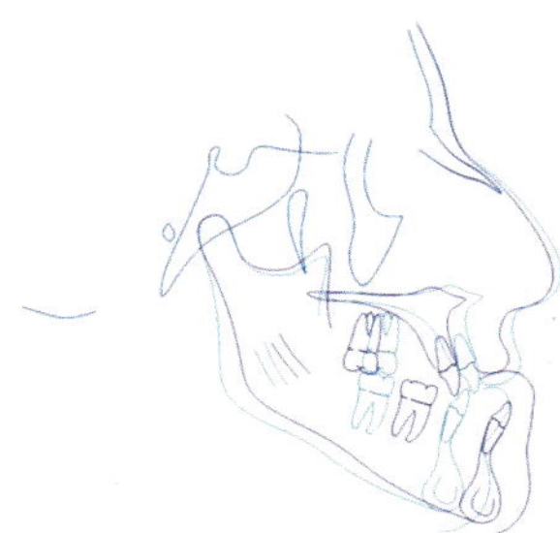

FIGURE 19. Case 1. Presurgical versus immediate postsurgical superimposition.

Heon Jae Cho. Miniplate Monocortical Fixation. J Oral Maxillofac Surg 2012.

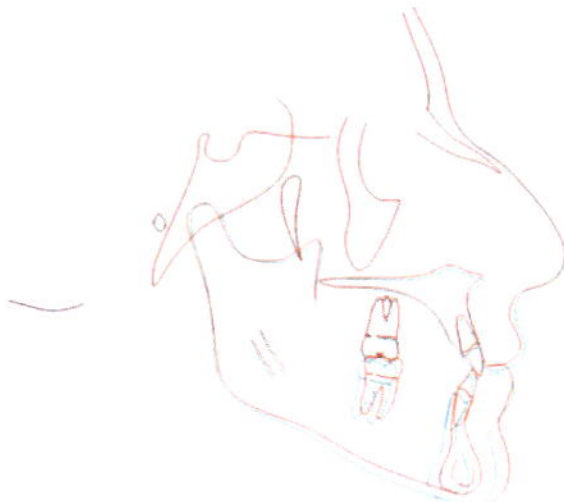

FIGURE 20. Case 1. Immediate postsurgical versus final superimposition.

Heon Jae Cho. Miniplate Monocortical Fixation. J Oral Maxillofac Surg 2012.

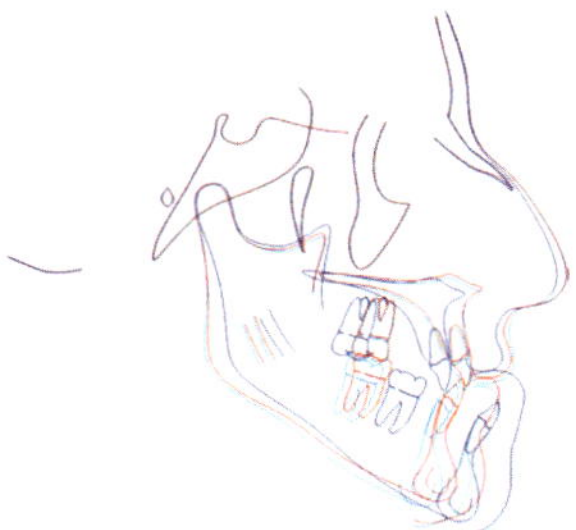

FIGURE 21. Case 1. Initial versus presurgical versus immediate postsurgical versus final superimposition.

Heon Jae Cho. Miniplate Monocortical Fixation. J Oral Maxillofac Surg 2012.

at the bony tissue near the screw during the postoperative 8 weeks. In this context, monocortical fixation is semirigid over the 8-week postsurgical period (a 4-dimensional concept) not because the monocortical

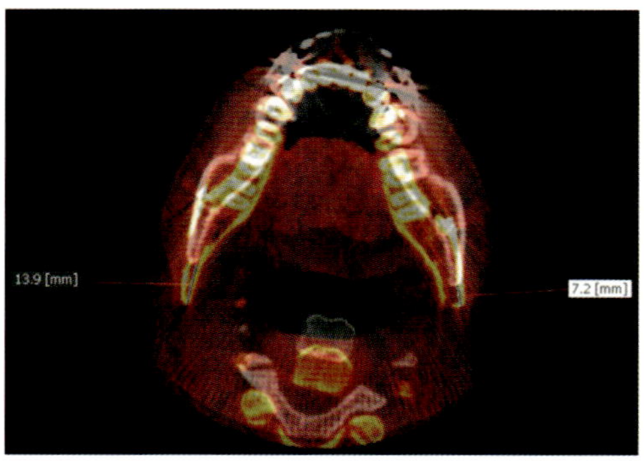

FIGURE 22. Case 1. Presurgical versus immediate postsurgical superimposition in axial plane.

Heon Jae Cho. Miniplate Monocortical Fixation. J Oral Maxillofac Surg 2012.

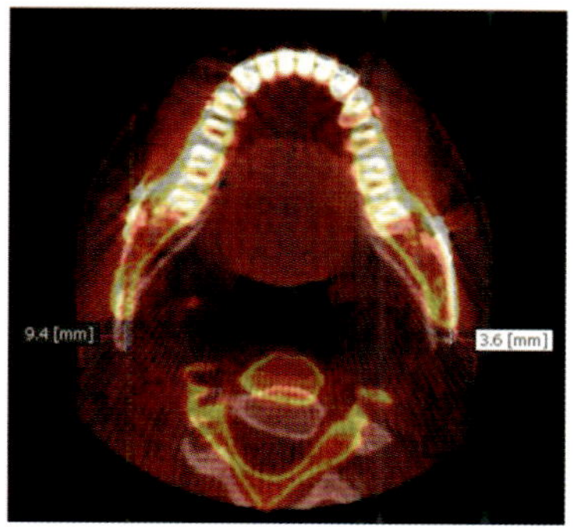

FIGURE 23. Case 1. Immediate postsurgical versus final superimposition in axial plane.

Heon Jae Cho. Miniplate Monocortical Fixation. J Oral Maxillofac Surg 2012.

rigid fixation is semirigid at given time point, but because bone biology (the newly formed, less mineralized moldable bone layer near the screw) allows positional adjustment at the fixation sites over 8 weeks. Eggensperger et al[14] reported that the mandibular ramus and corpus length decreased 2.1 and

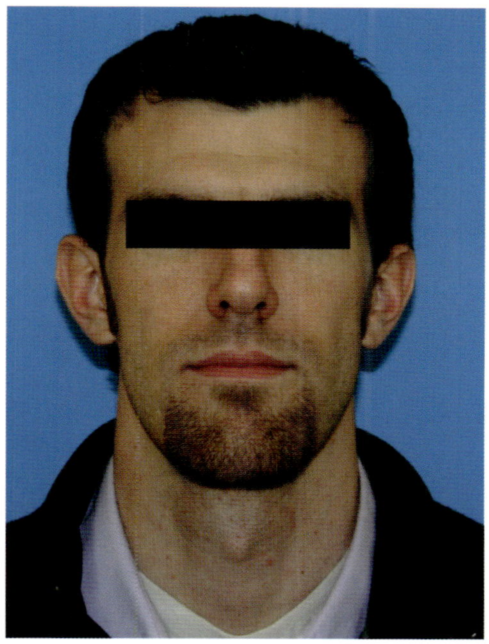

FIGURE 24. Case 2. Initial facial photographs.

Heon Jae Cho. Miniplate Monocortical Fixation. J Oral Maxillofac Surg 2012.

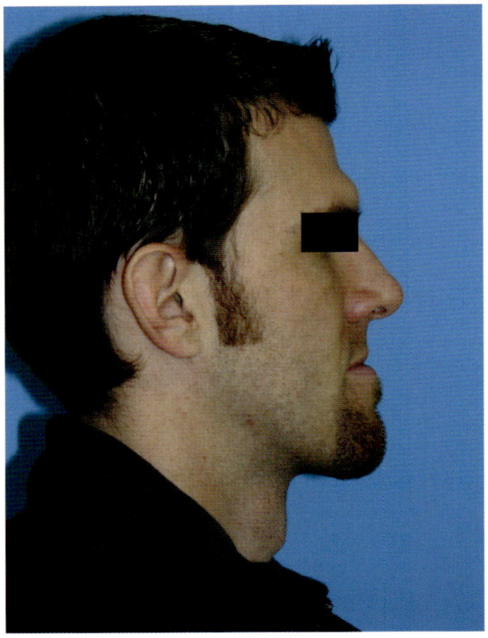

FIGURE 25. Case 2. Initial facial photographs.

Heon Jae Cho. Miniplate Monocortical Fixation. J Oral Maxillofac Surg 2012.

1.3 mm, respectively, indicating dimensional changes of the mandible resulting from remodeling at the osteotomy sites and probable condylar resorption.

Patient Management and Example Cases

Two recently completed cases from the University of the Pacific orthodontic resident clinic are presented to demonstrate the validity of its fixation method and the efficiency of its segmental management protocol. The 2 patients had large sagittal dis-

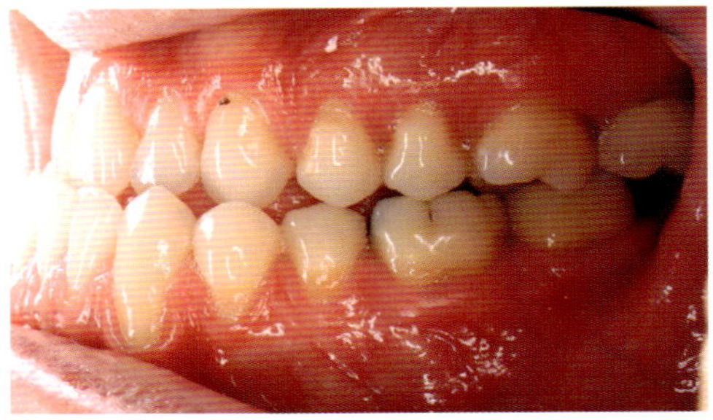

FIGURE 27. Case 2. Initial intraoral photographs.

Heon Jae Cho. Miniplate Monocortical Fixation. J Oral Maxillofac Surg 2012.

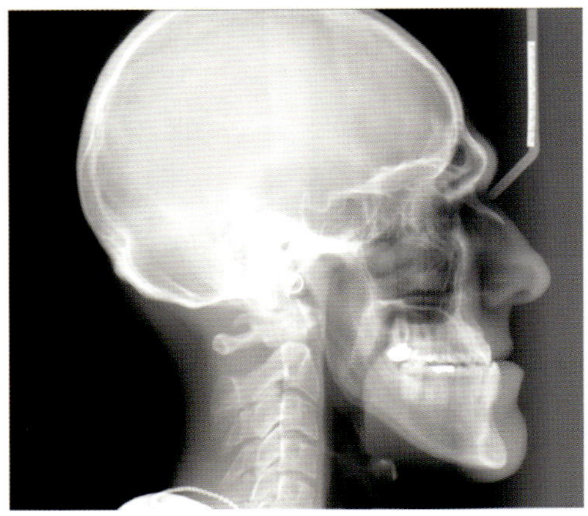

FIGURE 28. Case 2. Initial lateral cephalogram.

Heon Jae Cho. Miniplate Monocortical Fixation. J Oral Maxillofac Surg 2012.

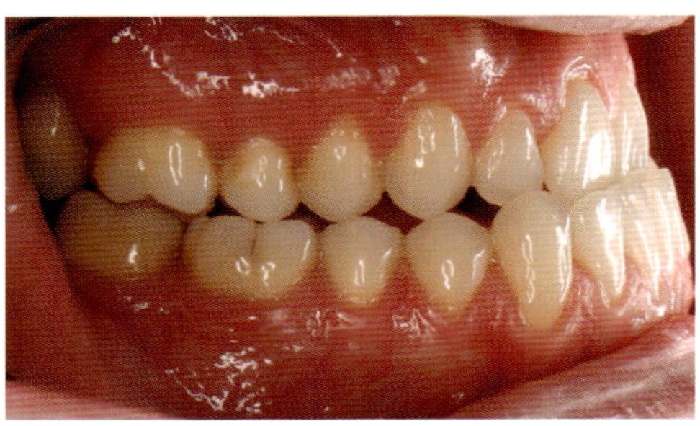

FIGURE 26. Case 2. Initial intraoral photographs.

Heon Jae Cho. Miniplate Monocortical Fixation. J Oral Maxillofac Surg 2012.

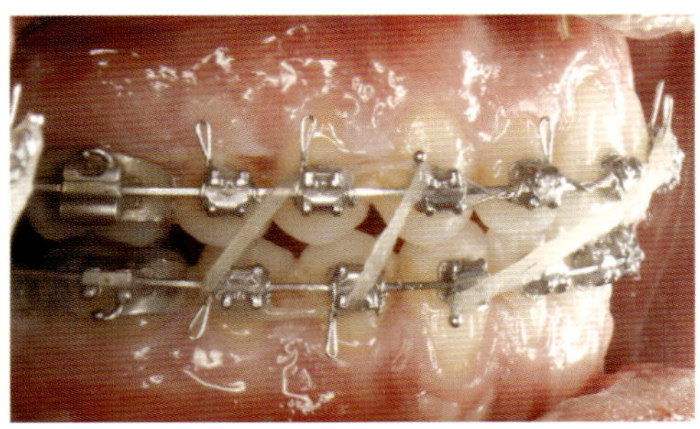

FIGURE 29. Case 2. Immediate postsurgical intraoral photographs.

Heon Jae Cho. Miniplate Monocortical Fixation. J Oral Maxillofac Surg 2012.

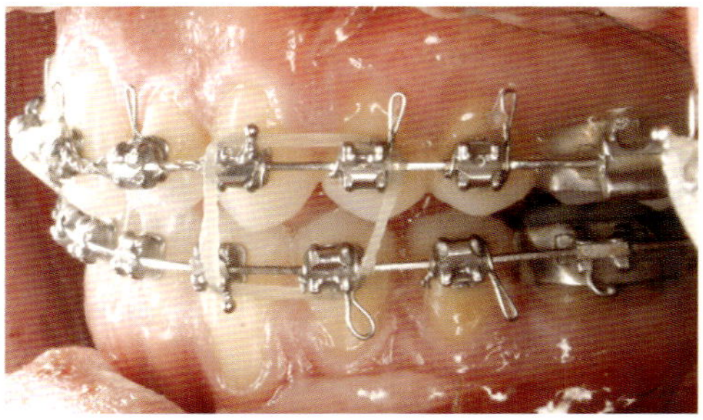

FIGURE 30. Case 2. Immediate postsurgical intraoral photographs.
Heon Jae Cho. Miniplate Monocortical Fixation. J Oral Maxillofac Surg 2012.

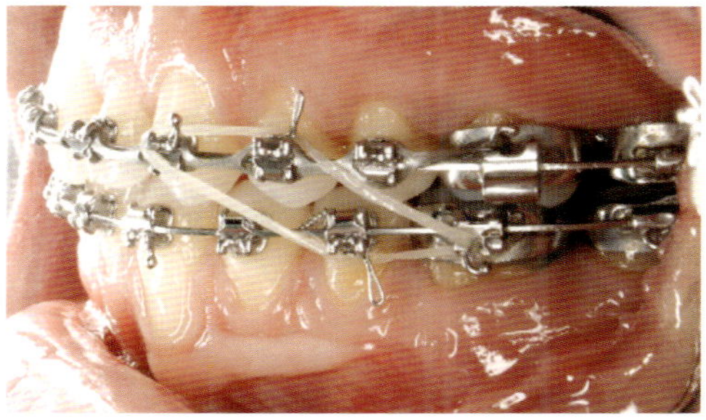

FIGURE 32. Case 2. Eight-week postsurgical intraoral photographs.
Heon Jae Cho. Miniplate Monocortical Fixation. J Oral Maxillofac Surg 2012.

crepancies and underwent maxillary advancement and mandibular setback procedures. In each case, the cephalometric radiographs presented were traced and superimposed to evaluate the treatment outcome.

CASE 1

An 18-year 11-month-old man presented for an evaluation of a "big jaw." Clinical and cephalometric evaluations showed that he had a mildly retrognathic maxilla and a severely prognathic mandible (Figs 1 through 5). After orthodontic preparation without extraction (Figs 6, 7), he underwent a 7-mm maxillary advancement and a 13-mm mandibular setback. Postoperative intraoral photographs at 1 week showed numerous occlusal discrepancies (Figs 8, 9). According to the segmental management protocol described earlier, light elastic traction was initiated and 8-week postoperative intraoral photographs showed a well-managed segment position with good occlusal interdigitation (Figs 10, 11). The final photographs show a good occlusal outcome, suggesting that this segmental management protocol is very effective with monocortical rigid fixation (Figs 12 through 16). The 3D cone-beam volumetric images were taken at 4 different time points. Lateral cephalograms, which were extracted from each cone-beam volume image, were traced and superimposed (initial cephalogram [T1], black; cephalogram obtained 1 week preoperatively [T2], dark blue; cephalogram obtained 1 week postoperatively [T3], blue; last cephalogram obtained at final appointment [T4], red). The T1-T2

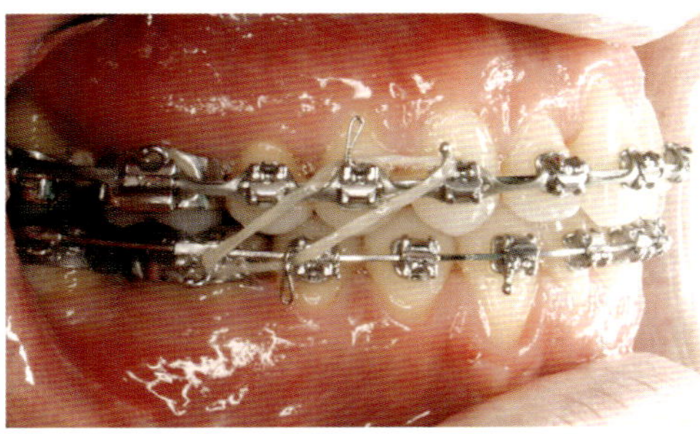

FIGURE 31. Case 2. Eight-week postsurgical intraoral photographs.
Heon Jae Cho. Miniplate Monocortical Fixation. J Oral Maxillofac Surg 2012.

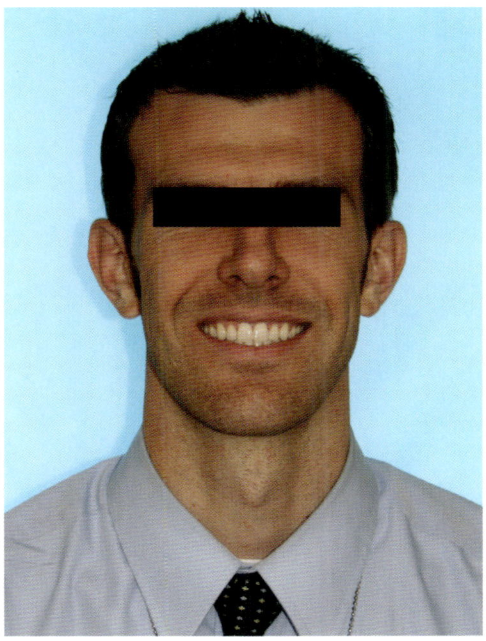

FIGURE 33. Case 2. Final facial photographs.
Heon Jae Cho. Miniplate Monocortical Fixation. J Oral Maxillofac Surg 2012.

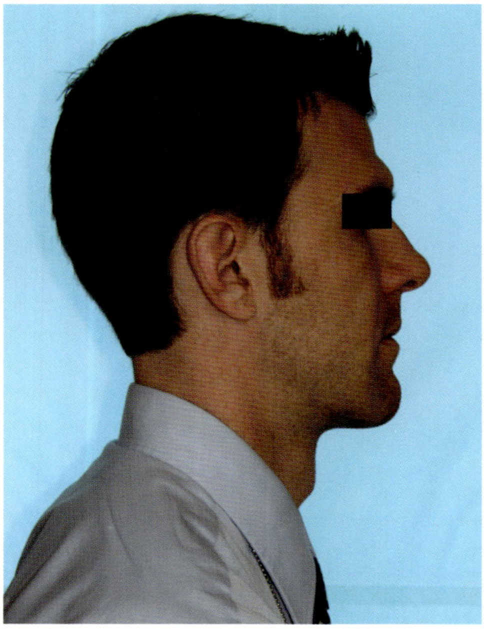

FIGURE 34. Case 2. Final facial photographs.

Heon Jae Cho. Miniplate Monocortical Fixation. J Oral Maxillofac Surg 2012.

superimposition showed good decompensation in the incisor inclination (Figs 6, 7, 17, 18). The T2-T3 superimposition showed 8-mm distal displacement of the proximal segment in the mandible (Fig 19). The T3-T4 superimposition showed a 5-mm forward relapse at the pogonion (Fig 20). The superimposition of 3 cephalograms is displayed in Figure 21. The 3D superimpositions were also performed with a commercially available software program (OnDemand 3D, Seoul, Korea). The T2-T3 superimposition (axial plane from the 3D image) showed distal displacement of the proximal segment, with 13.9 mm on the right and 7.2 mm on the left, respectively (Fig 22). The T3-T4 (axial plane from the 3D image) showed a forward relapse of the proximal segment at 9.4 and 3.6 mm, respectively (Fig 23). The bilaterally different rebound of the proximal segments was barely visible on the conventional 2-dimensional lateral cephalograms. The findings from these 2-dimensional and 3D superimpositions are consistent with those of previous studies that reported that distal displacement of the proximal segment during surgery caused a forward relapse of the mandible.[20,25]

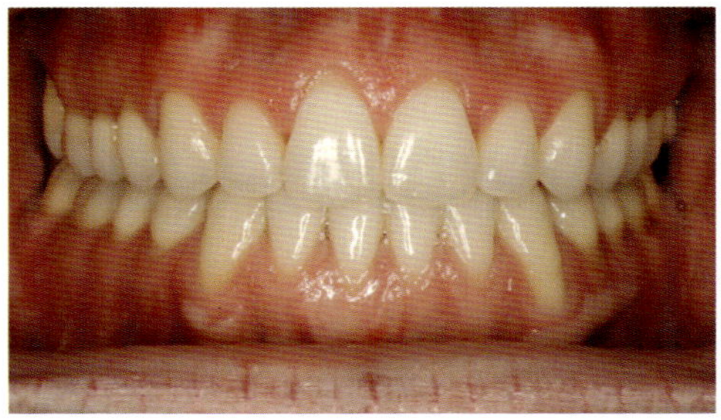

FIGURE 35. Case 2. Final intraoral photographs.

Heon Jae Cho. Miniplate Monocortical Fixation. J Oral Maxillofac Surg 2012.

CASE 2

A 26-year 11-month-old male dental student presented for an evaluation of mandibular prognathism. This patient also had a combination of a retrognathic maxilla and a prognathic mandible (Figs 24 through 28). The patient underwent 3-mm maxillary advancement and 8-mm mandibular setback surgery.

One-week postoperative intraoral photographs after the removal of IMF showed numerous occlusal discrepancies (Figs 29, 30). Eight-week postoperative intraoral photographs showed a well-managed segment position with good occlusal interdigitation (Figs 31, 32). The final photographs show a good occlusal outcome (Figs 33 through 38). A superimposition of all 4 cephalograms is presented in Figure 39 (initial [T1], black; 1 week preoperatively [T2], blue; 1 week postoperatively [T3], green; final record at last appointment [T4], red). The proximal segment was distally displaced during surgery and the pogonion relapsed forward during the postoperative period, which is consistent with findings of previous studies.[20,25] The relapse was mitigated in the 2 cases using the segmental management protocol.

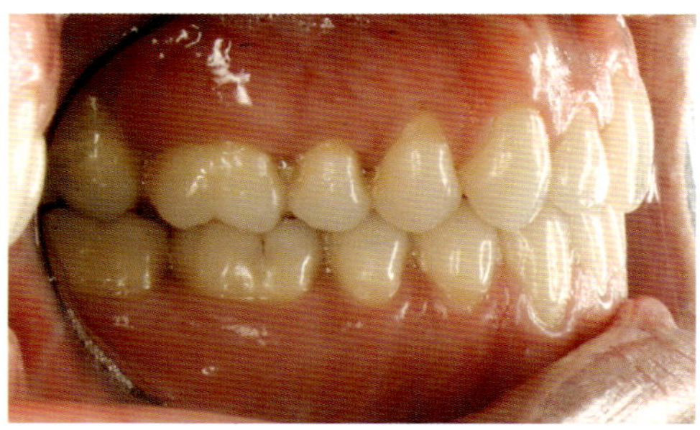

FIGURE 36. Case 2. Final intraoral photographs.

Heon Jae Cho. Miniplate Monocortical Fixation. J Oral Maxillofac Surg 2012.

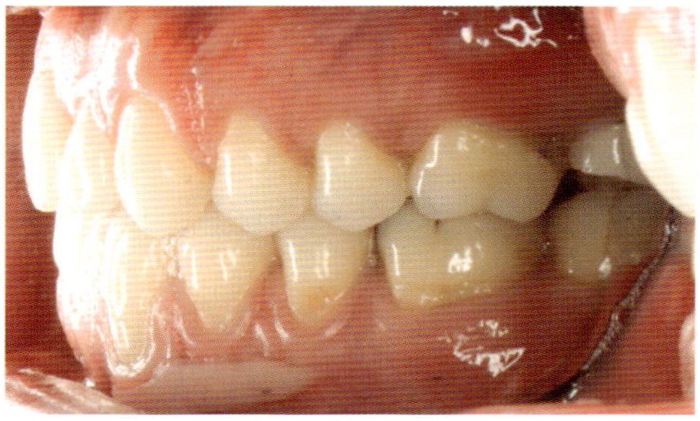

FIGURE 37. Case 2. Final intraoral photographs.

Heon Jae Cho. Miniplate Monocortical Fixation. J Oral Maxillofac Surg 2012.

The results of orthognathic surgery are frequently unstable and postsurgical occlusal management can be very challenging to the orthodontist. The immediate postsurgical occlusal results depend on the precision and the stability of the surgery. The described segmental management protocol allowed the author to manage most immediate postsurgical occlusal discrepancies, thereby avoiding additional surgical adjustment procedures. Bicortical fixation is mechanically too rigid and will inhibit any adjustability at the osteotomy site. Consistently high-quality occlusal outcomes can be achieved using the segmental management protocol presented in this report in conjunction with monocortical rigid fixation. The 2 cases presented clearly showed the efficiency of this combination.

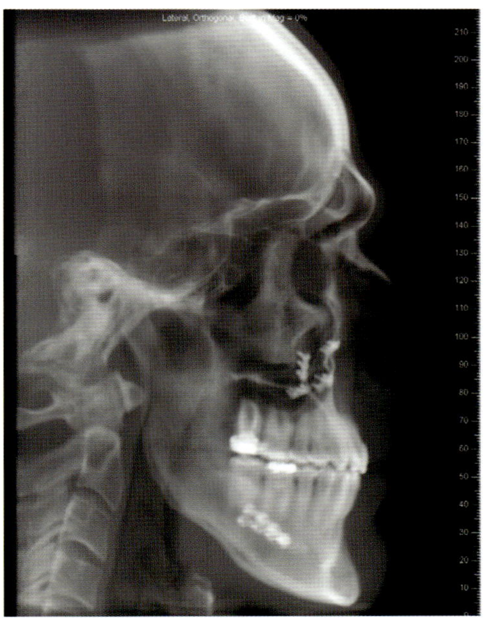

FIGURE 38. Case 2. Final lateral cephalogram.

Heon Jae Cho. Miniplate Monocortical Fixation. J Oral Maxillofac Surg 2012.

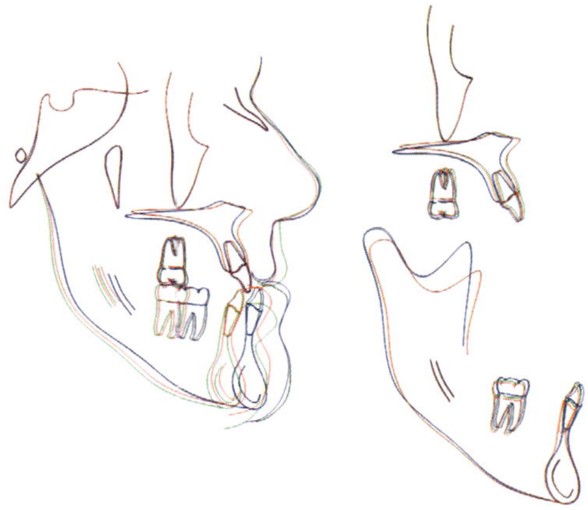

FIGURE 39. Case 2. Initial versus presurgical versus immediate postsurgical versus final superimposition.

Heon Jae Cho. Miniplate Monocortical Fixation. J Oral Maxillofac Surg 2012.

References

1. Cho HJ: Treatment of severe skeletal Class III malocclusion and severe open bite with orthodontics and orthognathic surgery. Am J Orthod Dentofac Orthop 110:155, 1996
2. Jacobson A, Evans WG, Preston CB, et al: Mandibular prognathism. Am J Orthod 66:140, 1974
3. Stapf WC: A cephalometric roentgenographic appraisal of the facial pattern in Class III malocclusion. Angle Orthod 18:20, 1948
4. Sanborn RT: Differences between facial skeletal patterns of Class III malocclusion and normal occlusion. Angle Orthod 25:208, 1955
5. Ellis E, McNamara JA Jr: Components of adult Class III malocclusion. J Oral Maxillofac Surg 42:295, 1984
6. Cho HJ, Nguyen T: A classification system of mandibular prognathism. J Oral Surg 1:125, 2008
7. Proffit WR, Phillips C, Dann C, et al: Stability after surgical-orthodontic correction of skeletal Class III malocclusion. I. Mandibular setback. Int J Adult Orthodon Orthognath Surg 6:7, 1991
8. Proffit WR, Philips C, Turvey TA: Stability after surgical orthodontic correction of skeletal Class III malocclusion. III. Combined maxillary and mandibular procedures. Int J Adult Orthodon Orthognath Surg 4:211, 1991
9. Wolford LM, Mehra P, Reiche-Fischel O, et al: Efficacy of high condylectomy for management of condylar hyperplasia. Am J Orthod Dentofacial Orthop 121:136, 2002
10. Fuselier JC, Freitas RZ, Wolford LM: Stability of mandibular setback procedures with sagittal split osteotomies in nongrowing patients. J Oral Maxillofac Surg 57(suppl 1):94, 1999
11. Bailey LJ, et al: Stability and predictability of orthognathic surgery. Am J Orthod Dentofac Orthop 126:273, 2004

12. Mobarak KA, Krogstad O, Espeland L, et al: Long-term stability of mandibular setback surgery: A follow-up of 80 bilateral sagittal split osteotomy patients. Int J Adult Orthodon Orthognath Surg 15:83, 2000
13. Busby BR, Bailey LJ, Proffit WR, et al: Long-term stability of surgical Class III treatment: A study of 5-year postsurgical results. Int J Adult Orthodon Orthognath Surg 17:159, 2002
14. Eggensperger N, Raditsch T, Taghizadeh F, et al: Mandibular setback by sagittal ramus osteotomy: A 12-year follow-up. Acta Odontol Scand 63:183, 2005
15. Liou JW, Huang CS, Wang Fl, et al: Postoperative evaluation in mandibular prognathism treated by bilateral sagittal split osteotomy. Changgeng Yi Xue Zi 18:147, 1995 (Chinese)
16. Costa F, Robiony M, Sembronio S, et al: Stability of skeletal Class III malocclusion after combined maxillary and mandibular procedures. Int J Adult Orthodon Orthognath Surg 16:179, 2001
17. Sorokolit CA, Nanda RS: Assessment of the stability of mandibular setback procedures with rigid fixation. J Oral Maxillofac Surg 48:817, 1990
18. Lai W, Kazuhiro Y, Kooji H, et al: The long term stability after orthognathic surgery in prognathic patients with mandibular asymmetry. Sichuan Xue Xue Bao Yi Xue Ban 34:104, 2003
19. De Villa GH, Huang CS, Chen PK, et al: Bilateral sagittal split osteotomy for correction of mandibular prognathism: Long-term results. J Oral Maxillofac Surg 63:1584, 2005
20. Cho HJ: Long-term stability of surgical mandibular setback. Angle Orthod 77:851, 2007
21. Gil JN, Claus JD, Manfro R, et al: Predictability of maxillary repositioning during bimaxillary surgery: Accuracy of a new technique. Int J Oral Maxillofac Surg 36:296, 2007
22. Sharifi A, Jones R, Ayoub A, et al: How accurate is model planning for orthognathic surgery? Int J Oral Maxillofac Surg 37:1089, 2008
23. Donatsky O, Bjørn-Jørgensen J, Hermund NU, et al: Immediate postoperative outcome of orthognathic surgical planning, and prediction of positional changes in hard and soft tissue, independently of the extent and direction of the surgical corrections required. Br J Oral Maxillofac Surg, 2010
24. Joos U: An adjustable bone fixation system for sagittal split ramus osteotomy: Preliminary report. Br J Oral Maxillofac Surg 37:99, 1999
25. Komori E, Aigase K, Sugisaki M, et al. Cause of early skeletal relapse after mandibular setback. Am J Orthod Dentofac Orthop 95:29, 1989
26. Dolce C, Hatch JP, Van Sickels JE, et al: Rigid versus wire fixation for mandibular advancement: Skeletal and dental changes after 5 years. Am J Orthod Dentofac Orthop 121:610, 2002
27. Ueki K, Hashiba Y, Marukawa K, et al: Skeletal stability after mandibular setback surgery: Bicortical fixation using a 2.0-mm locking plate system versus monocortical fixation using a nonlocking plate system. J Oral Maxillofac Surg 66:900, 2008
28. Chung IH, Yoo CK, Lee EK, et al: Postoperative stability after sagittal split ramus osteotomies for a mandibular setback with monocortical plate fixation or bicortical screw fixation. J Oral Maxillofac Surg 66:446, 2008
29. Frost HM: Bone "mass" and the "mechanostat": A proposal. Anat Rec 219:1, 1987
30. Frost HM: Skeletal structural adaptations to mechanical usage (SATMU): 1. Redefining Wolff's law: The bone modeling problem. Anat Rec 226:403, 1990
31. Frost HM: Skeletal structural adaptations to mechanical usage (SATMU): 2. Redefining Wolff's law: The remodeling problem. Anat Rec 226:414, 1990
32. Frost HM: Wolff's law and bone's structural adaptations to mechanical usage: An overview for clinicians. Angle Orthod 64:175, 1994
33. Verborgt O, Gibson GJ, Schaffler MB: Loss of osteocyte integrity in association with microdamage and bone remodeling after fatigue in vivo. J Bone Miner Res 15:60, 2000
34. Noble B: Bone microdamage and cell apoptosis. Eur Cells Mater 6:46, 2003
35. Verna C, Dalstra M, Lee TC, et al: Microcracks in the alveolar bone following orthodontic tooth movement: A morphological and morphometric study. Eur J Orthod 26:459, 2004
36. Burr DB: Targeted and nontargeted remodeling. Bone 30:2, 2002
37. Parfitt AM: Targeted and nontargeted bone remodeling: Relationship to basic multicellular unit origination and progression. Bone 30:5, 2002
38. Burr DB, Martin RB, Schaffler MB, et al: Bone remodeling in response to in vivo fatigue microdamage. J Biomech 18:189, 1985
39. Frost HM: Some ABC's of skeletal pathophysiology. 5. Microdamage physiology. Calcif Tissue Int 49:229, 1991
40. Burr DB: Remodeling and the repair of fatigue damage. Calcif Tissue Int 53(suppl 1):S75, 1993
41. Lee TC, Staines A, Taylor D: Bone adaptation to load: Microdamage as a stimulus for bone remodelling. J Anat 201:437, 2002
42. Martin RB: Fatigue microdamage as an essential element of bone mechanics and biology. Calcif Tissue Int 73:101, 2003
43. Huja, Katona TR, Moore BK, et al: Microhardness and anisotropy of the vital osseous interface and endosseous implant supporting bone. J Orthop Res 16:54, 1998
44. Currey, et al: Physical characteristics affecting the tensile failure properties of compact bone. J Biomech 8:837, 1990

-미국 임상교정 학회지 2009년 4월호-

©2009 JCO, Inc. May not be distributed without permission. www.jco-online.com

THE CUTTING EDGE

Around the middle of the 20th century, the profession of orthodontics made a giant leap forward. The standard records used for diagnosis and treatment planning were supplemented with cephalometric x-rays, various cephalometric analyses were developed, and, for the first time, growth could be documented through serial cephalograms and superimposition. By the time I completed my orthodontic residency in 1970, it would have been hard to imagine that orthodontic diagnosis could ever have been done without cephalometrics.

This month's Cutting Edge article, I believe, will become the "tipping point" for our next leap forward in understanding the growth and development of the craniofacial complex. Cone-beam computed tomography, relatively new in the orthodontic arena, has been awaiting a true three-dimensional analysis. Dr. Cho's 3D system is a first step in that direction. The aspect of his analysis that may truly revolutionize treatment is the ability to pinpoint minor asymmetries that have sometimes gone undiagnosed in the past.

Dr. Cho's analysis is probably best understood through video, which allows the reference planes, points, and measurements to be visualized through a volume in motion. I wish I were just beginning my orthodontic career, so that I could practice for the next 30-40 years and experience the knowledge and understanding that will come from these cutting-edge tools.

W. RONALD REDMOND, DDS, MS

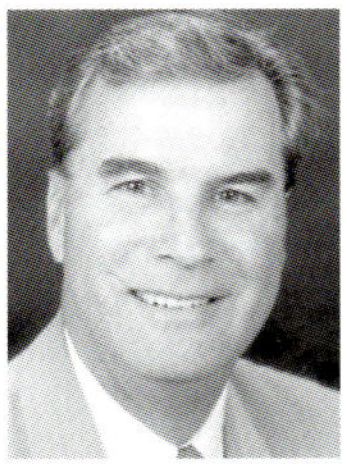

Dr. Redmond

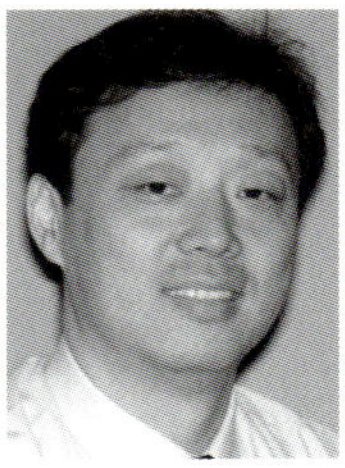

Dr. Cho

A Three-Dimensional Cephalometric Analysis

For the past few decades, orthodontists and researchers have used two-dimensional lateral cephalometric analysis to study the growth and development of craniofacial structures, to diagnose orthodontic problems, to plan orthodontic treatment, and to evaluate treatment outcomes.[1-15] Because the craniofacial structure is actually a three-dimensional object, however, the traditional lateral cephalometric radiograph provides limited information. The advent of cone-beam computed tomography (CBCT) technology and 3D software has now made it possible for us to visualize, study, and evaluate all three dimensions of the craniofacial structure.

The third dimension missing from the lateral cephalometric radiograph is the transverse plane (the x-axis in the 3D coordinate system). Three-dimensional radiographs provide information about not only the transverse plane, but also the intricate interrelationship among the sagittal, frontal, and transverse dimensions. These images are now being used in orthodontic research and treatment. Terajima and colleagues,[16,17] Suri and colleagues,[18] and Kau and Richmond[19] have performed 3D analysis of the craniofacial structures. Garrett and colleagues,[20] Phatouros and Goonewardene,[21] and Ballanti and colleagues[22] have evaluated orthodontic treatment outcomes using 3D images. Still, the task remains of developing a comprehensive, well-organized 3D analysis for the diagnosis of malocclusions and evaluation of orthodontic treatment outcomes.

The present article describes such a system. Measurements were made from a pretreatment 3D radiograph of an adult female patient who presented with normal Class I skeletal and dental relationships and mild incisor crowding. A 3D volumetric image of this patient was obtained using the iCAT cone-beam dental-imaging sys-

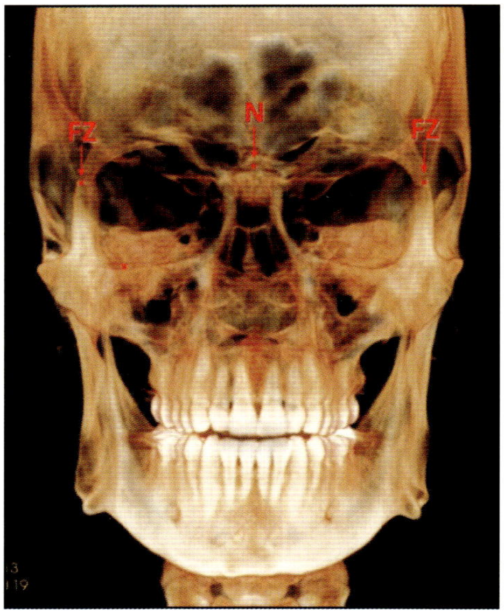

Fig. 1 Three landmarks, nasion (N) and the two frontozygomatic (FZ) points, are connected to construct naso-frontozygomatic (NFZ) plane, which is used to reorient axial and coronal axes of images.

tem.* The measurements were performed with InVivoDental software.**

Standardized Reorientation of 3D Images

Proper diagnostic use of a volumetric image for this 3D analysis requires a basic understanding of the Cartesian coordinate system and its three axes (*x, y,* and *z*), as well as of the definitions of lines and planes used in the analysis. This 3D system uses the naso-frontozygomatic (NFZ) plane as its cranial base reference plane (Fig. 1). The NFZ plane is constructed from nasion (N) and the right and left frontozygomatic (FZ) points. The coordinate system consists of three axes (*x, y,* and *z*) with their origin (0,0,0) registered at N. The *x*-axis, the transverse axis, is parallel to the FZ line. The *y*-axis is the anteroposterior axis perpendicular to the FZ line and parallel to the right Frankfort horizontal (R FH) line. The *z*-axis, the vertical axis, is perpendicular to both the FZ line and the R FH line. Assuming the subject is in an anatomical position, positive values are to the left, posterior, and superior (LPS) to the N point of the subject. Negative values are to the right, anterior, and inferior (RAI) to the N point. The 3D coordinates (*x,y,z*) of any landmark represent its 3D position relative to N (0,0,0).

To minimize measurement errors from nonstandard head postures, the 3D image is reoriented according to two reference planes, NFZ and FH. This protocol is equivalent to Broadbent's reorientation, using the cephalostat, in his Bolton Study.[23] Using the NFZ plane as the cranial base reference, the coordinates of the N point are set to (0,0,0). Then, *y*- and *z*-coordinate values of the right and left FZ points are matched symmetrically by reorienting the coronal and axial axes of the 3D image (Fig. 2). The FH plane is used to reorient the head in the sagittal plane (Fig. 3).

Direct vs. Projected Measurements

This 3D analysis requires many angular or linear measurements to be made on a projected plane, rather than being measured directly in three-dimensional space. For example, the facial line angle is best evaluated when it is projected on the sagittal plane, since the purpose of this angular measurement is to assess the anteroposterior position of the mandible relative to the cranial base. When the facial line angle for a patient with a severe mandibular asymmetry is evaluated, the direct angular measurement will actually show a smaller value than the projected measurement. This is because the direct measurement is affected by the transverse position of the asymmetrical chin, whereas the facial line angle should actually measure the anteroposterior mandibular position irrespective of transverse mandibular asymmetry.

*Registered trademark of Imaging Sciences International, 1910 N. Penn Road, Hatfield, PA 19440; www.imagingsciences.com.

**Trademark of Anatomage Inc., 111 N. Market St. #800, San Jose, CA 95113; www.anatomage.com.

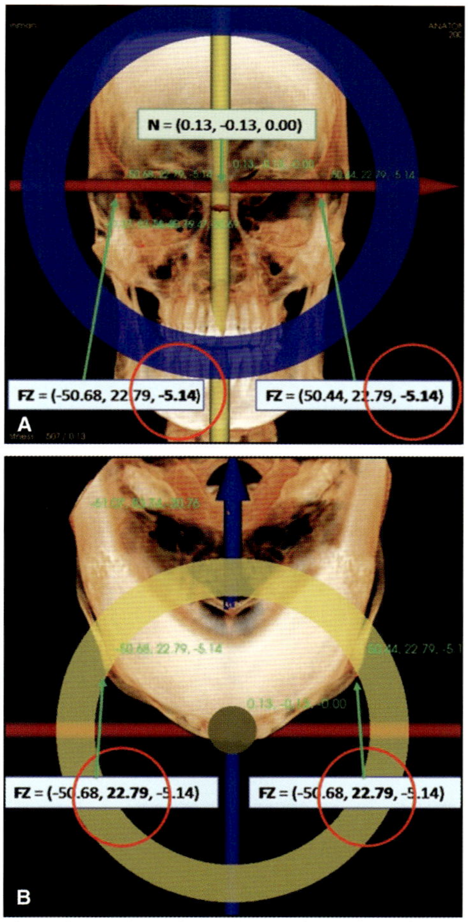

Fig. 2 A. Reorientation of three-dimensional image in frontal plane. Nasion is set as close to (0,0,0) as possible, and *z*-coordinates of right and left FZ points are matched symmetrically. B. Reorientation of 3D image in axial plane, with *y*-coordinates of FZ points matched symmetrically.

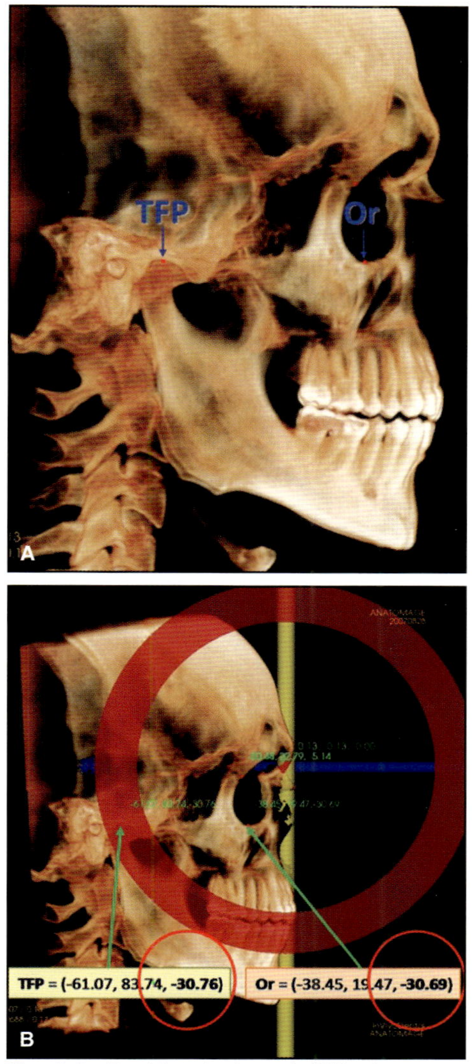

Fig. 3 A. Frankfort horizontal (FH) plane constructed using right and left temporal-fossa points (TFP) and orbitale (Or). B. Skull reoriented in sagittal plane using FH plane, with *z*-coordinates of two landmarks set as close as possible.

Skeletal Landmarks

Cranial Base Landmarks (RL = right and left)

N (nasion): the middle point of the frontonasal suture in the frontal plane

RL FZP (frontozygomatic point): the intersection of the frontozygomatic suture and the inner rim of the orbit in the frontal plane

Sella: the midpoint of the pituitary fossa in the sagittal plane; the midline point in the axial plane

RL Or (orbitale): the most inferior point of the orbital rim in the frontal plane

RL Po (porion): the most superior point of the external auditory meatus

RL TFP (temporal-fossa point): the most superior point of the inferior zygomatic arch border, above the condylar head as seen from the sagittal perspective; the most lateral landmark in the submental-vertex view

Maxillary Landmarks

ANS (anterior nasal spine): the most anterior point of the premaxillary bone in the sagittal plane

PNS (posterior nasal spine): the most posterior point of the palatine bone in the sagittal plane

A point: the deepest point in the anterior outline of the maxilla between supradentale and ANS in the sagittal plane

RL KRP (key ridge point): the most inferior point of the key ridge in the sagittal plane

RL MxBP (maxillary basal point): the point in the lateral outline of the maxilla at which the lateral surfaces of the maxilla turn into the inferior surfaces of the maxillary zygomatic processes in the frontal plane

Mandibular Landmarks

B point: the deepest point in the anterior outline of the mandible between infradentale and pogonion in the sagittal plane

Pog (pogonion): the most anterior point in the mandibular chin area in the sagittal plane

Me (menton): the most inferior point in the middle of the mandibular chin in the frontal plane; the deepest point in the mental depression in the submental-vertex view

RL Go (gonion): the point in the inferoposterior outline of the mandible at which the surface turns from the inferior border into the posterior border in the sagittal plane

RL condylar point: the tip of the mandibular condyle

RL CP (coronoid process) point: the tip of the coronoid process in the sagittal plane

(continued on next page)

Landmark Identification

Although this 3D analysis includes many skeletal and dental landmarks established in previous 2D analyses,[1-15,24,25] some new landmarks are proposed. Landmark location can vary on 2D images, raising the issue of reliability.[26-28] Muramatsu and colleagues evaluated the reproducibility of 19 landmarks on 3D computed tomographic (CT) images.[29] Basion had the smallest confidence ellipse area in all planes, indicating high reproducibility. In general, the size of the ellipse of a specific landmark increased with the slice thickness, but additional studies may be needed to evaluate more landmarks on 3D CT images.

Periago and colleagues compared linear measurements of cephalometric landmarks made on CBCT-derived 3D volumetric surface renderings obtained from direct measurements of a human skull, using Dolphin 3D*** software.[30] Although they found statistically significant differences for many of the measurements, they stated that the 3D image measurements were sufficiently accurate for craniofacial analysis. Lagravère and colleagues compared measurements from CBCT images with those taken from a coordinate measuring machine, which they considered the "gold standard".[31] They reported that the coordinate intraclass correlation coefficient between the two measurement methods was almost perfect, and that the CBCT machine produced a 1:1 image-to-reality ratio. Habersack and colleagues noted that multislice CT images can be valuable in visualizing skeletal effects on the midpalatal sutures and adjacent sutures.[32] They also found that precise 3D location of tooth positions was feasible.

The landmarks listed on these two pages are used to make the measurements required for the 3D cephalometric analysis.

***Dolphin Imaging & Management Solutions, 9200 Eton Ave., Chatsworth, CA 91311; www.dolphinimaging.com.

Dental Landmarks

Maxillary Dental Landmarks

RL U1CP (maxillary central incisor crown point): the midpoint of the incisal edge of the maxillary central incisor

RL U1RP (maxillary central incisor root point): the tip of the root of the maxillary central incisor

RL U3CP (maxillary canine crown point): the tip of the crown of the maxillary canine

RL U3RP (maxillary canine root point): the tip of the root of the maxillary canine

RL U6CP (maxillary first molar crown point): the tip of the mesiobuccal cusp of the maxillary first molar crown

RL U6RP (maxillary first molar root point): the tip of the mesiobuccal root of the maxillary first molar

Mandibular Dental Landmarks

RL L1CP (mandibular central incisor crown point): the midpoint of the incisal edge of the mandibular central incisor

RL L1RP (mandibular central incisor root point): the tip of the root of the mandibular central incisor

RL L3CP (mandibular canine crown point): the tip of the crown of the mandibular canine

RL L3RP (mandibular canine root point): the tip of the root of the mandibular canine

RL L6CP (mandibular first molar crown point): the tip of the mesiobuccal cusp of the mandibular first molar crown

RL L6RP (mandibular first molar root point): the tip of the mesiobuccal root of the mandibular first molar

Reference Lines

FZ line: formed by RL FZP

RL NFZ line: formed by connecting N and RL FZP, projected onto the sagittal plane

R FH line: formed by connecting R Po or R TFP and R Or

Facial line: formed by N and Pog

MxS (maxillary sagittal) line: formed by ANS and PNS

MxF (maxillary frontal) line: formed by RL MxBP

R MdS (mandibular sagittal) line: formed by R Go and Me

L MdS line: formed by L Go and Me

MdF (mandibular frontal) line: formed by RL Go

MxFO (maxillary frontal occlusal) line: formed by connecting RL U6CP in the frontal plane

MdFO (mandibular frontal occlusal) line: formed by connecting RL L6CP in the frontal plane

MxSO (maxillary sagittal occlusal) line: the line at the intersection of the MxO (maxillary occlusal) and MxS planes

MdSO (mandibular sagittal occlusal) line: the line at the intersection of the MdO (mandibular occlusal) and MdS planes

Reference Planes

NFZ plane: anterior cranial base, established by three skeletal landmarks, RL FZP and N

R FH plane: established by RL Po (or RL TFP) and R Or

Midsagittal plane: perpendicular to both the NFZ plane and the frontal plane passing through N

Frontal plane: perpendicular to the NFZ plane passing through RL FZP

Maxillary plane: includes ANS and PNS, parallel to the MxF line (inter-MxBP line)

Mandibular plane: formed by Me and RL Go

MxS plane: perpendicular to the maxillary plane passing through ANS and PNS

MdS plane: perpendicular to the mandibular plane passing through Pog and mid-Go

MxF plane: perpendicular to the maxillary plane passing through RL MxBP

MdF plane: perpendicular to the mandibular plane passing through RL Go

RL maxillary oblique planes: obtained by a 45° rotation of the MxS plane in the horizontal plane

RL mandibular oblique planes: obtained by a 45° rotation of the MdS plane in the horizontal plane

MxO plane: established by three maxillary dental points, R U1CP and RL U6CP

MdO plane: established by three mandibular dental points, R L1CP and RL L6CP

Occlusal plane: formed by bisecting the MxO and MdO planes

TABLE 1
SKELETAL ANTEROPOSTERIOR ANALYSIS

Measurement	Value	Type of Measurement
A(*y*)	1.0mm	Projected (sagittal plane)
B(*y*)	6.0mm	Projected (sagittal plane)
B(*y*)–A(*y*)	7.5mm	Projected (sagittal plane)
SNA	81.5°	Projected (sagittal plane)
SNB	76.5°	Projected (sagittal plane)
ANB	5.0°	Projected (sagittal plane)
Wits appraisal	–2.0mm	Projected (sagittal plane)
Pog(*y*)	2.5mm	Projected (sagittal plane)
Facial line angle (FH-NPog)	92.0°	Projected (sagittal plane)
MxL (ANS-PNS)	47.0mm	Direct
R MdL (R condylar point-Pog)	118.5mm	Direct
L MdL (L condylar point-Pog)	118.0mm	Direct
R MdBL (R Go-Pog)	82.0mm	Direct
L MdBL (L Go-Pog)	81.5mm	Direct

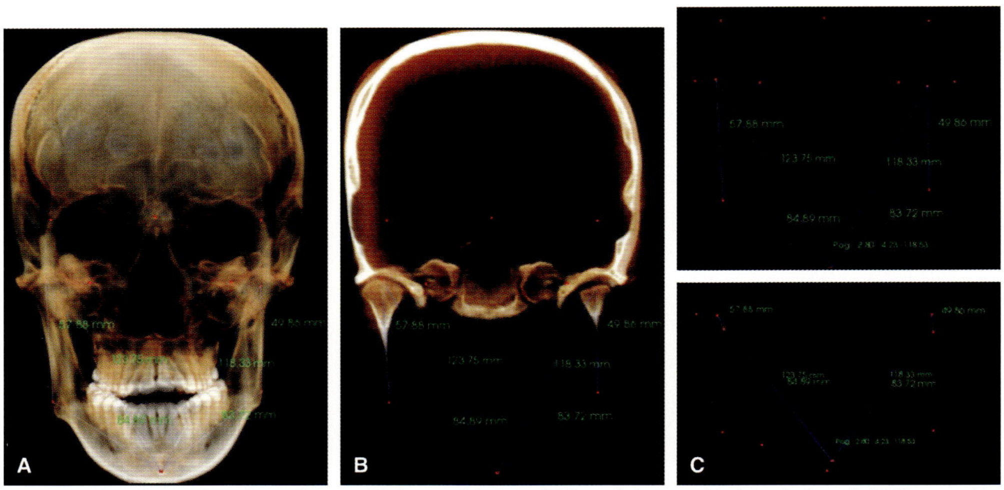

Fig. 4 A. Mandibular lengths—right and left ramal height (RH) and right and left body length (BL)—used to demonstrate mandibular asymmetry. B. Ramal height measured from middle of superior surface of condylar head. C. Mandibular asymmetry demonstrated after cropping of skull surface.

Skeletal Analysis

Most lateral cephalometric analyses use sella-nasion as the anterior cranial base reference line. Sella is defined as the midpoint of the concavity of the sella turcica. On a standard lateral cephalometric radiograph, it can be located fairly reliably from a 2D perspective of a point within a 3D structure. On a volumetric image, however, it can be a problem to locate a landmark that represents the midpoint of a concavity, rather than a physical structure, in three planes of space. Therefore, the NFZ plane is a more reliable reference structure in 3D analysis, since the FZ points are visible

TABLE 2
SKELETAL VERTICAL ANALYSIS

Measurement	Value	Type of Measurement
R TFP(*z*)	27.0mm	Projected (frontal plane)
L TFP(*z*)	26.0mm	Projected (frontal plane)
R Or(*z*)	29.5mm	Projected (frontal plane)
L Or(*z*)	28.5mm	Projected (frontal plane)
ANS(*z*)	52.0mm	Projected (sagittal plane)
PNS(*z*)	49.0mm	Projected (sagittal plane)
R MxBP(*z*)	53.0mm	Projected (frontal plane)
L MxBP(*z*)	53.0mm	Projected (frontal plane)
MxS line angle	3.5°	Projected (sagittal plane)
Me(*z*)	116.5mm	Projected (frontal plane)
R Go(*z*)	87.0mm	Projected (frontal plane)
L Go(*z*)	88.0mm	Projected (frontal plane)
R MdS line angle	26.5°	Projected (sagittal plane)
L MdS line angle	26.0°	Projected (sagittal plane)
R MdRH	62.0mm	Direct
L MdRH	62.0mm	Direct
R GA	116.0°	Direct
L GA	116.0°	Direct
LFH (ANS-Me)	66.5mm	Direct

surface landmarks on the 3D image and components of the anterior cranial base.

Skeletal Anteroposterior Analysis (Table 1)

Three-dimensional analysis is similar to 2D analysis in terms of landmark location and anteroposterior evaluation of the maxillomandibular structures.

Maxilla and Mandible: A(*y*), B(*y*), Pog(*y*). The maxilla is related to the NFZ plane by the value of the *y*-coordinate at A point A(*y*), whereas the mandible is assessed at B(*y*) and Pog(*y*).

Maxilla and Mandible: SNA, SNB, Facial Line Angle. The SNA and SNB angles are projected onto the sagittal plane.[6] Historically, A and B points have been used to assess the sagittal position of the jaws, but the usefulness of these two structural points is limited by their dentoalveolar position and origin. ANS and Pog are preferable because they are structural landmarks representing the basal bones of the maxilla and mandible, respectively. The facial line angle, an angle formed by the FH line and the facial line (NPog) projected onto the sagittal plane, represents the anteroposterior position of the mandible relative to the cranial base.[5]

Intermaxillary Relationship: B(*y*)–A(*y*), ANB. The interrelationship of the maxilla and the mandible is the difference between the *y*-coordinate values of B point and A point, B(*y*)–A(*y*). A larger positive value indicates a more anterior position of the maxilla in relation to the mandible, or a Class II skeleton, whereas a negative value suggests a Class III skeleton. The ANB angle is another measurement of the intermaxillary relationship.[6]

Wits Appraisal. This is the linear distance between AO and BO projected onto the sagittal plane. AO and BO are the perpendicular projections from A point and B point, respectively, to the occlusal plane.[11-12]

Maxillary Length: MxL. Maxillary length (MxL) is the distance between ANS and PNS.

Mandibular Lengths: RL MdL. Right and left mandibular lengths (RL MdL) are linear distances obtained by direct measurements from RL condylar point to Pog (Fig. 4).[9]

Mandibular Body Lengths: RL MdBL. Right and left mandibular body lengths (RL MdBL) are determined by the linear distance from RL Go to Pog (Fig. 4). Any differences in the values between RL MdBL indicate an intramandibular component of the mandibular asymmetry. Determining the underlying etiology is essential for proper diagnosis and treatment planning.

Skeletal Vertical Analysis (Table 2)

FH Lines: RL TFP(z), RL Or(z). TFP can be used instead of Po to orient the FH lines (Fig. 3A). Locating Po is challenging in 3D images because of the limited volume that 3D CBCT hardware can include in its field of view. The external auditory meatus is a fan-shaped funnel, and even a slight change in vertical position may result in a significant difference in its transverse position. When fully intact in the volumetric image, however, Po can be used as a posterior reference point for the FH plane. The RL TFP represent the base of the cranium on the temporal bone, where the condylar heads articulate. The vertical position of the RL TFP with respect to the NFZ plane in the vertical axis is evaluated using the z-coordinate values of RL TFP. These values can be compared to identify a vertical asymmetry between the bilateral cranial base structures (the temporomandibular fossae). The z-coordinate values of RL Or are compared to assess any asymmetry in their vertical positions. For convenience, unless a major discrepancy exists between RL FH lines, R FH can be used as a reference line.

Maxilla: ANS(z), PNS(z). The z-coordinates of ANS and PNS indicate the maxillary vertical dimension from the anterior and posterior aspects of the maxilla, respectively.

Maxilla: RL MxBP(z). Any difference between the two z-coordinates of RL MxBP will show a bilateral vertical asymmetry in the maxilla. The degree of vertical deficiency or excess can thus be accurately determined in both the frontal and sagittal planes.

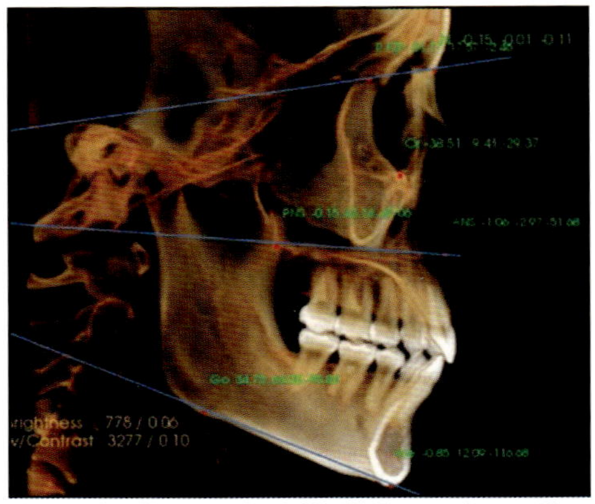

Fig. 5 Maxillary sagittal (MxS) line and mandibular sagittal (MdS) line angles.

Maxilla: MxS Line Angle. In the sagittal plane, the angle formed by the NFZ line and the MxS line determines the degree of divergence of the maxilla relative to the NFZ plane (Fig. 5). This MxS line angle,[7] is projected onto the sagittal plane.

Mandible: Me(z), RL Go(z). The vertical position of the mandible relative to the NFZ plane is evaluated by the absolute values of the z-coordinates of three skeletal points: RL Go and Me. A difference between the z-coordinate values of RL Go is a good indication of a vertical asymmetry in the mandible. On the other hand, the cranial base and the maxilla may also contribute to, or be the underlying cause of, the observed mandibular asymmetry. The true etiology of the asymmetry can be determined by evaluating the position of the cranial base by means of RL TFP, the maxilla, and the mandible. Thus, determining the values of the x-, y-, and z-coordinates of RL TFP and RL MxBP enables the clinician to assess any contribution of the cranial base or maxilla to the mandibular asymmetry.

Mandible: RL MdS Line Angles. Recall that RL Go and Me form the RL MdS lines. Using these structural lines, the divergence of the mandible relative to the NFZ plane is determined from the

TABLE 3
SKELETAL TRANSVERSE ANALYSIS

Measurement	Value	Type of Measurement
R FZP(*x*)	51.0mm	Projected (frontal plane)
L FZP(*x*)	50.5mm	Projected (frontal plane)
CBW (R FZP–L FZP)	101.5mm	Projected (frontal plane)
R TFP(*x*)	–62.0mm	Projected (frontal plane)
L TFP(*x*)	60.5mm	Projected (frontal plane)
ITFPW	122.0mm	Projected (frontal plane)
ANS(*x*)	–1.0mm	Projected (frontal plane)
PNS(*x*)	0.0mm	Projected (frontal plane)
R MxBP(*x*)	–32.5mm	Projected (frontal plane)
L MxBP(*x*)	30.0mm	Projected (frontal plane)
MxBW (R MxBP–L MxBP)	63.0mm	Projected (Mx frontal)
MxF line angle	0.0°	Projected (frontal plane)
Pog(*x*)	–0.5mm	Projected (frontal plane)
R Go(*x*)	–43.0mm	Projected (frontal plane)
L Go(*x*)	41.0mm	Projected (frontal plane)
MdBW (R Go–L Go)	84.0mm	Projected (Md frontal)
MdF line angle	0.5°	Projected (frontal plane)
MxMdF line angle	0.5°	Projected (frontal plane)
Mx/CB WR	0.62	Direct
Md/CB WR	0.83	Direct
Mx/Md WR	0.75	Direct

intersection of the NFZ line with the corresponding RL MdS lines in the sagittal plane (Fig. 5). The RL MdS line angles[5-7,15] are projected onto the sagittal plane. A difference between these angles indicates a combination of extramandibular and intramandibular components.

Mandible: RL MdRH, RL GA. The right and left mandibular ramal heights (RL MdRH) are measurements of the linear distance from R Go to R condylar point and L Go to L condylar point, respectively (Fig. 4A,B). Any difference between RL MdRH may indicate an intramandibular component of the mandibular asymmetry. The right and left gonial angles (RL GA) are direct measurements of the inside angles formed by the ramus lines and the MdS lines.[10]

Lower Facial Height. Lower facial height (LFH) is the linear distance between ANS and Me.[9,13]

Skeletal Transverse Analysis (Table 3)

The skeletal transverse analysis compares the right and left absolute values along the *x*-axis to assess symmetry, as well as the actual body width between the right and left points.

Cranial Base: RL FZP(*x*), RL TFP(*x*). The *x*-coordinates of FZP and TFP indicate the transverse dimension of the cranial base in both the frontal and axial planes. Any difference between the *x*-coordinate values of RL FZP indicates a transverse asymmetry in the cranial base. The values of the *x*-, *y*-, and *z*- coordinates of RL TFP provide information for appraisal of any asymmetry between the bilateral condylar housings. This is useful in determining whether a mandibular asymmetry is due to an extramandibular factor, such as differences in the RL TFP positions, or to intramandibular anatomical factors.

THE CUTTING EDGE

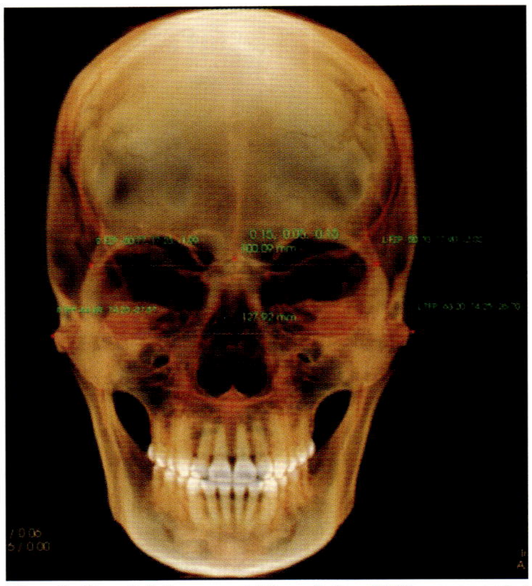

Fig. 6 Cranial base widths: inter-FZP or cranial base width (CBW) and inter-TFP width (ITFPW).

Cranial Base Width: CBW, ITFPW. The inter-FZP or cranial base width (CBW) is the linear distance between the RL FZP projected onto the frontal plane (Fig. 6). The inter-TFP width (ITFPW) is the linear distance between RL TFP projected onto the frontal plane.

Maxilla: ANS(*x*), PNS(*x*). The *x*-coordinate values of ANS and PNS provide information about the transverse position of the maxilla.

Maxilla: RL MxBP(*x*). The *x*-coordinate values of the RL MxBP provide information about the transverse position of the posterior maxilla on both sides.

Maxillary Base Width: MxBW. The maxillary base width (MxBW) is the linear distance between the RL MxBP projected onto the MxF plane.

Maxilla: MxF Line Angle. An asymmetry of the maxilla can also be evaluated using this angle. Any angle formed between the FZ line (not the NFZ plane) and the MxF line projected onto the frontal plane determines the degree of canting of the maxillary basal bone relative to the FZ line (Fig. 7). This is known as the MxF line angle. An absolute value greater than 0° indicates a cant of the maxillary basal bone relative to the FZ line. The value is positive when the base of the angle is to the subject's right and diverges to the left, and negative in the opposite situation.

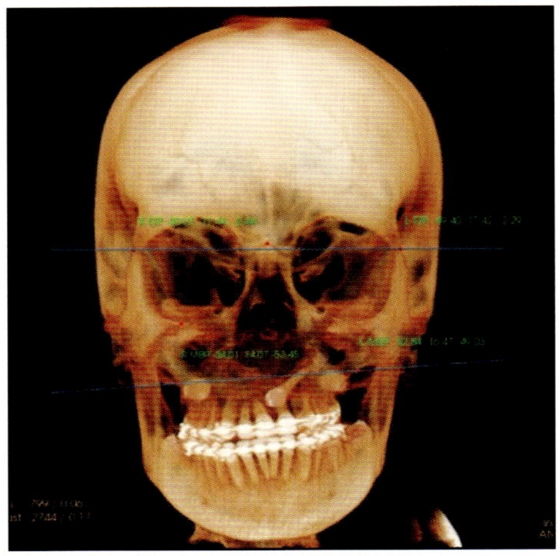

Fig. 7 Maxillary frontal (MxF) line angle.

Mandible: Pog(*x*). The *x*-coordinate value of Pog provides information about the transverse position of the anterior mandible.

Mandible: RL Go(*x*). The *x*-coordinate values of RL Go provide information about the transverse position of the posterior mandible. Any difference between these two values is a good indication of a transverse asymmetry in the mandible.

Mandibular Base Width: RL MdBW. The mandibular base width (MdBW) is measured by the linear distance between RL Go projected onto the MdF plane.

Mandible: MdF Line Angle. Any angle formed between the FZ line and the MdF line in the frontal plane determines the degree of canting of the mandibular basal bone relative to the FZ line. This is known as the MdF line angle. An absolute value greater than 0° indicates a cant of the mandibular basal bone relative to the FZ line. The value is positive when the base of the angle is to the subject's right and diverges to the left, and negative in the opposite situation. A difference between RL MdF line angles indicates a combination of extramandibular and intramandibular components.

TABLE 4
DENTAL ANTEROPOSTERIOR ANALYSIS

Measurement	Value	Type of Measurement
R U1SI	114.0°	Projected (Mx sagittal)
L U1SI	106.5°	Projected (Mx sagittal)
R U1SP	2.5mm	Projected (Mx sagittal)
L U1SP	2.5mm	Projected (Mx sagittal)
R L1SI	97.0°	Projected (Md sagittal)
L L1SI	96.5°	Projected (Md sagittal)
R L1SP	6.5mm	Projected (Md sagittal)
L L1SP	6.0mm	Projected (Md sagittal)
R U3SI	98.5°	Projected (R Mx oblique)
L U3SI	94.5°	Projected (L Mx oblique)
R U3SP	16.0mm	Projected (Mx sagittal)
L U3SP	16.5mm	Projected (Mx sagittal)
R L3SI	90.0°	Projected (R Md oblique)
L L3SI	85.0°	Projected (L Md oblique)
R L3SP	7.0mm	Projected (Md sagittal)
L L3SP	7.5mm	Projected (Md sagittal)
R U6SI	95.0°	Projected (Mx sagittal)
L U6SI	89.5°	Projected (Mx sagittal)
R U6SP	3.5mm	Projected (Mx sagittal)
L U6SP	3.0mm	Projected (Mx sagittal)
R L6SI	87.0°	Projected (Md sagittal)
L L6SI	89.0°	Projected (Md sagittal)
R L6SP	21.5mm	Projected (Md sagittal)
L L6SP	22.5mm	Projected (Md sagittal)
L1:Pog	6.5	Projected (sagittal plane)

Intermaxillary Relationship: MxMdF Line Angle. Any angle formed between the MxF line and the MdF line in the frontal plane determines the degree of canting of the mandibular basal bone relative to the maxillary basal bone. This is known as the maxillomandibular frontal (MxMdF) line angle. The value is positive when the base of the angle is to the subject's right and diverges to the left, and negative in the opposite situation.

Maxillary/Mandibular Base to Cranial Base Width Ratios: Mx/CB WR, Md/CB WR. The ratios between MxBW/MdBW and CBW (Mx/CB WR and Md/CB WR) in normal skeletons will serve as good references for the management of patients with significant transverse discrepancies.

Maxillary Base to Mandibular Base Width Ratio: Mx/Md WR. The ratio between MxBW and MdBW (Mx/Md WR) is used to analyze the intermaxillary transverse relationship. Within each jaw, the ratio between the basal bone width and the intermolar width, as defined in the dental transverse analysis, provides valuable information about the transverse development of the dentition.

Dental Analysis

Dental Anteroposterior Analysis (Table 4)

Like the 3D skeletal anteroposterior analysis, the 3D dental anteroposterior analysis is similar to that of any 2D cephalometric system. The major difference is that in a lateral cephalometric radiograph, superimposition of the images makes it impossible to evaluate the teeth individually.

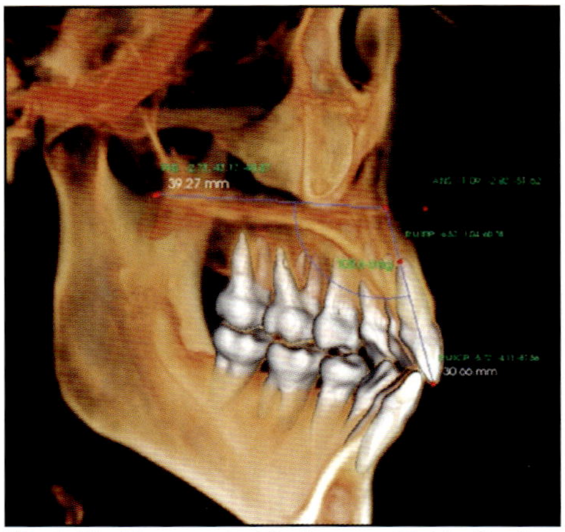

Fig. 8 Maxillary central incisor sagittal inclination (U1SI).

Because a unilateral evaluation of the dentition is usually sufficient for both the right and left dental structures, the analysis described below is taken from the right dental points for convenience. Bilateral evaluation is recommended in cases where significant asymmetries are suspected.

Maxillary Incisor: RL U1SI, RL U1SP. Both angular and linear measurements are used to evaluate incisor position. The maxillary central incisor sagittal inclination (U1SI) is the lingual angle between the long axis of the maxillary central incisor and the MxS line, projected onto the MxS plane (Fig. 8). The maxillary central incisor sagittal position (U1SP) is the perpendicular linear distance from U1CP to the NA line, projected onto the MxS plane.[6]

Mandibular Incisor: RL L1SI, RL L1SP. The mandibular central incisor sagittal inclination (L1SI, or IMPA) is the lingual angle formed by the intersection of the long axis of the mandibular central incisor and the R or L MdS line, projected onto the MdS plane.[5,8] The mandibular central incisor sagittal position (L1SP) is the perpendicular linear distance from the L1CP to the NB line, projected onto the MdS plane.[6]

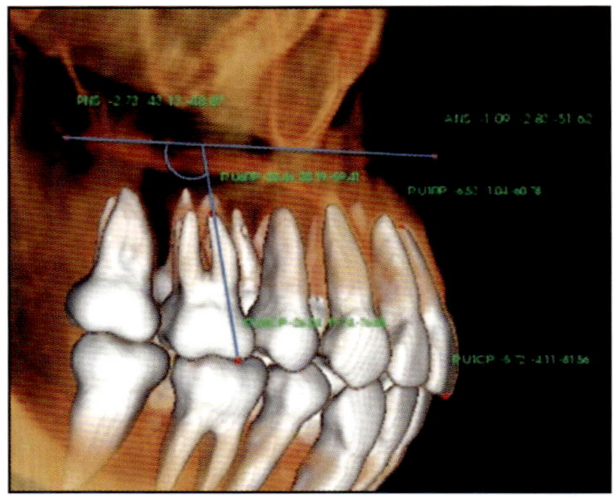

Fig. 9 Maxillary molar sagittal inclination (U6SI).

Maxillary Canine: RL U3SI, RL U3SP. The maxillary canine sagittal inclination (U3SI) is the distal angle between the long axis of the maxillary canine and the maxillary plane, projected onto the ipsilateral maxillary oblique plane. The canine root inclination is best evaluated in the oblique plane, because changes in inclination tend to be underestimated in the sagittal plane. The maxillary canine sagittal position (U3SP) is the difference between the *y*-coordinate values of U3CP and MxBP, projected onto the MxS plane.

Mandibular Canine: RL L3SI, RL L3SP. The mandibular canine sagittal inclination (L3SI) is the distal angle between the long axis of the mandibular canine and the R or L MdS line, projected onto the ipsilateral mandibular oblique plane. The mandibular canine sagittal position (L3SP) is the difference between the *y*-coordinate values of L3CP and Pog, projected onto the MdS plane.

Maxillary Molar: RL U6SI, RL U6SP. The maxillary molar sagittal inclination (U6SI) is the distal angle formed by the long axis of the maxillary first molar (the axis connecting the mesiobuccal cusp and root tips) and the R or L MxS line, projected onto the MxS plane (Fig. 9). The differ-

TABLE 5
DENTAL VERTICAL ANALYSIS

Measurement	Value	Type of Measurement
R U1VD	30.0mm	Direct
L U1VD	30.5mm	Direct
R U6VD	23.5mm	Direct
L U6VD	23.0mm	Direct
R L1VD	26.0mm	Direct
L L1VD	26.5mm	Direct
R L6VD	35.5mm	Direct
L L6VD	35.5mm	Direct
MxFO line angle	0.0°	Projected (Mx frontal)
MdFO line angle	0.5°	Projected (Md frontal)
MxSO line angle	12.5°	Projected (Mx sagittal)
MdSO line angle	15.0°	Projected (Md sagittal)

ence between the *y*-coordinate values of MxBP and the ipsilateral U6CP is the maxillary molar sagittal position (U6SP), which indicates the anteroposterior position of the maxillary first molar crown within the maxilla.

Mandibular Molar: RL L6SI, RL L6SP. The mandibular molar sagittal inclination (L6SI) is the distal angle formed by the long axis of the mandibular first molar (the axis connecting the mesiobuccal cusp tip and mesial root tip) and the R or L MdS line, projected onto the MdS plane. The difference between the *y*-coordinate values of Pog and L6CP is the mandibular molar sagittal position (L6SP), which indicates the anteroposterior position of the mandibular first molar crown within the mandible.

Lower Incisor to Pogonion Ratio: L1:Pog. The L1:Pog ratio compares the linear measurements of R L1CP and Pog from the NB line, projected onto the sagittal plane. This measurement is useful because the position of the mandibular incisor relative to Pog is important for facial balance and esthetics.

Dental Vertical Analysis (Table 5)

The relationship of the vertical position of the dentition to the apical base is readily seen in a 3D volumetric image. Vertical linear measurements reflect the amount of vertical development of the dentoaveolar process. Like the dental anteroposterior analysis, the dental vertical analysis can be performed bilaterally if necessary.

Maxillary Dentition: RL U1VD, RL U6VD. The maxillary incisor vertical development (U1VD) is the perpendicular distance from U1CP to the maxillary plane. The maxillary molar vertical development (U6VD) is the perpendicular distance from U6CP to the maxillary plane (Fig. 10).

Mandibular Dentition: RL L1VD, RL L6VD. The mandibular plane is used to measure the vertical development of the mandibular central incisors and first molars. Similar to U1VD, the mandibular incisor vertical development (L1VD) is the perpendicular distance from L1CP to the mandibular plane. The mandibular molar vertical development (L6VD) is the perpendicular distance from L6CP to the mandibular plane.

Occlusal Plane Canting: MxFO Line Angle, MdFO Line Angle. The MxFO line angle is the intersection, if any, of the MxFO line with the MxF line, projected onto the MxF plane. The MdFO line angle is the intersection of the MdFO line with the MdF line, projected onto the MdF plane. The value is positive when the base of the

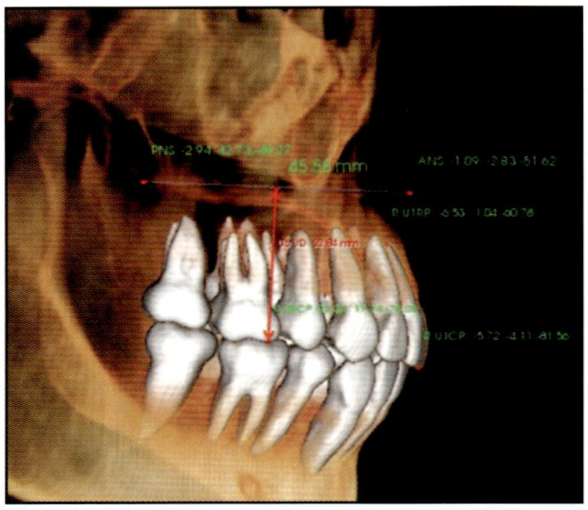

Fig. 10 Maxillary molar vertical development (U6VD).

angle is to the subject's right and diverges to the left, and negative in the opposite situation. Using these measurements, an occlusal cant can be readily determined as having a dental or skeletal origin, or a combination of the two. Skeletal asymmetries seen in the frontal plane have been previously described. Dental asymmetries are determined by measuring the distance from the RL U6CP to the maxillary plane. Differences between these two values indicate asymmetrical vertical development and positioning of the teeth. Likewise, the linear measurements from RL L6CP to the mandibular plane are used to detect abnormalities in the mandibular vertical dimension. This information may facilitate an assessment of asymmetrical vertical development of the dentition and thus improve diagnosis and treatment planning.

Occlusal Plane Inclination: MxSO Line Angle, MdSO Line Angle. The MxSO line angle is the intersection, if any, of the MxSO line with the maxillary plane, projected onto the MxS plane. The MdSO line angle is the intersection of the MdSO line with the mandibular plane, projected onto the MdS plane. The value is positive when the base of the angle is to the subject's posterior and diverges to the subject's anterior, and negative in the opposite situation.

Dental Transverse Analysis (Table 6)

Interdental width measurements are commonly used, especially in the mixed dentition, to evaluate the effectiveness of expansion or retention, and even to guide orthognathic surgery. These transverse measurements can readily be obtained from dental casts; while 2D lateral and frontal cephalograms can provide important estimates of tooth inclinations, they are often difficult to interpret because of the superimposition of structures. In contrast, 3D imaging allows accurate calculations to be made in any plane.

Transverse analysis of the dentition involves an evaluation of the tooth positions over the basal bone. This consists of linear measurements of the intercanine and intermolar widths, as well as an assessment of the molar inclinations relative to the apical base. Evaluation of molar position, which was seldom possible with 2D imaging, is essential for proper case diagnosis and outcome assessment. The linear distances between both the cusp tips and the apices are important indicators of crown positions over the root and the basal bone, and thus can help detect bodily or tipping movements during treatment. Information about the transverse dimension will aid in diagnosis of the skeletal and dental components of posterior crossbite.

Maxillary Incisor: RL U1FI, RL U1FP. Both angular and linear measurements are used to evaluate incisor positions in the frontal plane. The maxillary central incisor frontal inclination (U1FI) is the distal angle between the long axis of the maxillary central incisor and the MxF line, projected onto the MxF plane. The maxillary central incisor frontal position (U1FP) is the difference between the x-coordinate values of U1CP and ANS projected onto the MxF plane, indicating the transverse position of the maxillary central incisor crown within the maxilla.

Mandibular Incisor: RL L1FI, RL L1FP. The mandibular central incisor frontal inclination (L1FI) is the distal angle formed by the intersection of the MdF line and the long axis of the mandibular central incisor, projected onto the MdF plane. The mandibular central incisor frontal posi-

TABLE 6
DENTAL TRANSVERSE ANALYSIS

Measurement	Value	Type of Measurement
R U1FI	90.5°	Projected (Mx frontal)
L U1FI	87.0°	Projected (Mx frontal)
R U1FP	−3.5mm	Projected (Mx frontal)
L U1FP	5.0mm	Projected (Mx frontal)
R L1FI	86.0°	Projected (Md frontal)
L L1FI	87.0°	Projected (Md frontal)
R L1FP	−3.5mm	Projected (Md frontal)
L L1FP	2.0mm	Projected (Md frontal)
R U3FI	98.0°	Projected (L Mx oblique)
L U3FI	97.5°	Projected (R Mx oblique)
R U3FP	16.5mm	Projected (Mx frontal)
L U3FP	17.0mm	Projected (Mx frontal)
R L3FI	90.0°	Projected (L Md oblique)
L L3FI	93.0°	Projected (R Md oblique)
R L3FP	13.5mm	Projected (Md frontal)
L L3FP	12.0mm	Projected (Md frontal)
U3CW	34.0mm	Projected (Mx frontal)
U3RW	32.5mm	Projected (Mx frontal)
U3WR	1.04	Direct
L3CW	25.5mm	Projected (Md frontal)
L3RW	24.0mm	Projected (Md frontal)
L3WR	1.07	Direct
R U6FI	84.5°	Projected (Mx frontal)
L U6FI	83.5°	Projected (Mx frontal)
R U6FP	25.0mm	Projected (Mx frontal)
L U6FP	23.5mm	Projected (Mx frontal)
U6CW	48.5mm	Projected (Mx frontal)
U6RW	51.5mm	Projected (Mx frontal)
U6WR	0.94	Direct
U6MxWR	0.77	Direct
R L6FI	82.5°	Projected (Md frontal)
L L6FI	83.0°	Projected (Md frontal)
R L6FP	20.0mm	Projected (Md frontal)
L L6FP	17.5mm	Projected (Md frontal)
L6CW	37.5mm	Projected (Md frontal)
L6RW	43.5mm	Projected (Md frontal)
L6WR	0.87	Direct
L6MdWR	0.45	Direct

tion (L1FP) is the difference between the x-coordinate values of L1CP and Pog projected onto the MdF plane, indicating the transverse position of the mandibular central incisor crown within the mandible.

Maxillary Canine: RL U3FI, RL U3FP. The maxillary canine frontal inclination (U3FI) is the lingual angle formed by the long axis of the maxillary canine and the maxillary plane, projected onto the contralateral maxillary oblique plane. Using the MxF plane instead of the contralateral maxillary oblique plane will result in an underestimation of any changes in canine torque. The maxillary canine frontal position (U3FP) is the difference between the x-coordinate values of U3CP and ANS projected onto the MxF plane, indicating the transverse position of the maxillary canine crown within the maxilla.

Mandibular Canine: RL L3FI, RL L3FP. The mandibular canine frontal inclination (L3FI) is the lingual angle formed by the intersection of the R or L MdS line and the long axis of the mandibular canine, projected onto the contralateral mandibular oblique plane. The mandibular canine frontal position (L3FP) is the difference between the x-coordinate values of L3CP and Pog projected onto the MdF plane, indicating the transverse position of the mandibular canine crown within the mandible.

Maxillary Canine Widths: U3CW, U3RW, U3WR. The maxillary intercanine crown width (U3CW) is the distance between RL U3CP projected onto the MxF plane. The maxillary intercanine root width (U3RW) is the distance between RL U3RP projected onto the MxF plane. The maxillary canine width ratio (U3WR) is the ratio between U3CW and U3RW.

Mandibular Canine Widths: L3CW, L3RW, L3WR. The mandibular intercanine crown width (L3CW) is the distance between RL L3CP projected onto the MdF plane. The mandibular intercanine root width (L3RW) is the distance between RL L3RP projected onto the MdF plane. The mandibular canine width ratio (L3WR) is the ratio between L3CW and L3RW.

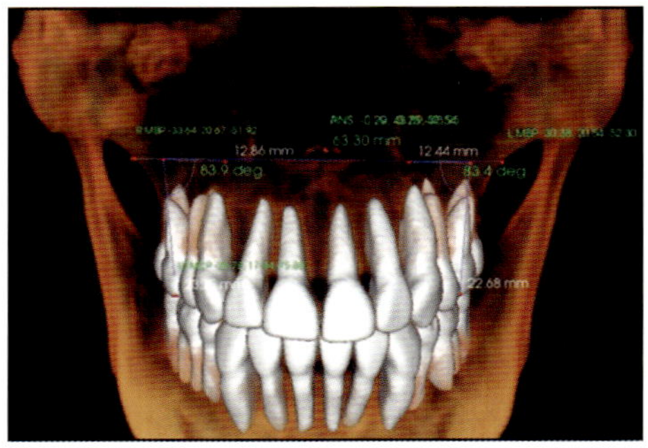

Fig. 11 Maxillary molar frontal inclination (U6FI).

Maxillary Molar: RL U6FI, RL U6FP. The maxillary molar frontal inclination (U6FI) is the palatal angle formed by the MxF line and the long axis of the maxillary first molar from U6CP through U6RP, projected onto the MxF plane (Fig. 11). The difference between the x-coordinate values of ANS and U6CP is the maxillary molar frontal position (U6FP), which indicates the transverse position of the maxillary first molar crown within the maxilla.

Maxillary Molar Widths: U6CW, U6RW, U6WR. The maxillary intermolar crown width (U6CW) is the distance between RL U6CP projected onto the MxF plane. The maxillary intermolar root width (U6RW) is the distance between RL U6RP projected onto the MxF plane. The maxillary molar width ratio (U6WR) is the ratio between U6CW and U6RW.

Maxillary Bone to Maxillary Molar Width Ratio: U6MxWR. As a comparison of the linear width of the dentition to that of the basal bones, the maxillary bone to maxillary molar width ratio (U6MxWR) provides useful information about the transverse development of the dentition relative to its skeletal base. The U6MxWR is the ratio between U6CW, the linear distance between RL U6CP projected onto the MxF plane, and MxBW, the linear distance between RL MxBP projected onto the MxF plane (Fig. 12).

Mandibular Molar: RL L6FI, RL L6FP. The

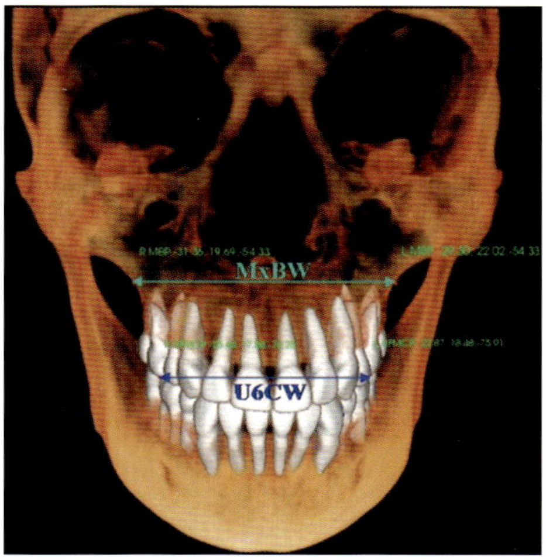

Fig. 12 Maxillary bone to maxillary molar width ratio (U6MxWR). (MxBW = maxillary bone width; U6CW = maxillary intermolar crown width.).

mandibular molar frontal inclination (L6FI) is the lingual angle formed by the MdF line and the long axis of the mandibular first molar from L6CP through L6RP, projected onto the MdF plane. The difference between the x-coordinate values of Pog and L6CP is the mandibular molar frontal position (L6FP), which indicates the transverse position of the mandibular first molar crown within the mandible.

Mandibular Molar Widths: L6CW, L6RW, L6WR. The mandibular intermolar crown width (L6CW) is the distance between RL L6CP projected onto the MdF plane. The mandibular intermolar root width (L6RW) is the distance between RL L6RP projected onto the MdF plane. The mandibular molar width ratio (L6WR) is the ratio between L6CW and L6RW.

Mandibular Bone to Mandibular Molar Width Ratio: L6MdWR. The mandibular bone to mandibular molar width ratio (L6MdWR) is the ratio between L6CW, the linear distance between RL L6CP projected onto the MdF plane, and MdBW, the linear distance between RL Go projected onto the MdF plane.

Discussion

Because the adult female patient analyzed here (Tables 1-6) was considered a good example of Class I malocclusion, her volumetric image was used to produce an initial set of measurements for this new 3D cephalometric analysis. Ongoing data collection from a wider sample of patients will provide useful means and normal ranges.

The 3D cephalometric analysis is based on many earlier 2D analyses and studies.[1-15] Limitations of 2D imaging include the superimposition of bilateral structural points, the magnification factor on a conventional cephalogram, and poor patient positioning. These limitations can make it difficult to determine whether a perceived asymmetry truly exists. In contrast, in the 3D analysis, the Cartesian coordinate system allows full visualization of any differences between bilateral structures. For example, differences between the right and left absolute values of the x-coordinates may suggest an asymmetrical position in the transverse dimension. Differences between the right and left absolute values of the y- and z-coordinates will indicate asymmetries in the anteroposterior and vertical dimensions, respectively.

The 3D analysis presented in this article has significant potential in the areas of diagnosis, treatment planning, and outcome evaluation. Because another important application of 3D imaging is the diagnosis of potentially serious sleep disorders, future studies are needed to develop a volumetric airway analysis. In any event, every 3D image should be reviewed by an oromaxillofacial radiologist.[33]

HEON JAE CHO, DDS, MSD, PHD
Program Director and Associate Professor
Department of Orthodontics
Arthur A. Dugoni School of Dentistry
University of the Pacific
2155 Webster St.
San Francisco, CA 94115
hcho@pacific.edu

ACKNOWLEDGMENTS: The author expresses his sincere gratitude to Dr. Stefan Alexandroni and Mr. Scott Frey for their help with the development of calculation formulas for the 3D cephalometric analysis. These are described in the Appendix, which appears in the online version of the article at www.jco-online.com. Drs. Joorok Park and Thao Nguyen provided outstanding contributions to the figures presented in this article, as well as editorial assistance. Thanks are also due to Dr. Jack Choi for his generous donation of the InVivoDental software and Dr. Ronald Redmond for his ongoing support of our school, including the donation of an iCAT machine, without which this research would have been impossible. Finally, the author thanks Dr. Robert Boyd for his administrative support for this project.

REFERENCES

1. Broadbent, B.H.: A new X-ray technique and its application to orthodontia, Angle Orthod. 1:45-66, 1931.
2. Broadbent, B.H.: The face of the normal child, Angle Orthod. 7:183-208, 1937.
3. Brodie, A.G.: On the growth pattern of the human head: From the third month to the eighth year of life, Am. J. Anat. 68:209-262, 1941.
4. Salzmann, J.A.: Review of *The Face in Profile: An Anthropological X-ray Investigation on Swedish Children and Conscripts* by A. Björk, Am. J. Orthod. 34:691-699, 1948.
5. Downs, W.B.: Variations in facial relationships: Their significance in treatment and prognosis, Am. J. Orthod. 34:812-840, 1948.
6. Steiner, C.C.: Cephalometrics for you and me, Am. J. Orthod. 39:729-755, 1953.
7. Sassouni, V.: A roentgenographic cephalometric analysis of cephalo-facio-dental relationships, Am. J. Orthod. 41:735-764, 1955.
8. Tweed, C.H.: Was the development of the diagnostic facial triangle as an accurate analysis based on fact or fancy? Am. J. Orthod. 48:823-840, 1962.
9. Harvold, E.P.: The role of function in the etiology and treatment of malocclusion, Am. J. Orthod. 54:883-898, 1968.
10. Jarabak, J.R.: Diagnostic aids, in *Technique and Treatment with Light-Wire Edgewise Appliances*, vol. 1, 2nd ed., ed. J.R. Jarabak and J.A. Fizzel, C.V. Mosby Co., St. Louis, 1972, pp. 128-166.
11. Jacobson, A.: The "Wits" appraisal of jaw disharmony, Am. J. Orthod. 67:125-138, 1975.
12. Jacobson, A.: Application of the "Wits" appraisal, Am. J. Orthod. 70:179-189, 1976.
13. Burstone, C.; James, R.B.; Legan, H.; Murphy, G.A.; and Norton, L.A.: Cephalometrics for orthognathic surgery, J. Oral Surg. 36:269-277, 1978.
14. Ricketts, R.M.: Perspectives in the clinical application of cephalometrics: The first fifty years, Angle Orthod. 51:115-150, 1981.
15. McNamara, J.A. Jr.: A method of cephalometric evaluation, Am. J. Orthod. 86:449-469, 1984.
16. Terajima, M.; Yanagita, N.; Ozeki, K.; Hoshino, Y.; Mori, N.; Goto, T.K.; Tokumori, K.; Aoki, Y.; and Nakasima, A.: Three-dimensional analysis system for orthognathic surgery patients with jaw deformities, Am. J. Orthod. 134:100-111, 2008.
17. Terajima, M.; Endo, M.; Aoki, Y.; Yuuda, K.; Hayasaki, H.; Goto, T.K.; Tokumori, K.; and Nakasima, A.: Four-dimensional analysis of stomatognathic function, Am. J. Orthod. 134:276-287, 2008.
18. Suri, S.; Utreja, A.; Khandelwal, N.; and Mago, S.K.: Craniofacial computerized tomography analysis of the midface of patients with repaired complete unilateral cleft lip and palate, Am. J. Orthod. 134:418-429, 2008.
19. Kau, C.H. and Richmond, S.: Three-dimensional analysis of facial morphology surface changes in untreated children from 12 to 14 years of age, Am. J. Orthod. 134:751-760, 2008.
20. Garrett, B.J.; Caruso, J.M.; Rungcharassaeng, K.; Farrage, J.R.; Kim, J.S.; and Taylor, G.D.: Skeletal effects to the maxilla after rapid maxillary expansion assessed with cone-beam computed tomography, Am. J. Orthod. 134:8-9, 2008.
21. Phatouros, A. and Goonewardene, M.S.: Morphologic changes of the palate after rapid maxillary expansion: A 3-dimensional computed tomography evaluation, Am. J. Orthod. 134:117-124, 2008.
22. Ballanti, F.; Lione, R.; Fanucci, E.; Franchi, L.; Baccetti, T.; and Cozza, P.: Immediate and post-retention effects of rapid maxillary expansion investigated by computed tomography in growing patients, Angle Orthod. 79:24-29, 2009.
23. Broadbent, B.H.; Broadbent, B.H. Jr.; and Golden, W.: *Bolton Standards of Dentofacial Developmental Growth*, Mosby, St. Louis, 1975.
24. Yen, P.K.J.: Identification of landmarks in cephalometric radiographs, Angle Orthod. 30:35-41, 1960.
25. Marshall, D.: Interpretation of the posteroanterior skull radiograph—Assembly of disarticulated bones, Dent. Radiog. Photog. 42:27-35, 1969.
26. Baumrind, S. and Frantz, R.C.: The reliability of head film measurements: 1. Landmark identification, Am. J. Orthod. 60:111-127, 1971.
27. Trpkova, B.; Major, P.; Prasad, N.; and Nebbe, B.: Cephalometric landmarks identification and reproducibility: A meta analysis, Am. J. Orthod. 112:165-170, 1997.
28. Roden-Johnson, D.; English, J.; and Gallerano, R.: Comparison of hand-traced and computerized cephalograms: Landmark identification, measurement, and superimposition accuracy, Am. J. Orthod. 133:556-564, 2008.
29. Muramatsu, A.; Nawa, H.; Kimura, M.; Yoshida K.; Maeda, M.; Katsumata, A.; Ariji, E.; and Goto, S.: Reproducibility of maxillofacial anatomic landmarks on 3-dimensional computed tomographic images determined with the 95% confidence ellipse method, Angle Orthod. 78:396-402, 2008.
30. Periago, D.R.; Scarfe, W.C.; Moshiri, M.; Scheetz, J.P.; Silveira, A.M.; and Farman, A.G.: Linear accuracy and reliability of cone beam CT derived 3-dimensional images constructed using an orthodontic volumetric rendering program, Angle Orthod. 78:387-395, 2008.
31. Lagravère, M.O.; Carey, J.; Toogood, R.W.; and Major, P.W.: Three-dimensional accuracy of measurements made with software on cone-beam computed tomography images, Am. J. Orthod. 134:112-116, 2008.
32. Habersack, K.; Karoglan, A.; Sommer, B.; and Benner, K.U.: High-resolution multislice computerized tomography with multiplanar and 3-dimensional reformation imaging in rapid palatal expansion, Am. J. Orthod. 131:776-781, 2007.
33. Mehan, W.: The use of cone-beam computed tomography in the diagnosis and treatment of severely ectopic teeth, J. Clin. Orthod. 41:701-704, 2007.

A Three-Dimensional Cephalometric Analysis

HEON JAE CHO, DDS, MSD, PHD
Program Director and Associate Professor
Department of Orthodontics
Arthur A. Dugoni School of Dentistry
University of the Pacific
2155 Webster St.
San Francisco, CA 94115
hcho@pacific.edu

Article published in J. Clin. Orthod. 43:235-252, 2009.

Appendix

Introduction

The applicability of a three-dimensional analysis system in craniofacial diagnosis and treatment planning is both varied and diverse. The goal here, however, is to numerically represent 3D findings comprehensively and in a way that limits the ambiguous nature of 3D measurements. This Appendix presents the various geometric calculations employed and their rationale.

Three-Dimensional Ambiguity

Three-dimensional angular and length measurements introduce an unavoidable level of ambiguity. For example, the angle formed by the NFZ and the maxillary planes has a sagittal component and possibly a frontal component. Evaluating measurements according to their component values eliminates the ambiguity involved in simply determining the overall angle between two planes. To eliminate this ambiguity, certain critical measurements were subdivided into both sagittal and frontal projection components. Consequently, it is crucial that reference planes for projections be well selected and defined. This principle was applied to all inclinations and procumbencies of teeth, frontal and sagittal angulations of maxillary and mandibular planes, and the occlusal plane angles.

Multiple Reference Planes

Traditional angular and linear cephalometric measurements are derived by assessing two-dimensional landmarks in the sagittal and frontal planes. The orientation of each of these planes is determined by patient head position, which is established by the cephalostat; head position, however, introduces variability, and the ability to reproduce planes over a series of cephalometric radiographs is adversely affected by head tilt and rotation. Many of the negative effects created by variable head position can be mitigated in the 3D world, where reference planes can be defined by anatomical landmarks.

As indicated previously, the intent is to subdivide 3D measurements into components by projecting angular measurements onto frontal and sagittal planes. When assessing 3D landmarks, however, one should appreciate the asymmetries and rotations of the maxilla and mandible relative to the cranial base. Therefore, it is necessary to establish separate and unique coordinate systems for the maxilla and mandible with axes and reference planes distinct from those of the anterior cranial base coordinate system.

Calculations

The calculations were performed using component vector geometry to simplify computational steps. Standard multivariable geometry was used, with dot products and cross-product operations as listed below.

Linear Distances. Two points (1 and 2) were defined by 3D coordinates whose values were used to calculate distance.

$$D = \sqrt{(x_2 - x_1)^2 + (y_2 - y_1)^2 + (z_2 - z_1)^2}$$

Example: Mandibular body length was calculated using the linear distance equation to calculate the distance between ANS and PNS.

Measurement of Angles. As described previously, the individual vectors were projected onto 2D planes, and this equation was applied to the projected vectors to determine angular relationships.

$$\cos\theta = \frac{\vec{A} \bullet \vec{B}}{|\vec{A}||\vec{B}|}$$

Example: The ANB angle was determined by projecting the vectors represented by lines N→A and N→A into the skeletal midsagittal plane and using the equation above to calculate their angular relationship.

Point-to-Line Distance. A line was defined by two points (1 and 2), and a point (0) was defined. The component values were used to calculate the shortest distance between the point and the line.

$$D_{po\operatorname{int}_0 -> line_{1,2}} = \frac{|\langle x_2 - x_1, y_2 - y_1, z_2 - z_1 \rangle \times \langle x_1 - x_0, y_1 - y_0, z_1 - z_0 \rangle|}{|\langle x_2 - x_1, y_2 - y_1, z_2 - z_1 \rangle|}$$

Example: All the procumbency calculations use the point-to-line distance formula. For the procumbency calculations, however, the distance is projected onto a sagittal plane to eliminate the transverse component of the length and isolate the anteroposterior component.

Point-to-Plane Distance. Two vectors are required to evaluate the shortest distance between a point and a plane. One of the vectors is determined by the point and any point found in the plane. The second vector is the normal to the plane.

$$D_{point \rightarrow plane} = \frac{\vec{n}_{plane} \bullet \vec{V}_{point \rightarrow plane}}{\left|\vec{n}_{plane}\right|}$$

Example: This equation was used to calculate the distance from the mesiobuccal cusp of the upper first molars to the maxillary plane.

Vector-to-Plane Projections

Vectors were conveniently projected onto planes where angular measurements could be made. The vector resulting from the cross-product between the normal of the projection plane and the vector to be projected was crossed with the normal of the same plane:

$$\vec{V}_{projected} = \vec{n}_{plane} \times (\vec{n}_{plane} \times \vec{v})$$

Example: The buccal inclination of the molars was evaluated using the frontal plane. The vector obtained from the mesiobuccal cusp tip to the corresponding apex is projected onto the frontal plane of the corresponding osseous structure (mandible or maxilla).

Angles Between Planes

When calculating angles between planes, normals to the plane were used.

Right/Left Asymmetries

An attempt was made to express right and left asymmetries in an uncomplicated manner by presenting them as a percent divergence of their values. A value of one was deducted from the ratio of the left over the right value, and the sum was multiplied by 100 to visualize data as a percentage. Positive percentages indicate an imbalance of growth on the left, while negative percentages indicate an imbalance of growth on the right. This representation of asymmetries is both advantageous and elegant, because data are expressed as a single value that is independent of size and from which population norms can easily be established.

INDEX

■ 저자소개

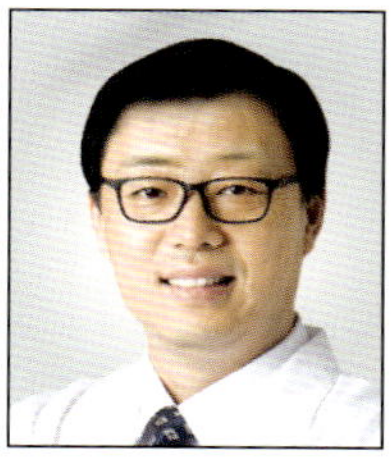

조헌제(趙軒濟)

· 서울치대 졸업, 서울치대 치의학 박사
· 미국 샌프란시스코 Pacific 치과대학
  교정과 전문의 수련과정 수료
· Pacific 치과대학 교정과 종신교수
· 미국 교정보드 전문의
  (Diplomate, American Board of Orthodontics)
· 앵글치과 원장
· 앵글 치의학 연구소 소장

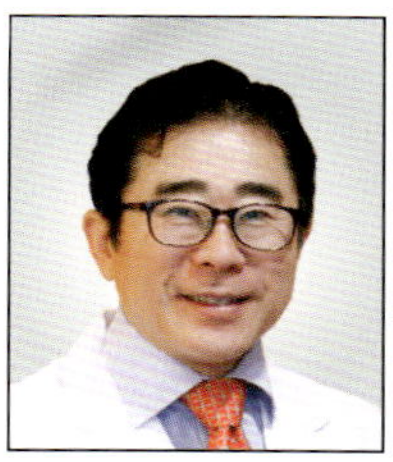

박인출(朴仁出)

· 서울치대 졸업, 서울치대 치의학 박사
· 미국 시카고 Loyola 치과대학
  교정과 전문의 수련과정 수료
· 단국대학교 치과대학 교정과 주임교수
· 미국 교정보드 전문의
  (Diplomate, American Board of Orthodontics)
· 앵글치과 원장
· 중국 상해 예스타병원 그룹 명예회장

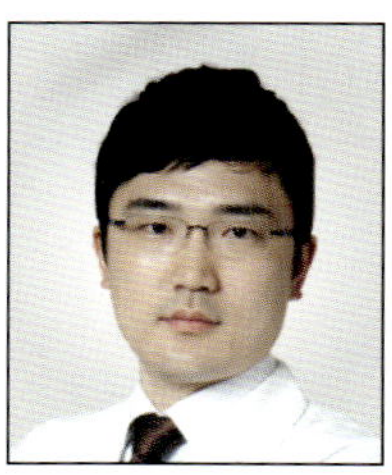

황종민(黃琮閔)

· 서울치대 졸업
· 서울치대병원 구강외과 전문의 수련과정 수료
· 아이엠치과 양악수술 센터장
· 앵글치과 원장

시스템 3D 수술교정

인 쇄 2013년 10월 20일
발 행 2013년 10월 31일
지은이 조 헌 제, 박 인 출, 황 종 민
발행인 안 영 택
편 집 남 윤 주
발행처 명문출판사
등 록 제 6-0212호
서울시 동대문구 답십리로 63길 90번지
전 화 (02) 2248-7586, 2246-7804 팩 스 (02) 2248-0598
http://www.teethbook.co.kr
ⓒ 2013 | 시스템 3D 수술교정 | 명문출판사
ISBN 978-89-6808-103-3

정가 : 90,000원

• 본 서는 저자와의 계약에 의해 명문출판사에서 발행합니다.
본 서의 내용 중 본사의 동의없이 일부 또는 전부를 무단으로 복제하는 것은 법으로 금지되어 있습니다.

※ 파본은 교환하여 드립니다.